U0198340

SHIYONG YAOLI YU YAOWU ZHILIAOXUE

实用药理与药物治疗学

主编　林彩侠　王宗岩　金善子　徐同生
　　　苏传龙　张荣梅　刘艳霞　崔　玲

上海科学技术文献出版社
Shanghai Scientific and Technological Literature Press

图书在版编目（CIP）数据

实用药理与药物治疗学 / 林彩侠等主编 .-- 上海：
上海科学技术文献出版社,2023
ISBN 978-7-5439-8862-0

Ⅰ.①实… Ⅱ.①林… Ⅲ.①临床药学 – 药理学②药
物疗法　Ⅳ.① R969②R453

中国国家版本馆CIP数据核字（2023）第111175号

组稿编辑：张　树
责任编辑：苏密娅
封面设计：宗　宁

实用药理与药物治疗学
SHIYONG YAOLI YU YAOWU ZHILIAOXUE
主　　编：林彩侠　王宗岩　金善子　徐同生　苏传龙　张荣梅　刘艳霞　崔　玲
出版发行：上海科学技术文献出版社
地　　址：上海市长乐路746号
邮政编码：200040
经　　销：全国新华书店
印　　刷：山东麦德森文化传媒有限公司
开　　本：787mm×1092mm　1/16
印　　张：19
字　　数：486千字
版　　次：2023年6月第1版　2023年6月第1次印刷
书　　号：ISBN 978-7-5439-8862-0
定　　价：198.00元

前 言
FOREWORD

随着生物医药科技的迅猛发展,药物的品种和剂型不断增加,临床用药的复杂性越来越高,导致由不合理用药引起的不良反应及社会问题也越来越多。到了21世纪的今天,人们对健康养生和疾病防治的要求越来越高,已经不再仅仅满足于得到安全可靠的药品,而是要求提供临床精准用药服务,从而达到有效防治疾病的目的。

临床药学已经发展到以患者为中心,以生物学指标为指导,强调以预防疾病、精准治疗疾病、改善患者生命质量为目的的药学服务阶段。药学服务要求临床药师不仅要严格按照医师的处方进行药物配置和发放,而且要应用专业的药物知识对医师开出的处方进行审核,对疾病治疗过程进行决策,包括药品的选择、剂量的确定、给药方法的优化、治疗效果的评估等。这就要求临床药师除了具备扎实的药学和药理学知识外,还必须具备扎实的基础医学知识、临床医学知识和医药交叉学科的知识,从而做到将各种知识综合在一起,灵活应用,以达到临床精准用药的目的。

本书重点介绍了神经科、呼吸科、心血管科、消化科等各科常用药物,内容严谨准确、科学实用,并尽可能做到全面覆盖、重点突出,既体现理论的完整性,又强调实践的系统性。本书可供广大临床医师、临床药师阅读使用。

由于临床药物治疗学所涉及的专业知识面非常广泛,加之临床药物治疗学发展快速,书中若存在不妥和疏漏之处,恳请广大读者见谅并望提出宝贵的意见和建议,以便再版时进行修订。

《实用药理与药物治疗学》编委会
2023 年 4 月

目 录 CONTENTS

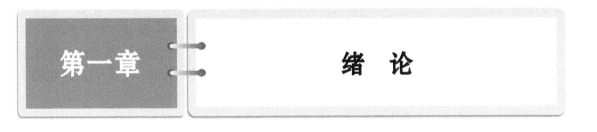

第一章　　　　　　　绪　论

第一节　药物效应动力学

一、药物的体内转运与转化

药物的体内过程是指药物经各种途径进入机体到排出体外的过程,包括吸收、分布、代谢和排泄统称为药物转运,药物在体内的吸收、分布、排泄过程中,不发生化学结构的改变而仅是空间位置的改变。代谢变化过程也称为生物转化,药物代谢和排泄合称消除。药物在体内的转运与转化过程见图 1-1。

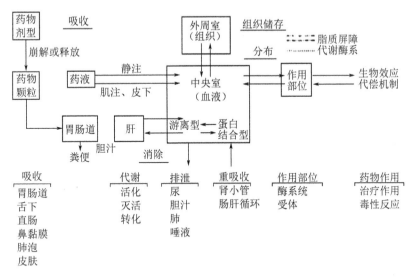

图 1-1　药物在体内的转运与转化

药动学研究反映的药物在动物或人体内动态变化规律,除可作为药效学和毒理学研究借鉴外,同时也是新药研究开发、先导化合物设计与筛选及申报临床研究或药品生产所必须提交的重要资料。研究结果还可以为确定适应证,选择给药途径、剂型,优化给药方案(如调整剂量与给药间隔时间)等临床应用提供参考依据。

(一)药物的跨膜转运

药物在体内的转运与转化或从用药部位到引起药理效应,均需要通过各种生物膜。生物膜是细胞外表的质膜和细胞内的各种细胞器膜如核膜、线粒体膜、内质网膜、溶菌酶膜等的总称,它由脂质双分子层构成,其间镶嵌着外在蛋白,可伸缩活动,具有吞噬、胞饮作用;另一类为内在蛋白,贯穿整个质膜,组成生物膜的受体、酶、载体和离子通道等。药物的吸收、分布、排泄及代谢与物质的跨膜转运密切相关。

跨膜转运的方式主要有被动转运、主动转运和膜动转运,见图1-2。

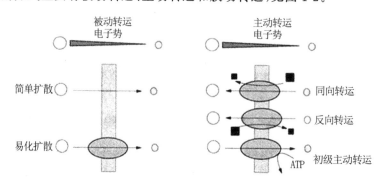

图 1-2　药物的跨膜转运

1.被动转运

被动转运是指药物分子顺着生物膜两侧的浓度梯度,由高浓度的一侧扩散到低浓度的一侧而不需要消耗 ATP,转运速度与膜两侧的浓度差成正比。浓度梯度越大,扩散越容易,当膜两侧浓度达到平衡时转运停止。生物膜脂双层分子内部为疏水性,带电荷的物质如离子很难通过。药物跨膜转运的扩散率主要取决于分子量的大小、在脂质中的相对可溶性和膜的通透性。它包括简单扩散、滤过和易化扩散。

(1)简单扩散:又称为脂溶扩散,脂溶性药物可溶于脂质而通过细胞膜。药物的脂/水分配系数越大,在脂质层浓度越高,跨膜转运速度越快。大多数的药物转运方式属简单扩散。其扩散速率 R 与药物的扩散常数 D'、膜的面积 A 及药物的浓度梯度(c1-c2)成正比,与膜的厚度 X 成反比。其中,最主要的因素是浓度梯度。一般而言,扩散速率符合 Fiek 定律。

$$R=D'A(c1-c2)/X$$

药物解离度对简单扩散有很大的影响。多数药物是弱酸性或弱碱性有机化合物,在体液中可部分解离。解离型药物极性大、脂溶性小,难以扩散;非解离型药物极性小、脂溶性大而容易跨膜扩散。非解离型药物离子化程度受其解离常数 pK_a 及体液 pH 的影响,可用 Handerson-Hasselbalch 公式表示。式中 pK_a 是药物解离常数的负对数值。

$$HA \leftrightarrow H^+ + A^-$$
$$Ka=[H^+][A^-]/[HA]$$
$$pK_a = pH + lg([HA]/[A^-])$$
$$[HA]/[A^-] = lg^{-1}(pK_a - pH)$$

$$BH^+ \leftrightarrow H^+ + B^-$$
$$K_a = [H^+][B^-]/[BH^+]$$
$$pK_a = pH + lg([BH^+]/[B])$$
$$[BH^+]/[B] = Ig^{-1}(pK_a - PH)$$

pK_a 是弱酸性或弱碱性药物在 50% 解离时溶液的 pH,各药均有其固定的 pK_a。当 pK_a 与 pH 的差值以数学值增减时,药物的离子型与非离子型浓度比值相应以指数值变化,pH 的改变则可明显影响弱酸性或弱碱性药物的解离度。非离子型药物可以自由穿透,而离子型药物不易跨膜转运,这种现象称为离子障。利用这个原理可以改变药物吸收或排泄的速度,对于促进药物吸收、加速体内毒物排泄具有重要的临床意义。例如,弱酸性药物在胃液中非离子型多,在胃中即可被吸收;弱碱性药物在酸性胃液中离子型多,主要在小肠吸收;碱性较强的药物如胍乙啶($pK_a=11.4$)及酸性较强的药物如色甘酸钠($pK_a=2$)在胃肠道基本都已离子化,由于离子障原因,吸收均较难。$pK_a<4$的弱碱性药物如地西泮($pK_a=3.3$)及$pK_a>7.5$的弱酸性药物如异戊巴比妥($pK_a=7.9$)在胃肠道 pH 范围内基本都是非离子型,吸收都快而完全。

由上述分析可知,弱酸性药物在酸性环境中不易解离,在碱性环境中易解离,弱碱性药物与之相反。在生理 pH 变化范围内,弱酸性或弱碱性药物大多呈非解离型,被动扩散较快。一般而言,pK_a 为 3~7.5 的弱酸药及 pK_a 为 7~10 的弱碱药受 pH 影响较大。强酸、强碱及强极性的季铵盐可全部解离,故不易透过生物膜而难以被吸收。

(2)滤过:又称为水溶扩散,是指直径小于膜孔的水溶性的极性或非极性药物,借助膜两侧的流体静压和渗透压被水携带到低压侧的过程。滤过是指有外力促进的扩散,如肾小球滤过等。其相对扩散率与该物质在膜两侧的浓度差成正比,相对分子质量<100、不带电荷的极性分子等水溶性药物可通过水溶扩散跨膜转运。

(3)易化扩散:又称为载体转运,是通过细胞膜上的某些特异性蛋白质——通透酶帮助而扩散,不需要消耗 ATP。如葡萄糖进入红细胞需要葡萄糖通透酶,铁剂转运需要转铁蛋白,胆碱进入胆碱能神经末梢、甲氨蝶呤进入白细胞等分别通过特异性通透酶,或与这种分子或离子结构非常相似的物质。当药物浓度过高时,载体可被饱和,转运率达最大值。载体可被类似物占领,表现竞争性抑制作用。

2.主动转运

主动转运又称逆流转运,是指药物从细胞膜低浓度一侧向高浓度一侧转运,其转运需要膜上特异性的载体蛋白并消耗 ATP,如 Na^--K^+-ATP 酶(钠泵)、Ca^{2+},Mg^{2+}-ATP 酶(钙泵)、质子泵(氢泵)、儿茶酚胺再摄取的胺泵等。主动转运具有饱和性,当同一载体转运两种药物时,可出现竞争性抑制现象,如丙磺舒可竞争性地与青霉素竞争肾小管上皮细胞膜载体,从而抑制青霉素的体内排泄,延长青霉素在机体内的有效浓度时间。

3.膜动转运

大分子物质的转运伴有膜的运动,称为膜动转运。

(1)胞饮:又称吞饮或入胞,是指某些液态蛋白质或大分子物质可通过生物膜的内陷形成小胞吞噬而进入细胞,如脑垂体后叶粉剂可从鼻黏膜给药吸收。

(2)胞吐:又称胞裂外排或出胞,是指某些液态大分子物质可从细胞内转运到细胞外,如腺体分泌及递质释放等。

(二)药物的体内过程

药物的体内过程包括吸收、分布、生物转化和排泄。

1.吸收

药物的吸收是指药物自体外或给药部位经过细胞组成的屏蔽膜进入血液循环的过程。血管给药可使药物迅速而准确地进入体循环,没有吸收过程。除此之外,药物吸收的快慢和多少常与给药途径、药物的理化性质、吸收环境等密切相关。一般情况下,常用药物给药途径的吸收速度:气雾吸入>腹腔>舌下含服>直肠>肌内注射>口服>皮肤。

(1)胃肠道吸收:口服给药是最常用的给药途径。小肠内 pH 接近中性,黏膜吸收面广、血流量大,是主要的吸收部位。药物经消化道吸收后,通过门静脉进入肝脏,最后进入体循环。有些药物在通过肠黏膜及肝脏时,部分可被代谢灭活,导致进入体循环的药量减少,称为首关消除。舌下给药或直肠给药方式分别通过口腔、直肠及结肠的黏膜吸收,虽然吸收表面积小,但血流供应丰富,可避免首关消除效应且吸收迅速;但其缺点是给药量有限,有时吸收不完全。

影响胃肠道药物吸收的因素有很多,如药物的剂型、药片的崩解速度、胃的排空速率、胃液的pH、胃内容物的多少和性质等。排空快、蠕动增加或肠内容物多,可阻碍药物接触吸收部位,使吸收减慢变少;油及高脂肪食物则可促进脂溶性药物的吸收。

(2)注射给药:肌内注射及皮下注射药物沿结缔组织吸收,后经毛细血管和淋巴内皮细胞进入血液循环。毛细血管具有微孔,常以简单扩散及滤过方式转运。药物的吸收速率常与注射部位的血流量及药物剂型有关。肌肉组织的血流量比皮下组织丰富,故肌内注射比皮下注射吸收快。水溶液吸收迅速,油剂、混悬剂或植入片可在局部滞留,吸收慢,作用持久。

(3)呼吸道给药:肺泡表面积大,与血液只隔肺泡上皮及毛细管内皮各一层,且血流量大,药物到达肺泡后吸收极其迅速,气体及挥发性药物(如全身麻醉药)可直接进入肺泡。气雾剂为分散在空气中的极细气体或固体颗粒,颗粒直径为 $3\sim10~\mu m$,可到达细支气管,如异丙肾上腺素气雾剂可用于治疗支气管哮喘;$<2~\mu m$ 可进入肺泡,但粒子过小又可随气体排出;粒径过大的喷雾剂大多滞留于支气管,可用于鼻咽部的局部治疗,如抗菌、消炎、祛痰、通鼻塞等。

(4)经皮给药:完整的皮肤吸收能力差,除汗腺外,皮肤不透水,但脂溶性药物可以缓慢通透。外用药物主要发挥局部作用,如对表皮浅表层,可将药物混合于赋形剂中敷在皮肤上,待药物溶出即可进入表皮。近年来有许多促皮吸收剂可与药物制成贴皮剂,如硝苯地平贴皮剂以达到持久的全身疗效,对于容易经皮吸收的硝酸甘油也可制成缓释贴皮剂预防心绞痛发作。

2.分布

药物进入体内循环后,经各种生理屏障到达机体组织器官的过程称为药物的分布。影响药物分布的因素主要有以下 5 种。

(1)药物与血浆蛋白的结合:大多数药物与血浆蛋白呈可逆性结合,酸性药物多与清蛋白结合,碱性药物多与 α_1 酸性糖蛋白结合,还有少数药物与球蛋白结合。只有游离型药物才能转运至作用部位产生药理效应,通常也只有游离型药物与药理作用密切相关。结合型药物由于分子量增大,不能跨膜转运及代谢或排泄,仅暂时储存于血液中,称为药物效应的"储藏库"。结合型药物与游离型药物处于相互转化的动态平衡中,当游离型药物被分布、代谢或排泄时,结合型药物可随时释放游离型药物而达到新的动态平衡。通常蛋白结合率高的药物在体内消除较慢,药理作用时间维持较长。

药物与血浆蛋白结合特异性低,而血浆蛋白结合点有限,因此两个药物可能与同一蛋白结合而发生竞争性抑制现象。如某药结合率达99%,当被另一种药物置换而下降1%时,游离型(具有药理活性)药物浓度在理论上将增加100%,可能导致中毒。不过一般药物在被置换过程中,游离型药物会加速被消除,血浆中游离型药物浓度难以持续增高。药物也可能与内源性代谢物竞争与血浆蛋白结合,如磺胺药置换胆红素与血浆蛋白结合,在新生儿中应用可能导致核黄疸症。血浆蛋白过少(如肝硬化)或变质(如尿毒症)时,药物血浆蛋白结合率下降,也容易发生毒性反应。

(2)局部器官血流量:人体组织脏器的血流量分布以肝最多,肾、脑、心次之,这些器官血流丰富,血流量大。药物吸收后由静脉回到心脏,从动脉向体循环血流量大的器官分布,脂溶性静脉麻醉药如硫喷妥钠先在血流量大的脑中发挥麻醉效应,然后向脂肪等组织转移,此时脑中药物浓度迅速下降,麻醉效应很快消失,这种现象称为再分布。药物进入体内一段时间后,血药浓度趋向"稳定",分布达到"平衡",但各组织中药物并不均等,血浆药物浓度与组织内浓度也不相等。这是由于药物与组织蛋白亲和力不同所致,因此,这种"平衡"称为假平衡,此时的血浆药物浓度高低可以反映靶器官药物结合量多少。药物在靶器官的浓度决定药物效应的强弱,故测定血浆药物浓度可以估算药物效应强度。某些药物可以分布至脂肪、骨质等无生理活性组织形成储库,或结合于毛发指(趾)甲组织。

(3)体液的 pH:药物的 pK_a 及体液 pH 是决定药物分布的另一重要因素,细胞内液 pH(约为 7)略低于细胞外液(约为 7.4),弱碱性药物在细胞内浓度略高,在细胞外浓度略低;而弱酸性药物则相反。口服碳酸氢钠碱化血液及尿液,可使脑细胞中的弱酸性巴比妥类药物向血浆转移,加速自尿排泄而缓解中毒症状,这是抢救巴比妥类药物中毒的措施之一。

(4)血-脑屏障:血-脑、血-脑脊液及脑脊液-脑三种屏障的总称,能阻碍药物穿透的主要是前两者。脑是血流量较大的器官,脑毛细血管内皮细胞间紧密连接,基底膜外还有一层星状细胞包围,药物较难穿透,因此药物在脑组织的浓度一般较低,脑脊液不含蛋白质,即使少量未与血浆蛋白结合的脂溶性药物可以穿透进入脑脊液,其后药物进入静脉的速度较快,故脑脊液中药物浓度总是低于血浆浓度,这是大脑的自我保护机制。脂溶性高、游离型分子多、分子量较小的药物可以透过血-脑屏障。脑膜炎症时,血-脑屏障通透性增加,与血浆蛋白结合较少的磺胺嘧啶能进入脑脊液,可用于治疗化脓性脑脊髓膜炎。此外,为了减少中枢神经不良反应,对于生物碱可将之季铵化以增加其极性,如将阿托品季铵化变为甲基阿托品后不能通过血-脑屏障,即不致发生中枢兴奋反应。

(5)胎盘屏障:将母亲与胎儿血液隔开的胎盘也能起屏障作用。胎盘的生理作用是母亲与胎儿间交换营养成分与代谢废物,药物可通过胎盘进入胎儿血液,其通透性与一般的毛细管无显著差别,只是到达胎儿体内的药物量和分布时间的差异,如母亲注射磺胺嘧啶 2 小时后才能与胎儿达到平衡。应该注意的是,几乎所有药物都能穿透胎盘屏障进入胚胎循环,在妊娠期间应禁用对胎儿发育有影响的药物。

3.生物转化

药物在体内经某些酶作用使其化学结构发生改变称为药物的生物转化,又称药物代谢,是体内药物作用消除的重要途径。

活性药物经生物转化后成为无活性的代谢物,称灭活;无活性或低活性药物转变为有活性或强活性药物,称为活化。大多数脂溶性药物在体内经生物转化变成极性大或解离型的代谢物,水溶性增大而不易被肾小管重吸收,利于从肾脏排出;某些水溶性高的药物在体内可不经转化以原型从肾脏排出。

机体内进行生物转化的器官主要是肝脏,胃肠道黏膜、肾脏、肺脏、体液和血液等也可参与重要的生物转化代谢作用。药物代谢通常分为两相:Ⅰ相反应包括氧化、还原或水解;Ⅱ相反应为结合反应。Ⅰ相反应主要是体内药物在某些酶,主要是肝药酶作用下,引入或除去某些功能基团如羟基、羧基和氨基等,使原型药物成为极性强的代谢产物而灭活,但少数例外(反而活化),故生物转化不能称为解毒过程。Ⅱ相反应是在某些酶作用下,药物分子结构中的极性基团与体内化学成分如葡萄糖醛酸、硫酸、甘氨酸、谷胱甘肽等结合,生成强极性的水溶性代谢产物排出体外。Ⅱ相反应和部分Ⅰ相反应的代谢产物易通过肾脏排泄。

药物在机体内的生物转化本质上是酶促反应,其催化酶主要有特异性酶与非特异性酶。特异性酶是指具有高选择性、高活性催化作用的酶,如胆碱酯酶(AchE)特异性灭活乙酰胆碱(Ach)、单胺氧化酶(monoamin oxidase,MAO)转化单胺类药物。

非特异性酶指肝脏微粒体的细胞色素 P450 酶系统,是促进药物生物转化的主要酶系统,故又简称肝药酶,现已分离出 70 余种。它是由许多结构和功能相似的肝脏微粒体的细胞色素 P450 同工酶组成的。其基本作用是获得两个 H^-,接受一个氧分子,其中一个氧原子使药物羟化,另一个氧原子与两个 H 结合成水($RH+NADPH+O_2+2H^+\rightarrow ROH+NADP^++H_2O$),没有相应的还原产物,故又单加氧酶,能与数百种药物起反应。此酶系统活性有限,在药物间容易发生竞争性抑制。它又不稳定,个体差异大,且易受药物的诱导或抑制。例如,苯巴比妥能促进光面肌浆网增生,其中 P450 酶系统活性增加,加速药物生物转化,这是其自身耐受性及与其他药物交叉耐受性的原因。西咪替丁抑制 P450 酶系统活性,可使其他药物效应敏化。

肝药酶催化的氧化反应如图 1-3 所示。

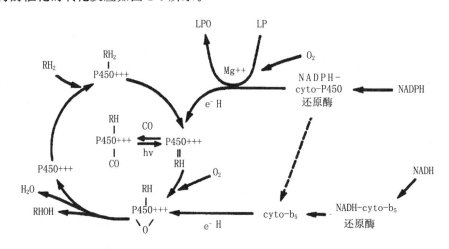

图 1-3 细胞色素 P450 酶系统对药物氧化过程示意图

4.排泄

药物在体内经吸收、分布、代谢后,最终以原型或代谢产物经不同途径排出体外称为排泄。挥发性药物及气体可从呼吸道排出,非挥发性药物主要由肾脏排泄。

(1)肾脏排泄:肾脏是主要的排泄器官。肾小球毛细管膜孔较大、滤过压也较高,故通透性较大。游离的药物能通过肾小球过滤进入肾小管。随着原尿水分的回收,肾小管中药物浓度上升。当超过血浆浓度时,那些极性低、脂溶性大的药物易经肾小管上皮细胞再吸收而向血浆扩散,排泄较少也较慢。只有那些经生物转化的极性高、水溶性代谢物不能被再吸收而顺利排出。有些药物在近曲小管由载体主动转运进入肾小管,排泄较快。肾小管有两个主动分泌通道,一是弱酸类通道,另一是弱碱类通道,分别由两类载体转运,同类药物间可能有竞争性抑制。例如,丙磺舒抑制青霉素主动分泌,使后者排泄减慢,药效延长并增强。碱化尿液使酸性药物在尿中离子化,酸化尿液使碱性药物在尿中离子化,利用离子障原理阻止药物再吸收,加速其排泄,这是药物中毒常用的解毒方法。

(2)胆汁排泄:有些药物及其代谢产物可自胆汁排泄,原理与肾排泄相似,但不是药物排泄的主要途径。药物自胆排泄有酸性、碱性及中性三个主动排泄通道。一些药物在肝细胞与葡萄糖醛酸等结合后排入胆中,随胆汁到达小肠后被水解,游离药物被重吸收,称为肝肠循环。在胆道引流患者,药物的血浆半衰期将显著缩短,如氯霉素、洋地黄等。

（3）乳腺排泄：乳汁 pH 略低于血浆,一些碱性药物（如吗啡、阿托品等）可以自乳汁排泄,哺乳期妇女用药应慎重,以免对婴儿引起不良反应。

5.其他

药物还可从肠液、唾液、泪水或汗液中排泄。胃液酸度很高,某些生物碱（如吗啡等）注射给药也可向胃液扩散,洗胃是中毒治疗和诊断的措施。药物也可自唾液及汗液排泄。粪中药物多数是口服未被吸收的药物。肺脏是某些挥发性药物的主要排泄途径,检测呼出气中的乙醇量是诊断酒后驾车的快速简便方法。

二、体内药量变化的时间过程

(一)药物浓度-时间曲线

体内药量随时间而变化的过程是药动学研究的中心问题。在药动学研究中,药物在体内连续变化的动态过程可用体内药量或血药浓度随时间变化表示。在给药后不同时间采血,测定机体血药浓度,以血药浓度为纵坐标、时间为横坐标所绘制的曲线图称为药物浓度-时间蓝线图(简称药-时曲线)。通过药-时曲线可定量分析药物在体内的动态变化过程。

图 1-4 所示的是单次非血管途径给药后药物浓度与时间的关系及变化规律。药-时曲线可分为潜伏期、持续期及残留期。潜伏期是指给药后到开始出现疗效的一段时间,主要反映药物的吸收和分布过程。静脉注射给药一般无潜伏期。当药物的吸收消除相等时达到峰浓度(C_{max}),通常与药物剂量成正比。从给药时至峰浓度的时间称为药峰时间(t_{peak})。持续期是指药物维持有效浓度的时间,长短与药物的吸收及消除速率有关;在曲线中以位于最小有效浓度(MEC)以上的时段称为有效维持时间。残留期是指体内药物已降到有效浓度以下,但又未能从体内完全消除,其长短与消除速率有关。由图 1-4 可知,药物在体内的吸收、分布和排泄没有严格的界限,只是在某一个阶段以某一过程为主。由药-时曲线与横坐标形成的面积称为线下面积(area under the curve,AUC),反映进入体循环药物的相对量,其大小与进入体内的药量成正比。

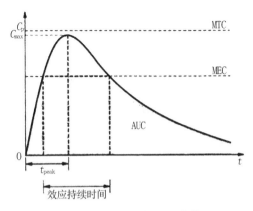

图 1-4　药物浓度-时间曲线

(二)药代动力学模型

房室模型是研究和应用较多的模型,它是依据药物在体内转运的速率和差异性,以试验与理论相结合而设置的数学模型。房室模型假设人体作为一个系统,按动力学特点内分很多房室。这个房室的概念与解剖部位或生理功能无关,而是将对药物转运速率相同的部位均视为同一房室。目前常用的动力学分析有一室模型、二室模型和非房室模型。

1.开放性一室模型

用药后,药物进入血液循环并立即分布到全身体液和各组织器官中而迅速达到动态平衡,见图1-5。

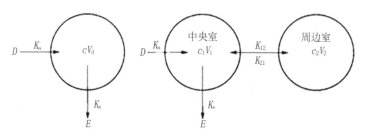

D:用药剂量;K_a:吸收速率常数;c:血药浓度;V_d:表观分布容积;cV_d:体内药量;
K_e:消除速率常数;E:消除药量;K_{12}:药物由中央室转运至周边室的一级速率常数

图1-5　药代动力学模型

2.开放性二室模型

药物在体内组织器官中的分布速率不同,即中央室(血流丰富的器官如心、肝、肾)和周边室(血流量少的器官如骨、脂肪)。给药后药物迅速分布到中央室,然后再缓慢分布至周边室(图1-5)。中央室及周边室间的转运是可逆的,即$K_{12}=K_{21}$,但药物只能从中央室消除。大多数药物在体内的转运和分布符合二室模型。

(三)药物消除动力学模型

从生理学上看,体液被分为血浆、细胞间液及细胞内液几个部分。为了说明药动学基本概念及规律,现假定机体为一个整体,体液存在于单一空间,药物分布瞬时达到平衡(一室模型)。问题虽然被简化,但所得理论公式不失为临床应用提供了基本规律。按此假设条件,药物在体内随时间的变化可用下列基本通式表达。

$$\frac{dc}{dt}=kc^n$$

式中,c为血药浓度,常用血浆药物浓度;k为常数;t为时间。

由于c为单位血浆容积中的药量(A),故c也可用A代替:$dA/dt=kc^n$($n=0$,为零级动力学;$n=1$,为一级动力学)。药物吸收时c(或A)为正值,消除时c(或A)为负值。

1.零级消除动力学

单位时间内体内药物按照恒定量消除,称为零级动力学消除,又称恒量消除。公式如下。

$$\frac{dc}{dt}=-kc^n$$

当$n=0$时,$-dc/dt=Kc_0=K$(为了和一级动力学中消除速率常数区别,用K代替k)。其药一时曲线的下降部分在半对数坐标上呈曲线(图1-6),称为非线性动力学。体内药物浓度远超过机体最大消除能力时,机体只能以最大消除速率将体内药物消除。消除速率与c_0大小无关,因此是恒速消除。例如,饮酒过量时,一般常人只能以每小时10 mL乙醇恒速消除。当血药浓度下降至最大消除能力以下时,则按一级动力学消除。按零级动力学消除的药物,其$t_{1/2}$不是一个恒定的值,可随血药浓度变化而变化。

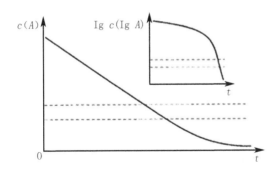

图 1-6 药物在体内消除过程的药-时曲线

2.一级消除动力学

单位时间内体内药物按恒定的比例消除,称为一级动力学消除,又称恒比消除。公式如下。

$$\frac{\mathrm{d}c}{\mathrm{d}t}=-kc^n$$

当 $n=1$ 时,$\mathrm{d}c/\mathrm{d}t=k_ec^1=ke^c$($k$ 用 k_e 表示消除速率常数)。当机体消除能力远高于血药浓度时,药物从体内的消除按一级动力学消除。进入体内的药物大多是按一级动力学消除的,药物的 $t_{1/2}$ 是恒定的。

$$c_t=c_oe^{-k_et}$$

取自然对数,

$$\ln c_t=\ln c_o-k_et$$

换算成常用对数,$\ln c_t=\ln c_o-\dfrac{k_e}{2.303}t$。

$$t=\lg\frac{c_o}{c_t}\times\frac{2.303}{k_e}$$

当 $c_t=1/2c_o$ 时,t 为药物半衰期($t_{1/2}$):$t_{1/2}=\lg 2\times\dfrac{2.303}{k_e}=\dfrac{0.693}{k_e}$。

可见,按一级动力学消除的药物半衰期与 c 大小无关,是恒定值。体内药物按瞬时血药浓度(或体内药量)以恒定的百分比消除,单位时间内实际消除的药量随时间递减。消除速率常数(k_e)的单位是 h^{-1},它不表示单位时间内消除的实际药量,而是体内药物瞬时消除的百分率。例如,$k_e=0.5h^{-1}$ 不是说每小时消除 50%(如果 $t_{1/2}=1$ 小时则表示每小时消除 50%)。按 $t_{1/2}=0.693/k_e$ 计算,$t_{1/2}=1.39$ 小时,即需 1.39 小时后才消除 50%。再按计算,1 小时后体内尚存 60.7%。绝大多数药物都按一级动力学消除。这些药物在体内经过 t 时后尚存。

$$A_t=A_oc^{-k_et},k_e=0.693/t_{1/2}$$

t 以 $t_{1/2}$ 为单位计算(即 $t=n\times t_{1/2}$),则 $A_t=A_o^{0.693}\times n=A_o(\dfrac{1}{2})^n$。

当 $n=5$ 时,$A_t\approx 3\%A_o$,即经过 5 个 $t_{1/2}$ 后体内药物已基本消除。与此相似,如果每隔一个 $t_{1/2}$ 给药 1 次(A_o),则体内药量(或血药浓度)逐渐累积,经过 5 个 $t_{1/2}$ 后,消除速率与给药速率相等,达到稳态。

(四)药代动力学的重要参数

1.生物利用度

生物利用度是指药物经肝脏首关消除后,进入机体循环的相对量和速度,其公式如下。

绝对生物利用度:$F=(\text{AUC 血管外}/\text{AUC 血管内})\times100\%$。

相对生物利用度:$F=(\text{AUC 受试制剂}/\text{AUC 标准制剂})\times100\%$。

从图 1-7 可以看出,某药剂量相等的三种制剂,它们的 F(AUC)值相等,但 t_{peak} 及 C_{max} 不等。

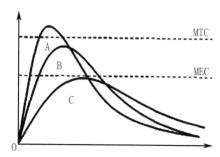

图 1-7　某药剂量相等的三种制剂的生物利用度比较

绝对生物利用度是血管外给药的 AUC 与静脉给药的 AUC 比值的百分率;而相对生物利用度是以相同给药途径来比较测试药物的 AUC 与对照标准药物 AUC 比值的百分率,常用于比较和评价不同厂家生产的同一剂型或同一厂家某一剂型不同批号的吸收率,是衡量药物制剂质量的重要指标。

2.血浆清除率(plasma clearance,CL)

它是肝肾等药物消除率的总和,即单位时间内多少容积血浆中的药物被消除干净,单位用 $L\cdot h^{-1}$ 或 mL/min,计算公式:$CL=k_eV_d=c_0V_d/AUC=A/AUC$。

按照一级动力学消除的药物,V_d(表观分布容积)和 CL 都是很重要的药动学参数。V_d 由药物的理化性质所决定。而 CL 由机体清除药物的主要组织器官的清除能力决定,因而:$CL=CL_{肾脏}+CL_{肝脏}+CL_{其他组织}$。

可见药物的血浆清除率受多个器官功能的影响。当某个重要脏器如肝或肾的功能下降时,CL 值将下降,从而影响机体的血浆清除率。肝功能下降常影响脂溶性药物的清除率,肾功能下降则主要影响水溶性药物的清除率。

3.表观分布容积

按测得的血浆浓度计算该药应占有的血浆容积。它是指静脉注射一定量(A)药物待分布平衡后,计算公式:$V_d=A/c_0=FD/c_0$。

式中,A 为体内已知药物总量;c_0 为药物在体内达到平衡时测得的药物浓度;F 为生物利用度;D 为给药量。V_d 是表观数值,不是实际的体液间隔大小。除少数不能透出血管的大分子药物外,多数药物的 V_d 值均大于血浆容积。与组织亲和力大的脂溶性药物,其 V_d 可能比实际体重的容积还大。

4.血浆半衰期($t_{1/2}$)

它是指血浆药物浓度消除一半所需的时间。

药物半衰期公式为 $t_{1/2}=\dfrac{0.693}{k_e}$。

由此可知,按一级动力学消除的药物,其 $t_{1/2}$ 与浓度无关,为恒定值,体内药物总量每隔 $t_{1/2}$ 消除一半。

零级消除动力学的半衰期 $t_{1/2}=0.5c_0/k$。

血浆半衰期 $t_{1/2}$ 在临床治疗中有非常重要的意义:①血浆半衰期 $t_{1/2}$ 反映机体消除药物的能力和消除药物的快慢程度。②按一级动力学消除的药物,1次用药后,经过5个 $t_{1/2}$ 后可认为体内的药物基本消除($<15\%$);而间隔一个 $t_{1/2}$ 给药1次,则连续5个 $t_{1/2}$ 后体内药物浓度可达到稳态水平。③肝肾功能不良的患者,其药物的消除能力下降,药物的 $t_{1/2}$ 延长。

(五)连续多次用药的血药浓度变化

临床治疗常需连续给药以维持有效地血药浓度。在一级动力学药物中,开始恒速给药时,药物吸收快于药物消除,体内药物蓄积。按计算约需5个 $t_{1/2}$ 达到血药稳态浓度(c_{xs})(图1-8),此时给药速度(R_A)与消除速度(R_E)相等。

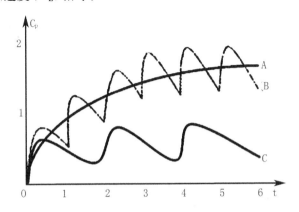

图1-8 连续恒速给药时的时量曲线

约经5个半衰期血药浓度达到稳态,给药间隔越短,血药浓度波动越小;给药剂量越大,血药浓度越高

A.静脉滴注,$D_{m/t1/2}$;B.肌内注射,$D_{m/t1/2}$;C.肌内注射,$1/2\ D_{m/2t1/2}$(D_m 是维持剂量)

$$C_{xs}=\frac{R_E}{CL}=\frac{R_A}{CL}=\frac{D_{m/\tau}}{CL}=\frac{D_{m/\tau}}{k_e V_d}(\tau\ 为给药间隔时间)$$

可见,C_{xs} 随给药速度($R_A=D_{m/\tau}$)快慢而升降,到达 C_{xs} 的时间不因给药速度加快而提前,它取决于药物的是 k_e 或 $t_{1/2}$。据此,可以用药物的 $k_e V_d$ 或 CL 计算给药速度,以达到所需的有效药物浓度。

静脉恒速滴注时,血药浓度可以平稳地到达 C_{xs},分次给药虽然平均血药浓度上升与静脉滴注相同,但实际上血药浓度上下波动(图1-8)。间隔时间越长波动越大。

药物吸收达到 C_{xs} 后,如果调整剂量需再经过5个 $t_{1/2}$。方能达到需要的 C_{xs}。

在病情危重需要立即达到有效血药浓度时,可于开始给药时采用负荷剂量(loading dose, D_1),即每隔一个 $t_{1/2}$ 给药1次时,采用首剂加倍剂量的 D_1 可使血药浓度迅速达到 C_{xs}。

理想的给药方案应该是使 $C_{xs\text{-}max}$ 略小于最小中毒血浆浓度(MTC)而 $C_{xs\text{-}max}$ 略大于最小有效血浆浓度(MEC),即血药浓度波动于 MTC 与 MEC 之间的治疗窗,这时 D_m 可按下列公式计算。

$$D_m=(\text{MTC-MEC})V_d$$

$D_1=\text{ASS}=1.44t_{1/2}R_A=1.44\ t_{1/2}D_{m/\tau}$,$\tau$ 可按一级消除动力学公式推算得 $\tau=(\lg c_0/c\tau)\times 2.303/K\tau$,令 $c_0=\text{MTC}$,$c_\tau=\text{MEC}$。

$$\tau=(\lg\frac{MTC}{MEC})\times\frac{2.303}{0.693/t_{1/2}}=3.323t_{1/2}\lg\frac{MTC}{MEC}$$

因此可以根据药物的 MTC 及 MEC 计算 D_1，Dm 及 τ。注意此时 $\tau \neq t_{1/2}$，$D_1 \neq 2D_m$（图 1-9）。

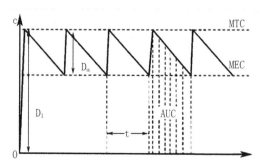

图 1-9 负荷剂量、维持剂量、给药间隔与血药浓度的关系

此外，在零级动力学药物中，体内药量超过机体最大消除能力。如果连续恒速给药，$R_A > R_E$，体内药量蓄积，血药浓度将无限增高。停药后消除时间也较长，超过 5 个 $t_{1/2}$。

临床用药可根据药动学参数如 V_d、CL、k_e、$t_{1/2}$ 及 AUC 等按以上各公式计算剂量及设计给药方案，以达到并维持有效血药浓度。除了少数 $t_{1/2}$ 特长或特短的药物以及零级动力学药物外，采用每一个半衰期给予半个有效量并将首次剂量加倍是有效、安全、快速的给药方法。

有些药在体内转化为活性产物，则需注意此活性产物的药动学，如果活性产物的消除是药物消除的限速步骤，则应按该产物的药动学参数计算剂量及设计给药方案。

三、影响药物作用的因素

药物防治疾病的疗效受多方面因素的影响：患者的年龄、性别、病理状态、个体差异、遗传因素、精神因素等。药物的剂量和剂型、给药途径、反复给药的间隔时间长短和持续次数也可影响药物的作用强度，甚至改变机体对药物的敏感性。临床上，常同时应用多种药物，故了解药物间的相互作用十分重要，以便更好地用药，既保证疗效，又能减少不良反应。现归纳为机体和药物两方面的影响因素加以叙述。

（一）药物因素

1.药物剂量与剂型

（1）剂量：同一药物在不同浓度或剂量时，作用强度不同，有时可适用于不同用途。如防腐消毒药乙醇，用于皮肤及体温计消毒时，使用浓度为 75%（体积分数）；较低浓度乙醇（40%～50%）涂擦皮肤可防治压疮，而 0～30% 乙醇涂擦皮肤，能使局部血管扩张，改善血液循环，为高烧患者降低体温。又如小剂量催眠药产生镇静作用，增加剂量有催眠作用，再增加剂量可出现抗惊厥作用。

（2）剂型：药物可制成气雾剂、注射剂、溶液剂、糖浆剂、片剂、胶囊、颗粒剂、栓剂和贴皮剂等，各适用于相应的给药途径。药物剂型影响药物的体内过程，主要表现为吸收和消除。如水溶剂注射液吸收较油剂和混悬剂快，但作用维持时间较短。口服给药的吸收速率为水溶液＞散剂＞片剂。但散剂或胶囊、片剂、糖衣片、肠溶片或肠溶胶囊，可减少药物对胃的刺激。缓释制剂可使药物缓慢释放，吸收和药效维持时间也较长。此外，如将药物与某些载体结合，能使药物导向分布到靶器官,减少不良反应,提高疗效。

(3)给药途径:不同给药途径可影响药物作用,不同给药途径药物的吸收速率不同,一般规律是静脉注射＞吸入＞肌内注射＞皮下注射＞口服＞直肠给药＞贴皮。不同给药途径其治疗剂量可相差很大,如硝酸甘油静脉注射 $5\sim10\ \mu g$,舌下含服 $0.2\sim0.4\ mg$,口服 $2.5\sim5\ mg$,贴皮 $10\ mg$,分别用于急救、常规或长期防治心绞痛。

2.联合用药与药物相互作用

临床常联合应用两种或两种以上药物,以达到多种治疗目的,并利用药物间的协同作用以增加疗效或利用拮抗作用以减少不良反应及解救药物中毒。但不合理的联合用药往往由于药物间相互作用而使疗效降低甚至出现意外的毒性反应。因此联合用药时,应注意以下可能发生的药物作用。

(1)配伍禁忌:药物在体外配伍直接发生物理性或化学性的相互作用而影响药物疗效或毒性反应称为配伍禁忌。注射剂在混合使用或大量稀释时易发生化学或物理改变,因此在静脉滴注时尤应注意配伍禁忌。

(2)影响药动学的相互作用:影响药动学的相互作用因素有如下几点。①阻碍药物吸收:药物吸收的主要部位在小肠,亦受胃排空速度的影响。空腹服药吸收较快,饭后服药吸收较平稳且对胃刺激较少。促进或抑制胃排空的因素都可能影响药物吸收速度。此外,胃肠道 pH 改变能影响药物的解离度,有些药物及食物间可相互作用形成络合物,如钙、镁等离子能与四环素药物形成不溶性络合物,浓茶中的鞣酸可与铁制剂或生物碱产生沉淀。②血浆蛋白结合:血浆蛋白结合率高、分布容积小、安全范围窄及消除半衰期较长的药物合用时,与其他药物竞争和血浆蛋白结合而使药理作用加强甚至产生中毒作用。③肝脏生物转化:肝药酶诱导剂及抑制药均可改变肝药酶系的活性,使药物的血药浓度升高或降低,从而影响其药理效应。如肝药酶诱导剂苯巴比妥、利福平、苯妥英及香烟、酒等能增加在肝转化药物的消除而使药效减弱。肝药酶抑制药如异烟肼、氯霉素、西咪替丁等能减慢在肝转化药物的消除而使药效加强。④肾排泄:体液和尿液pH 的改变可影响药物的解离度,通过离子障作用影响药物的被动跨膜转运,如碱化尿液可加速酸性药物自肾排泄,减慢碱性药物自肾排泄。反之,酸化尿液可加速碱性药物排泄。弱碱性及弱酸性药物可通过竞争性抑制弱碱性和弱酸性药物的主动转运载体而减慢同类型药物的排泄。

(3)影响药效学的相互作用:联合用药时,不同的药效学作用机制可产生相反或相同的生理功能调节作用,综合表现为药物效应减弱(拮抗作用)或药物效应增强(协同作用),主要表现有如下三种。①生理性拮抗或协同:药物可作用不同靶点而呈现拮抗作用或协同作用,如服用催眠镇静药后饮酒(或喝浓茶、咖啡)会加重(或减轻)中枢抑制作用,影响疗效。抗凝血药华法林和抗血小板药阿司匹林合用可能导致出血反应。②受体水平的协同与拮抗:药物可作用于不同或相同的受体而产生拮抗作用或协同作用。如许多抗组胺药、吩噻嗪类、三环类抗抑郁药都有抗 M 胆碱作用,如与阿托品合用可能引起精神错乱、记忆紊乱等不良反应;β 受体阻滞剂与肾上腺素合用可能导致高血压危象等,都是非常危险的反应。③干扰神经递质的转运:三环类抗抑郁药抑制神经递质儿茶酚胺再摄取,可增加肾上腺素及其拟似药如酪胺等的升压反应,减弱可乐定及甲基多巴的中枢降压作用。

(二)机体因素

1.年龄

(1)儿童:儿童特别是新生儿与早产儿机体各种生理功能,包括自身调节功能尚未充分发育,与成年人有很大差别,对药物的反应一般比较敏感。新药批准上市不需要小儿临床治疗资料,缺少小儿的药动学数据,临床用药量时常由成年人剂量估算。新生儿体液占体重比例较大,水盐转换率较成人快;血浆蛋白总量较少,药物与血浆蛋白结合率较低;肝肾功能尚未充分发育,药物清除率低;这些因素能使血中游离药物及进入组织的药量增多。儿童的体力与智力都处于迅速发育阶段,易受中枢抑制药影响,如新生儿肝脏葡萄糖醛酸结合能力尚未发育,应用氯霉素或吗啡将分别导致灰婴综合征及呼吸抑制。因此对婴幼儿用药必须考虑他们的生理特点。

(2)老年人:老年人对药物的反应也与成人不同。老年人对药物的吸收变化不大,但老年人血浆蛋白量较低、体水较少、脂肪较多,故药物血浆蛋白结合率偏低,水溶性药物分布容积较小而脂溶性药物分布容积较大。肝肾功能随年龄增长而自然衰退,故药物清除率逐年下降,各种药物血浆半衰期都有程度不同的延长。在药效学方面,老年人对许多药物反应特别敏感。例如,中枢神经药物易致精神错乱,心血管药易致血压下降及心律失常,非甾体抗炎药易致胃肠出血,抗M胆碱药易致尿潴留、大便秘结及青光眼发作等。因此对老年人用药应慎重,用药剂量适当减少,避免不良反应的发生。

2.性别

性别差异可导致某些药物的代谢异常和妇产科问题。在动物中除大白鼠外,一般动物对药物反应的性别差异不大。女性体重较男性轻,脂肪占体重比率高于男性,而体液总量占体重比例低于男性,这些因素均可影响药物分布。在生理功能方面,妇女有月经、妊娠、分娩、哺乳期等特点,在月经期和妊娠期禁用剧泻药和抗凝血药,以免引起月经过多、流产、早产或出血不止;妊娠的最初三个月内用药应特别谨慎,禁用抗代谢药、激素等能使胎儿致畸的药物。20世纪50年代末期在西欧因孕妇服用反应停(沙利度胺,催眠镇静药)而生产了一万余例畸形婴儿的悲惨结果引起了对孕妇用药的警惕。对于已知的致畸药物如锂盐、乙醇、华法林、苯妥英钠及性激素等在妊娠第一期胎儿器官发育期内应严格禁用。此后,在妊娠晚期及授乳期间还应考虑药物通过胎盘及乳汁对胎儿及婴儿发育的影响,因为胎盘及乳腺对药物都没有屏障作用。孕妇本身对药物的反应也有其特殊情况,需要注意。例如,抗癫痫药物产前宜适当增量,产前还应禁用阿司匹林及影响子宫肌肉收缩或可抑制胎儿呼吸的药物。

3.遗传因素

个别患者用治疗量药物后出现极敏感或极不敏感反应,或出现与往常性质不同的反应,称为特异质。某些药物的特异性反应与先天性遗传异常有关。目前已发现至少百余种与药物效应有关的遗传异常基因。特异质药物反应多数已从遗传异常表型获得解释,从而形成一个独立的药理学分支——遗传药理学。药物转化异常是遗传因素对药动学的主要影响,可分为快代谢型(extensive metabolizer,EM)及慢代谢型(poor metabolizer,PM)。前者使药物快速灭活,后者使药物灭活较缓慢。而遗传因素对药效学的影响是在不影响血药浓度的条件下,机体对药物的异常反应,如葡萄糖-6-磷酸脱氢酶(G-6-PD)缺乏者对伯氨喹、磺胺药、砜类等药物易发生溶血反应。这些遗传异常只有在受到药物激发时才出现异常,故不是遗传性疾病。

4.心理因素

患者的精神状态与药物疗效关系密切,安慰剂是不具药理活性的剂型(如含乳糖或淀粉的片剂或含盐水的注射剂),对于头痛、心绞痛、手术后痛、感冒咳嗽、神经官能症等,30%～50%的疗效就是通过心理因素取得的。安慰剂对心理因素控制的自主神经系统功能影响较大,如血压、心率、胃分泌、呕吐、性功能等。它在患者信心不足时还会引起不良反应。安慰剂在新药临床研究的双盲对照中极其重要,可用于排除假阳性疗效或假阳性不良反应。安慰剂对任何患者都可能取得阳性效果,因此医师不可能单用安慰剂作出真病或假病(心理病)的鉴别诊断。医师的任何医疗活动,包括一言一行等服务态度都可能发挥安慰剂的作用,要充分利用这一效应;但不应利用安慰剂去敷衍或欺骗患者,而延误疾病的诊治并可能破坏患者对医师的信心。对于情绪不佳的患者尤应多加注意,氯丙嗪、利舍平、肾上腺皮质激素及一些中枢抑制性药物在抑郁患者中可能引发悲观厌世倾向,用药时应慎重。

5.病理因素

疾病的严重度与药物疗效有关,同时存在的其他疾病也会影响药物的疗效。肝肾功能不足时,分别影响在肝转化及自肾排泄药物的清除率,可以适当延长给药间隔和/或减少剂量加以解决。神经功能抑制(如巴比妥类中毒)时,能耐受较大剂量中枢兴奋药而不致惊厥,惊厥时却能耐受较大剂量的苯巴比妥。此外,要注意患者有无潜在性疾病避免影响药物疗效。例如,氯丙嗪诱发癫痫、非甾体抗炎药激活溃疡病、氢氯噻嗪加重糖尿病、抗 M 胆碱药诱发青光眼等。在抗菌治疗时,白细胞缺乏、未引流的脓疡、糖尿病等都会影响疗效。

6.机体对药物的反应变化

在连续用药一段时间后,机体对药物的反应可能发生改变,从而影响药物效应。

(1)致敏反应:产生变态反应已如前述。

(2)快速耐受性:药物在短时内反复应用数次后药效递减直至消失。例如,麻黄碱在静脉注射 3～4 次后升压反应逐渐消失;临床用药 2～3 天后对支气管哮喘就不再有效,这是由于药物会促进神经末梢释放儿茶酚胺,当释放耗竭时即不再有作用。

(3)耐受性:连续用药后机体对药物的反应强度递减,程度较快速耐受性轻也较慢,不致反应消失,增加剂量可保持药效不减,这种现象叫作耐受性。有些药物在产生耐受性后,如果停药患者会发生主观不适感觉,需要再次连续用药。如果只是精神上想再用,这称为习惯性,万一停药也不致对机体形成危害。另一些药物称为麻醉药品,用药时产生欣快感,停药后会出现严重的生理功能紊乱,称为成瘾性。由于习惯及成瘾性都有主观需要连续用药,故统称依赖性。药物滥用是指无病情根据的大量长期的自我用药,是造成依赖性的原因。麻醉药品的滥用不仅对用药者危害极大,对社会危害也大,吗啡、可卡因、印度大麻及其同类药都属于麻醉药品。苯丙胺类、巴比妥类、苯二氮䓬类等亦被列入国际管制的成瘾性精神药物。

(4)耐药性:病原体及肿瘤细胞等对化学治疗(简称化疗)药物敏感性降低称为耐药性,也称抗药性。有些细菌还可对某些抗生素产生依赖性。在抗癌化学治疗中也有类似的耐药性问题。

(三)合理用药原则

怎样才算合理用药现尚缺一具体标准,对某一疾病也没有统一的治疗方案。由于药物的有限性(即品种有限及疗效有限)和疾病的无限性(即疾病种类无限及严重度无限),因此不能简单以疾病是否治愈作为判断用药是否合理的标准。从理论上说,合理用药是要求充分发挥药物的疗效而避免或减少可能发生的不良反应。当然这也不够具体,因此只能提几条原则供临床用药参考。

1.明确诊断

选药不仅要针对适应证还要排除禁忌证。

2.根据药理学特点选药

尽量少用所谓的"撒网疗法",即多种药物合用以防漏诊或误诊,这样不仅浪费而且容易发生相互作用。

3.了解并掌握各种影响药效的因素

用药必须个体化,不能单纯公式化。

4.祛邪扶正并举

在采用对因治疗的同时要采用对症治疗法,这在细菌感染及癌肿化学治疗中尤其不应忽视。

5.对患者始终负责开出处方

仅是治疗的开始,必须严密观察病情反应,及时调整剂量或更换治疗药物。要认真分析每一病例的成功及失败的关键因素,总结经验教训,不断提高医疗质量,使用药技术更趋合理化。

(马文静)

第二节　临床药物使用原则

对任何疾病都必须始终贯彻预防为主,防治结合的原则,即未病防病(包括传染性及非传染性疾病),有病防重(早发现,早诊断,早治疗),病重防危(防治并发症,保护重要器官功能),病愈早康复防复发。要随时运用辩证唯物主义的思维方法,密切联系实际,做到以下几点。

一、树立对患者的全面观点

根据病情轻重缓急,通过现象看本质,抓住主要矛盾,又要随时注意矛盾的转化。急则先治"标",缓则先治"本";如有必要和可能,则"标""本"同治。

(一)治"本"就是针对病因或发病因素的治疗

许多疾病,只要进行病因治疗,就可解除患者痛苦,达到治愈。例如,无并发症的轻或中度的细菌、螺旋体、原虫及其他寄生虫感染,只要给予特效抗感染药物即可治愈。有些疾病表现为功能异常或病理生理改变,如心功能不全、心律失常、心绞痛、高血压、支气管哮喘或慢性失血性贫血等,当进行对症处理后,病情虽可缓解,但由于病因未除,仍易复发。因此,一定要努力寻找病因加以治疗,只要做到病因消除才能根治疾病。

(二)治"标"就是对症治疗

所谓"标",就是临床表现,即各器官的病理生理或功能改变所引起的症状,体征或血液的生化指标异常,常是导致患者求医的主要原因。常见的有发热、全身酸痛及各系统症状,如心血管系统有心悸、水肿、气促、胸痛、血压波动、心律失常、晕厥等,呼吸系统有咳嗽、气促、咳痰、咯血、胸痛等,消化系统有食欲缺乏、恶心、呕吐、嗳气、反酸、呕血、腹痛、腹胀、腹泻、便秘、便血、黄疸等,泌尿系统有尿频、尿急、排尿疼痛、血尿、尿失禁、少尿或无尿等,精神神经系统有头痛、头晕、眩晕、嗜睡、神志不清、昏迷、失眠、躁动、抽搐、瘫痪、思维紊乱或行为异常等,其他各系统及五官各有其常见症状、体征,在此不一一列举。

当临床表现使患者感到痛苦或危及生命与远期预后时,应及时作对症处理,减轻症状,改善病理生理状况,赢得时间进行全面详细的检查,得出病因诊断并进行病因治疗。2003年春流行的 SARS,虽已查出病因为冠状病毒变异亚型引起,但无特效药,许多患者就是靠对症支持疗法度过危险期和自身产生的抵抗力而获痊愈的。

对于"症",也要分清本质进行有针对性的治疗,不可头痛医头,足痛医足。例如,颅内压增高可引起头痛、呕吐,不可简单地给以镇痛止吐药物,而要降低颅内压,使用降颅内压药物,而不可通过腰椎穿刺抽出脑脊液减压,因后者有引起脑疝的危险。颅内压过低也可致头痛,却需要输液治疗。硝酸酯类药是预防和治疗心绞痛常用药,对有些患者可引起颅内静脉扩张导致剧烈头痛,如果不问清楚服药史,盲目给以止痛药可能无效。血管紧张素转换酶抑制剂可引起干咳,医师不问服药情况盲目给可待因镇咳是错误的。又如,同是无尿,但阶段性不同,处理原则也不同;急性失水引起的低血容量休克所致的无尿,在起病 6～7 小时内快速补液改善休克后,无尿也就好转;但如无尿已持续 7 小时以上,肾小管已坏死,此时的快速补液虽然升高血压,改善其他器官的微循环,但无尿不会好转,并且大量输液反而有害;如果无尿是肾毒性物质(如鱼胆或毒蕈)中毒所致,大量补液是有害无益的。

对症治疗虽然可解除患者痛苦,甚至使患者脱离险境,但对于诊断未明确的患者要严格掌握用药原则,以免掩盖病情延误诊断。例如,对急腹症不可滥用吗啡、哌替啶类麻醉性止痛剂,对发热性疾病不可滥用肾上腺皮质激素或解热药。

二、一切从实际出发

针对原发疾病病情及并发症的严重程度,诊断的主次,根据主客观条件,权衡轻重缓急,以及患者的利害得失,选择治疗方案,全面考虑,找出主要矛盾,进行综合治疗,不可单纯依赖药物。用药既要有针对性,又要分清主次、先后,不可"大包围"式地用药。现阶段,卫生资源匮乏是一个全球性现象,在发展中国家卫生资源不足尤其严重。一方面是国民经济生产总值增长的速度,用于健康保障费用增长的速度,通货膨胀的速度,医药费用上涨尤其是价高的新药涌现和高精尖检查技术的应用所增加的付出等不成比例。另一方面是不少医务人员未很好掌握高精尖检查技术的适应证造成滥用,和片面认为新药就是最好的药,而不愿使用"老"药,以致不适当地增加了医药费用的支出。实际上,不少"老"药不仅有效,毒副作用较少而且价廉,其显效率可能低于某些新药,但是如果它在某些患者身上已经有了好的效果,又没有不良反应,就不必更换。

三、始终贯彻个体化原则

由于患者年龄,性别,体重,生理状况,环境因素,病情程度,病变范围,病程阶段,肝肾等解毒排毒器官的功能状况,并发症的有无,既往治疗的反应,对药物的吸收、代谢、排泄率,免疫力及病原微生物对抗菌药物的敏感性等方面的差异,以及患者对药物反应性大小的不同,在治疗上用药的种类和剂量大小的选择均应有所不同,不可千篇一律。一般文献及本书中所列出的治疗药物的剂量范围可供读者参考。此外,还要根据患者的特点制订所要解决问题的特点或目标值,药物性能及患者所用实际药量的治疗反应,深入分析,适时调整。对于许多慢性疾病,尤其在老年人,开始用药量宜小,而且应当根据病情的严重程度制订复查疗效指标和观察毒副作用的时间和频度。

四、树立发展观点

确实了解患者用药情况(在门诊患者尤其重要),仔细观察治疗反应,及时评价判断疗效,酌情增减药量,加用或更换药物并继续严密观察效果。与此同时还要观察药物毒副作用或者一些不应该有的情况;这里所谈的毒副作用有两种情况:一种情况是患者自身对药物出现了异常反应,如有的患者在用青霉素治疗过程中虽然皮试阴性但在连续注射或滴注几次后可以突然发生过敏性休克,医护人员切不可以为皮试阴性又已经用了几剂未出现异常反应而放松了对严重变态反应的警惕性;另一种情况是由于药物带来的问题,除已知的毒副作用以外,还有医源性疾病,其中突出的有肾上腺皮质激素带来的各种不良反应及抗生素带来的二重感染或菌群失调等问题;因此,不但要严格掌握适应证,而且在使用中要有目的地加强观察,才能取得最佳疗效。

（金善子）

第三节　治疗药物监测

治疗药物监测(therapeutic drug monitoring,TDM)是通过测定患者治疗用药的血浓度或其他体液浓度,以药代动力学原理和计算方法拟定最佳的适用于不同患者的个体化给药方案,包括治疗用药的剂量和给药间期,以达到使患者个体化给药方案的实施安全而有效。

临床实践证明,治疗药物的疗效与该药到达作用部位或受体的浓度密切相关,而与给药剂量的关系则次于前者,药物在作用部位或受体的浓度直接与血药浓度有关,即两者呈平行关系。因此,测定血药浓度可间接地作为衡量药物在作用部位或受体浓度的指标,此即为治疗药物监测的原理。TDM 的实施对确保临床治疗用药安全有效起了重要作用。

一、血药浓度与药理效应的关系

患者经相同途径接受相同剂量药物后,其治疗反应可各不相同,部分患者疗效显著,也有患者可无反应,甚或产生毒性反应者,此均与个体差异有关,即患者生理状态如年龄、体重、病理状态,以及遗传因素、饮食、合并用药等不同,影响药物在其体内的吸收、分布、代谢和排泄过程差异,以致相同的给药方案产生的血药浓度各异,导致治疗反应的差异。

多数药物的剂量和血药浓度之间呈平行关系,药物的剂量越大,则血药浓度越高,但也有些药物在一定范围内剂量和浓度呈线性关系,超出此范围,剂量稍有增大,血药浓度即呈大幅度升高,此即为非线性药代动力学特征或称饱和动力学。主要原因在于某些药物经体内代谢,而体内药物代谢酶的代谢能力有一定限度,当剂量超过一定限度时,血药浓度明显上升,过高的血药浓度易导致毒性反应的发生。

二、治疗药物监测的条件

进行治疗药物监测时,必须具备下列条件,其结果方可对患者临床安全有效用药具有指导意义。

(1)药物的治疗作用和毒性反应必须与血药浓度呈一定相关性者。

(2)较长治疗用药疗程,而非 1 次性或短暂性给药者。

(3)判断药物疗效指标不明显者。

(4)已有药物的药代动力学的参数、治疗浓度范围或中毒浓度靶值者。

(5)已建立了灵敏、准确和特异的血药浓度测定标准,可迅速获得结果,并可据此调整给药方案者。

三、治疗药物监测的适应证

(1)治疗指数低、毒性大的药物,即药物的治疗浓度范围狭窄,其治疗浓度与中毒浓度甚为接近者。例如,地高辛的治疗剂量与中毒剂量接近,由于患者间存在的个体差异,在常规治疗剂量应用时亦易发生毒性反应,据报道其毒性反应发生率可达35%左右,TDM的应用可明显降低其毒性反应的发生。氨基糖苷类抗生素治疗重症感染时亦可因血浓度升高而导致耳肾毒性反应的发生。属此类情况者还有抗躁狂药碳酸锂、抗癫痫药苯妥英钠等。

(2)具非线性特性药代动力学特征的药物。属此类情况者有苯妥英钠、阿司匹林、双香豆素、氨茶碱等。

(3)患有肾、肝、心和胃肠道等脏器疾病,可明显影响药物的吸收、分布、代谢和排泄的体内过程时,血药浓度变化大,需进行监测。如肾衰竭患者应用氨基糖苷类抗生素时,由于对该类药物排泄减少,药物在体内积聚、血药浓度明显升高,可使耳肾毒性发生率升高;肝功能不全者可影响自肝内代谢药物的生物转化,减少与血浆蛋白的结合;心力衰竭患者由于心排血量的降低致使肾、肝血流量均减少,影响了药物的消除;胃肠道疾病患者则可影响口服药物的吸收。

(4)有药物毒性反应发生可能,或可疑发生毒性反应者,尤其在某些药物所致的毒性反应与所治疗疾病症状相似,需判断药物过量抑或不足时,血药浓度监测更为重要。如地高辛过量或心力衰竭本身均可发生心律失常,又如苯妥英钠用于癫痫治疗时,如过量亦可发生类似癫痫样抽搐。

(5)在常用剂量下患者无治疗反应者,测定血药浓度查找原因。

(6)需长期服药,而药物又易发生毒性反应者,可在治疗开始后测定血药浓度,调整剂量,在较短时间内建立安全有效的给药方法,如卡马西平、苯妥英钠用于癫痫的发作预防时进行 TDM。

(7)联合用药发生交互作用改变了药物体内过程时,如红霉素与氨茶碱同用,前者对转氨酶的抑制可使后者血浓度升高而致毒性反应产生,因此需对氨茶碱血药浓度进行监测。

(8)在个别情况下确定患者是否按医嘱服药。

(9)提供治疗上的医学法律依据。

根据上述各种情况宜进行 TDM 者,有下列各类药物。①抗菌药物:氨基糖苷类包括庆大霉素、妥布霉素、阿米卡星和奈替米星等;万古霉素、氯霉素、两性霉素 B、氟胞嘧啶等。②抗癫痫药物:苯巴比妥、苯妥英钠、卡马西平、扑米酮、丙戊酸和乙琥胺等。③心血管系统药物:地高辛、利多卡因、洋地黄毒苷、普鲁卡因胺、普萘洛尔、奎尼丁和胺碘酮等。④呼吸系统药物:茶碱、氨茶碱等。⑤抗肿瘤药:甲氨蝶呤、环磷酰胺、氟尿嘧啶、巯嘌呤等。⑥免疫抑制剂:环孢素、他克莫司、西罗莫司、霉酚酸、麦考酚酸等。⑦抗精神病药物:碳酸锂、氯丙嗪、氯氮平、丙米嗪、阿米替林等。⑧蛋白酶抑制剂类抗病毒药:茚地那韦、沙奎那韦、利托那韦等。

四、血药浓度监测与个体化给药方案的制定

一般情况下,以血药浓度测定结果为依据,调整给药方案;也偶有以测定唾液中药物浓度为调整用药依据者,因唾液中药物浓度与血药浓度在一定范围内呈平行关系。

血药浓度测定结果可参考各类药物的治疗浓度范围。如未在治疗浓度范围内时,则可按照下述方法调整给药剂量或间期。

（一）峰-谷浓度法

以氨基糖苷类抗生素庆大霉素为例，如测定峰浓度过高，即可减少每天给药总量，如谷浓度过高，则可延长给药间期。调整给药方案后在治程中重复测定谷、峰浓度1～2次，如尚未达到预期结果，则可再予调整，直至建立最适宜的个体化给药方案。

（二）药代动力学分析方法

最常用的方法有稳态一点法或重复一点法。

稳态一点法为患者连续用药达稳态后，在下一剂量给药前采血测定药物浓度（谷浓度），根据所要达到稳态药物浓度求出所需调整的给药剂量。

重复一点法采血2次，比稳态一点法准确性好，此方法先拟定患者初始剂量及给药间期（τ），第1次给药后经过τ后采血并测浓度1次（C_1），经过第2个剂量τ后采血测浓度（C_2）。

（三）Bayesian法

当给予初始剂量后，未获得预定的治疗效果时，采集患者的稳态谷浓度，利用Bayesian反馈程序，估算得到患者的个体药学参数，之后结合下一剂给药剂量和时间间隔计算血药浓度预测值，根据该预测值对给药方案进行调整。治疗药物监测中注意事项如下。

（1）必须结合临床情况拟定个体化给药方案，不能仅根据血药浓度的高低调整剂量，如结合患者的疾病诊断、年龄、肝功能、肾功能等资料、是否联合用药，取血时间及过去史等综合分析，制订合理的给药方案。

（2）必须掌握好取血标本时间，随意采血不仅毫无临床意义且可导致错误结论。对连续给药者一般应在达稳态浓度时取血，否则所得结果较实际为低。但在给予患者首剂负荷量时，可较早达稳态浓度。如药物半衰期长（如＞24小时），为避免毒性反应的发生，亦可在达稳态浓度之前先测定血药浓度，此后继续进行监测。口服或肌内注射给药时的峰浓度，取血时间可在给药后0.5～1小时；静脉给药后瞬时的血药浓度并不能反映药理作用的浓度，仅在0.5～1小时后，体内达到平衡时取血，测定结果才具有临床意义。谷浓度的取血时间均在下1次给药前。

（3）某些药物血清蛋白结合率高，在一些疾病状态下，如尿毒症、肝硬化、严重烧伤、妊娠期时，由于血浆蛋白降低，药物呈结合状态者减少，游离部分增多，后者具药理作用，如显著增高亦可致毒性反应发生。在血药浓度测定时为总含量（结合与游离之和），遇有上述病情时，需考虑游离血药浓度的影响，在调整给药方案时综合考虑。

五、治疗药物监测方法

用于治疗药物监测的方法必须具有灵敏度高、特异性强和快速的特点，以适应及时更改给药方案的要求，目前常用分析方法如下。

（一）免疫分析法

免疫分析法包括放射免疫法、酶免疫法、荧光免疫法和化学发光微粒子免疫分析法。

（二）色谱分析法

色谱分析法包括高效液相色谱法、气相色谱法和液质联用仪。

这些方法各有优缺点，应根据所测药物的特殊性选择相应的分析方法。如对某些药物进行TDM时，除检测其血样中原形药物外，尚需同时检测具药理活性的代谢产物。因此，宜选择可对血样中进行多组分检测并且灵敏度和特异性高的液质联用仪分析方法。

（王宗岩）

第二章　药品采购管理

第一节　药品采购管理的概述

医院的运营与发展离不开从外界获取所需要的有形物品或者无形服务,这就需要进行采购。而药品作为医院采购的重点对象之一,关乎患者生命健康与切身利益,其本身特殊性要求医院必须对药品采购与供应过程进行科学、严格、透明化的管理。

一、药品采购管理的基本概念

药品采购主要是指为满足医院的基本医疗需要和辅助活动,按计划从外部药品供货单位购置药品的基本活动。药品采购的五大要素包括药品供药商、药品质量、药品价格、交货时间和购置数量,换句话说就是从"合格的"供药商在"需要的"时间内,以"合理的价格"取得"正确的"数量、"符合品质要求的"药品。

随着现代采购理念的发展与变革,药品采购的五大要素的内涵也在不断改变。合适的供应来源在过去指的是不断开发新的药品供应商,以对现有的供应商造成价格等方面的竞争压力;而如今已发展成为减少药品供应商数量,与其建立互惠互利的合作伙伴关系。合适的质量已经从品质稳定演变成药品质量的安全、有效、稳定,符合国家药品标准的合格药品,这也是药品采购的首要原则。传统的采购中,合适的价格指的是最低的价格,而现代药品采购对合适价格的理解则是指在保证质量为前提的情况下价格最为合理的药品。合适的数量也从传统的经济订购量过渡到通过改善运输与配送计划来提高送货频率。合适的时间也逐步与交货提前期、信用期等概念挂钩,成为现代药品采购策略的重要激励手段,它能更好地保证供应的连续性、稳定性和质量的一致性。医院药品采购最重要的是在这经常互相抵触的五个"合适"中,寻找出一个平衡点。

二、我国公立医院药品采购模式发展

我国药品的采购模式从中华人民共和国成立初期逐渐发展而来,随着国家由计划经济时代步入市场经济时代,药品的采购模式也顺应社会经济背景发生了诸多变化与改革。下文将对我国公立医院药品采购模式的发展历程作简要介绍。

20世纪50年代到80年代中期,当时国家还处于计划经济时代,药品经营企业实行全国统一管理、统一规划、药品计划调拨、层层分配的体制,药品供不应求。此时的医院药品购销也实行

相应的统一计划、分级管理,药品生产企业没有经营权而只有生产权,其生产出来的全部药品由国家进行统一调拨、分配。在当时的社会历史背景下,医疗行业不对私人投资开放,所以公立医院是当时药品采购的主体。为了保障各级药品批发机构的权限范围和正常运营,公立医院出现药品采购需求时,只能主动到对应级别的药品批发站,按当时的药品批发价进行采购,不允许有越级采购、跨地采购等现象出现。在这个时期,医院药品采购单位与药品生产企业没有直接的业务关系,同时国家对药品的质量、价格以及医院的药品采购过程都实行了严密的管控。

20 世纪 80 年代后期开始,我国开始由计划经济时代过渡到市场经济时代,国家对公立医院开始实行"医疗机构差额拨款,结余留用"的管理制度,同时也不再实行统一调拨,开放了公立医院药品采购的自主权,实行分散采购。由于对公立医院的财政投入减少,国家也允许公立医院赚取药价差额,以保障政府财政投入减少后医院的正常运营。由于药品生产企业能为医院提供相比药品批发企业更接近成本价的药品,拥有了自主采购权的公立医院都直接从药品生产企业进行药品采购。随着二者之间的业务量剧增,公立医院药品采购部门或其他职权部门与药品业务人员也有了更为密切的业务关系,以药养医、药价虚高、用药不合理、药品回扣、医药商业贿赂等问题开始集中出现。

据统计,我国 1987—1999 年卫生总费用以及人均卫生费用年增长率都超过了 15%。这一数据显示了当时实行"以药养医"与"分散采购"的药品采购供应模式引发药价飙升、卫生资源配置不合理、医药市场混乱等一系列社会问题已愈发严重。1999 年 7 月,为规范管理医院药品采购工作,增加药品采购行为的透明度,我国开始逐渐实行药品集中招标采购制度。2000—2004 年期间,国家卫生部及有关部委陆续发布重要政策文件:《卫生部关于加强医疗机构药品集中招标采购试点管理工作的通知》《医疗机构药品集中招标采购试点工作工作规范(试行)》(308 号文件)和《关于进一步做好医疗机构药品集中招标采购工作的若干规定》(320 号文件)。这三个文件构成了我国公立医院药品集中招标采购制度的基本结构框架。药品集中招标制度,是指多家医疗机构根据其各自临床用药情况,制订总的药品采购目录,通过中介机构以招标的形式进行药品集中采购,包括公开招标、邀请招标、竞争性谈判、询价议价和单一来源等多种采购方式。药品集中招标模式改变了以往公立医院分散采购的情况,集中招标的采购方式使得公立医院的药品采购自主权得到约束,遏制了当时公立医院药品采购环节中如药品回扣、商业贿赂等不规范行为,一定程度上改善了公立医院"以药养医"的局面。

从 2004 年实施至今,药品集中招标制度一直在不断改革创新、逐渐成熟与完善,各个地方政府也对药品集中招标制度有自己的探索和尝试。我国目前主要存在挂网模式、宣威模式、闵行模式、安徽模式、药房托管模式等具有代表性的药品采购模式。

三、药品采购供应管理的目标

医院不同于其他事业单位或社会企业,尤其是公立医院,是政府实行福利政策的社会公益性机构,要保持其社会公益性,以社会效益为价值导向,追求医疗服务效用的最大化。而药品采购与供应作为医院医疗服务的重要环节,直接影响医院的服务质量,也是医院其他部门正常运作的基本保证。寻找医院效益与医疗服务质量平衡点,及时为患者提供安全、有效、价格合理的药品,是医院药品采购供应管理最大的任务和目标。具体描述如下。

(一)加强药品质量管理

药品质量第一原则,是药品采购的首要原则。在充满激烈竞争的市场经济条件下,医疗质量是医院赖以生存和发展的首要条件,而药品质量是保证医疗质量的关键之一。药品质量的好坏与医疗质量息息相关,要保证人民群众用药安全,有效管理药品的使用,必须加强对医院内部药品质量和药学服务质量的管理。医院应制定一套科学、合理的质量管理规范,对库存药品进行全面质量管理。在采购与供应环节,要保证购进的药品符合国家药品标准,对药品的验收、储藏和养护、药品院内运输等过程实施严格质量监控。

(二)确保医院用药的及时供应

药品采购流程中会涉及药品的运输、药品到货后的验收、贮存管理、配送到院内科室、病房等环节,任何一个环节上的药品缺货都会导致医院的医疗服务中断,造成医疗事故的发生。保证药品供应充足,是药品采购部门最基本的职责。

(三)降低药品库存量,实现药品"零库存"

所谓"零库存",并不是真正的没有库存,而是药品储备不足自行转嫁库存。医院药房为了最大限度地避免药品缺货时,就不得不加大药品库存量以备不时之需。然而加大药品库存量不仅会减少了医院的流动资金,由于药品贮存要求较为严格,会增加大笔额外的库存管理成本,也会增加贮存药品变质的风险。在保证医疗活动正常进行的前提下,医院应该科学地降低库存水平,积极倡导少量药品以库存形式存在,而大部分药品处于周转状态的一种库存方式,以实现医院药品库存量的最佳控制。通过与医药公司订立长期、稳定的供需合同,实现药品供应链上、下端的整合,实现医院药品"零库存",利用最少的资金、库存发挥最大效益的手段,对降低医疗成本,提高医院核心竞争力,保证药品质量有重要作用。

(四)寻求有资质、有实力的药品供应商

药品供应商的优劣不仅体现在所供应药品的质量与性价比上,药品供应商与医院之间的互动和配合以及药品供应商的可持续发展也是必须考虑的重要因素,一个富有责任感并且成长性强的药品供应商能够与医院互相协调、共同提高。实力优秀的药品供应商能在新药开发、临床药效反馈、药品不良反应收集、市场需求预测、计划制订与执行等方面与医院进行交流与合作,实现共赢。

(林彩侠)

第二节　药品采购管理的组织架构

建立一个完善的采购管理组织机构是医院药品采购供应的第一步。合理的组织机构与人员编制有利于临床药学学科的发展和医院药学专业技术人才的成长;有利于优化管理流程,做到分工明确、权责分明、事事有人管,提高药学技术服务质量和工作效率,促进药物合理应用,保障患者用药权益;有利于深入研究医院药品采购管理工作的规律,逐渐形成采购管理工作的标准规范和一系列的规章制度,指导药品日常采购管理工作和业务工作的正常进行,使医院采购管理工作走向正规和健康的发展轨道。

一、药品采购管理组织及岗位设置

2011年1月,卫生部、国家中医药管理局、总后勤部卫生部联合颁布的《医疗机构药事管理规定》[卫医政发(2011)11号]规定:医疗机构临床使用的药品应当由药学部门统一采购供应。经药事管理与药物治疗学委员会(组)审核同意,核医学科可以购用、调剂本专业所需的放射性药品。其他科室或者部门不得从事药品的采购、调剂活动,不得在临床使用非药学部门采购供应的药品。

建立采购管理组织的一般步骤:考虑采购管理组织的职能;考虑采购管理组织的任务量;确定采购管理组织机制;设计管理工作流程;设定岗位;为各个岗位选择配备合适的人。卫生计生部门对医院药品采购管理组织的设置并无统一要求,医院应当根据具体情况设置。一般情况下,多数医院采用直线型组织结构模式(图2-1)。

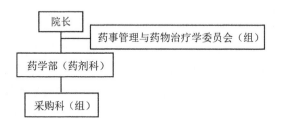

图 2-1 医院药品采购管理组织模式

(一)药事管理与药物治疗学委员会(组)

《医疗机构药事管理规定》[卫医政发(2011)11号]规定:二级以上的医院应成立药事管理与药物治疗学委员会,其他医疗机构应当成立药事管理与药物治疗学组。药事管理与药物治疗学委员会(组)监督、指导本机构科学管理药品和合理用药,其在采购方面的具体职责如下。

(1)认真贯彻执行《中华人民共和国药品管理法》(简称:《药品管理法》),按照《药品管理法》等有关法律、法规制订本机构有关药品采购管理工作的规章制度并监督实施。

(2)审核本机构拟购入药品的品种、规格、剂型等。

(3)建立新药引进评审制度,制定本机构新药引进规则,建立评审专家库组成评委,负责对新药引进的评审工作。

(4)定期分析本机构药物使用情况,组织专家评价本机构所用药物的临床疗效与安全性,提出淘汰药品品种意见。

(5)组织检查麻醉药品、精神药品、医疗用毒性药品的使用和管理情况,发现问题及时纠正。

药事管理与药物治疗学委员会一般由5～11人组成。设主任委员1名,由院长或业务副院长担任;副主任委员若干名,由药学和医务部门负责人担任;三级医院药事管理与药物治疗学委员会委员由具有高级技术职务任职资格的药学、临床医学、护理和医院感染管理、医疗行政管理等人员组成。二级医院的药事管理委员会,可以根据情况由具有中级以上技术职务任职资格的上述人员组成。其他医疗机构的药事管理组,可以根据情况由具有初级以上技术职务任职资格的上述人员组成。药事管理委员会的成员由院长提名,经院务会讨论通过后向全院公布,报卫生行政部门备案。

(二)医院药学部(药剂科)

提供医院药品和药学服务的药学部门称为医院药学部或药剂科。卫生部、国家中医药管理局、总后勤部卫生部2011年1月联合颁布的《医疗机构药事管理规定》[卫医政发(2011)11号]明确提出:医疗机构应当根据本机构的功能、任务、规模设置相应的药学部门,配备和提供与药学部门工作任务相适应的专业技术人员、设备和设施,并明确规定:三级医院设置药学部,并可根据实际情况设置二级科室,二级医院设置药剂科,其他医疗机构设置药房。医院药学部(药剂科)在院长领导下负责全院有关药品和药事管理事宜和院药事管理委员会日常工作,具有专业技术性、信息指导性、技术经济管理性、行政职能性和工作多重性。

药学部门是医疗机构的一级科室,药学部主任协助院长做好医院药事管理委员会的日常工作,全面负责、领导药学部门技术与行政管理工作。按照《医疗机构药事管理规定》,二级以上医院药学部门负责人应当具有高等学校药学专业或者临床药学专业本科以上学历,及本专业高级技术职务任职资格,应有较强的组织管理能力;除诊所、卫生所、医务室、卫生保健所、卫生站以外的其他医疗机构药学部门负责人应当具有高等学校药学专业专科以上或者中等学校药学专业毕业学历及药师以上专业技术职务任职资格。药学部副主任协助主任负责相应的工作。根据业务活动的目标设计药学部各二级科室、二级科主任由药学部主任提名,院长聘任,在药学部门主任的领导下负责本科室日常行政管理和业务技术工作。

医院药学部(药剂科)要以患者为中心,科学地管理全院药品,最大限度、及时准确地为患者提供质量高、疗效好、不良反应小和价格合理的药品,要按法购药、按法管药、按法用药。其具体任务如下。

(1)根据本院医疗、教学、科研的需要,按照"医院用药品种目录"编制药品采购计划,做好药品的供应、管理、账本登记和进销账目统计报表工作,要随时调查掌握药品科技发展动态和市场信息。

(2)根据本医院药师处方或摆药单、请领单,认真审核、及时准确地调配中西药处方或摆放药品,调配处方、摆放药品时要严格遵守操作规程,认真负责,为患者提供安全有效、合理的各种药品。

(3)为确保药品和制剂质量,保证患者用药安全有效,要健全药品质量监控工作,建立健全药品监督和质量检定检查制度,对购入药品和医院药品质量进行全方位监控,并对药品在本院流动全过程实行监督检查。

(4)结合临床研究合理用药、新药试验和药品疗效评价工作,收集药品安全性信息,及时向卫生行政部门汇报,并提出需要改进和淘汰品种的意见。

(5)运用药物经济学的理论与方法,研究医院药品资源利用状况。用药物经济学的研究方法对医院药品使用情况进行综合评价或药品的个体评估,分析用药趋势。

(三)医院药品采购科(组)

医疗机构药学部应成立专门的药品采购科(组)或药品采购办公室。采购科科长在药学部主任的领导下履行药品预算和采购、药品质量验收、药品保管和药品发放的职责,以满足临床诊治疾病对药物的需求。

药品采购部门的主要职能:优化新药引进程序,完善药品采购工作中的制度管理、环节管理和流程管理等。开发利用药品采购的电子商务采购平台,增强药品保障供应能力,做到药品采购有渠道、市场短缺有预判、紧缺品种有储备;规范对药品合格供方的审查和管理,通过建立快捷、通畅的供应渠道来抵消市场波动对药品保障供应的影响;严格对试剂供应商资质的审查,建立、健全试剂供方审查制度,在试剂采购中扩大竞争机制,为临床提供质优价廉的试剂。具体工作如下。

(1)做好药品经费的预、决算,负责制订药品采购的总体计划。

（2）负责全院药品、试剂的采购和新药引进，制定有关程序及各项规章制度。

（3）负责日常药品采购计划的审核、修订、执行落实工作。

（4）负责全院药品价格信息维护、药品财务报账以及支票发放工作。

（5）负责保健药品的采购、管理工作。

二、药品采购人员的素质能力要求

为了在保证临床用药安全、有效、及时的前提下，为医院创造更好的社会效益和经济效益，减轻患者的经济负担，作为置身于药品供应工作最前沿的采购员，必须具备多方面的素质和能力。概括起来，应强化两个意识，发扬两种精神，掌握四项原则，具备多种能力。

（一）强化两个意识

1.政治意识

药品采购工作要强化讲政治的意识，把自己的行为准则提高到为党工作，为人民服务的至高境界，才能自觉地迸发出饱满的工作热情，自觉地抵制药品"回扣"风的侵蚀。否则，再强的业务能力，再健全的法规制度，如果动机不纯，也会逐渐把人民所赋予的权利当成谋私营利的工具。所以，医院各级领导在选配采购人员时，首要的一条便是强调政治素质和道德品质过硬，群众信得过。

2.法规意识

药品采购工作是一种与法律法规密不可分的工作。它一方面离不开法律的保护，一方面又受到各项法律法规的制约。这项工作，是医院药品保障与社会直接发生经济往来的重要途径。它集药品质量的优劣和医院经济风险及个人荣辱于一身，时刻不能有一丝的马虎和草率，不允许法律观念的淡漠。否则，就有可能糊里糊涂地造成不可挽回的损失和犯下不可饶恕的罪过。如何保证药品质量，运输途中发生破损、短少，如何理赔，如何防止上当受骗，如何面对对方的小恩小惠或者塞"红包"，如何应付蓄意陷害或恶意中伤等，都需要采购员保持清醒的头脑，树立强烈的法律观念，知法守法，善于利用法律武器来保护和约束自己，防止给医院利益和人民群众的身心健康造成损害，也防止自己走向犯罪或蒙受不白之冤。

（二）发扬两种精神

1.无私奉献和廉洁奉公的精神

面对种种诱惑，作为有一定权力的采购员，主要还是靠无私奉献，廉洁奉公的精神来自觉加以抵制。法律规范、规章制度是有形的，不可或缺的，而出淤泥而不染的高风亮节，拒腐蚀，永不沾的道德风貌虽是无形的，但却往往发挥出巨大的精神威力，使行贿者敬畏和却步，使歪风得以遏制。采购人员要时刻警惕和抵制拜金主义、享乐主义思想的侵袭，把握人生的正确方向，首先要战胜自己的私欲，坚守克己自律的精神防线，绝不把权力当成谋取私利的工具。有了这个坚实的盾牌，才会真正经得起种种诱惑的考验。

2.开拓创新的精神

做一个平庸的采购人员并不难，拿张支票把药品买来而已。但要成为成绩斐然的佼佼者，如果没有一种开拓创新和拼搏向上的精神，则无异于天方夜谭。采购员要在掌握上级有关政策和医院采购原则的前提下，不墨守成规，不囿于教条，积极开动脑筋，大胆创新，虚心汲取前任采购员和兄弟医院好的做法，努力探索有利于改进工作、提高医院两个效益的途径和方法，潜心研究市场经济条件下药品供销的机制和规律，充分依托市场经济所提供的优势和机遇，对大量的市场信息进行收集和整理、利用,善于从众多的渠道中运用灵活的谈判技巧购买到质优价廉的药品。

(三)掌握四项原则

1.质量第一的原则

采购人员要抱着极端严谨负责的态度,把药品质量视作采购工作的灵魂和生命线,不允许有丝毫的懈怠和马虎。要从药品标准和品牌的认定、渠道的选择、经销人员资格的审查、入库验收和医护人员及发药窗口的信息反馈等各个环节,严格把关。做到保证药品的内在质量和外观包装符合国家或地方标准,在全国范围内选择知名大厂的优质产品作为固定厂家的专用品牌,选择规模大、信誉好、提供的药品质量标准高的非承包的国营主渠道为合作关系,不以价廉为采购的唯一和主要标准,接待推广、推销人员要认真查看药品生产和经营合格证、许可证、营业执照及外地厂家公司准销证,入库验收要仔细检查厂名、商标、批准文号、生产批号、进口药品检验报道、外观质量和包装,敏感品种用前抽检,发现问题,要立即进行更换处理,并视情节对供货单位予以警告或中止合作关系。

2.保障供应与合理库存相结合的原则

保障临床用药是药剂科的首要任务,而尽量压缩库存、减少积压、加快资金周转,为提高医院经济效益所必须。要使二者达到完美的对立统一,就要加强药品采购的计划性管理,把药品库存量控制在合理的水平。运用微机对库房贮量规定上限、下限和报警量,并随季节、临床用药特点和趋势及日常工作经验等随机调整,制订出最佳订货时间、最佳订货量,使药品贮量达到优化,而应尽量避免采购员的随意性。既不能盲目积压,以适应品种更换较快的市场特点和避免占用资金,又要克服库存过小,采购次数过度频繁的现象,以免工作忙乱无序,供应脱节,给临床诊疗用药带来不便。

3.价格优惠原则

中华人民共和国成立以来至今,医院零售价按国家限定的牌价实行,医院压低购药价格,就意味着增加医院的经济收入。而今后国家将逐渐实行医院取消药品加成的零差价销售,新医改试点中,国家允许各地试点不同形式的议价采购模式,如二次议价联合代量采购等采购方式,目的是降低药品的价格。医院压低购药价格,在减轻患者经济负担,提高社会效益的同时,又会吸引更多的患前来就诊,从而使医院的经济效益得以提高。所以,不管是现在还是将来,尽量压低购药价格,都有利于提高医院的两个效益,而如何在确切保证药品质量和合理的品种结构的基础上,争取到最优的价格,是摆在采购员或采购集体面前的重要任务。从某种意义上来说,采购价格的高低,也是衡量采购工作成绩的标准,是检验采购人员廉洁与否的试金石。医院领导和采购员应不失时机地抓住当今医药市场为买方市场、医院压低购药价格回旋余地的良好机遇,充分发挥主观能动性,深挖潜力,以严谨负责的作风,认真对待每一笔合同,而决不能"高抬贵手"做人情,更不能抬高价格吃"回扣"。

4.筛选供货渠道原则

现阶段,渠道众多,本地的外地的公司和药厂都在想方设法以各自的特点和优势占领市场。这种状况,给医院药品采购工作带来了机遇与挑战。采购员要善于抓住机遇,合理筛选渠道,使之为医院买到质优价廉的药品服务。选择渠道的原则应该把握以下几条。

(1)选择3～5家本地国营大公司为常规渠道。但因本地公司往往让利有限,故采购品种应以零散的、抢救和急需的、价格较低的普通长线品种和毒麻药品为主,所占采购总额的比例以40%为宜。

(2)选择3～5家信誉好、规模大、服务优的外地国营大公司为大品种供应和补充渠道。因外地公司普遍让利较大,故采购品种应以用量较大、价位较高、差价又大的品种和本地缺货的短线品种为主,所占份额以30％为宜。

(3)选择60～80家信誉好、发货及时、实力雄厚的国营大厂或总代理商业公司为直销固定渠道。

采购品种以品牌出众、用量大且稳定、价位高、让利大的品种为主,所占份额以30％为宜。

(四)具备多种能力

1.专业技术能力

医院药品供应工作是一种专业性很强的工作。对药品的药理作用、分类鉴别、药学进展、药品的仓储和运输、药品供应管理的有关知识以及数据的微机处理与分析等,都需要有一定程度的掌握和了解,以便对众多的新品种进行初步筛选,向临床提供药品的有关咨询和用药建议,更加科学合理地做好药品供应管理工作。

2.捕捉行情信息和对医药市场的预测判断能力

在当今的信息社会里,置身于变幻莫测的医药市场,要向市场求利益,就必须经常关注国家有关政策,掌握频繁变化的价格信息,研究药品供求趋势和市场走向,使采购工作有的放矢,掌握主动。采购人员要充分利用岗位优势,善于从报纸杂志、医药信息网络、药品交易会以及与推销人员的交往中了解和收集各种信息,并予以归纳分析和预测判断,做到准确掌握和充分利用。

3.灵活的商业谈判能力

有效的谈判,对保证药品的质优价廉目标得以实现,对合理使用资金和争取最佳服务,都显得尤为重要。面对面谈判时,除了需要掌握充分的情报信息和必要的原则,还需要采购员具有坚定的信心、清晰的思路、清楚的表达能力和讨价还价的技巧策略。要预先向领导通报行情信息,和领导协商设定预期要求和条件,并争取领导和其他成员共同参与谈判。具体要点:向对方表明互利态度,让对方了解医院在用量上、资金上和信用方面的优势,使对方不舍得轻易放弃市场和谈判,为让对方做出更大的让步创造条件;注意自己的开价与实际承受价之间要留有足够的余地,以便在僵持不下时共同让步,但避免尽快达成协议,否则很难挖掘出最大潜力;要善于运用心理战的策略,依托现有买方市场的优势,利用对方急欲占领市场的心理,适时采用欲擒故纵、拖延时间的战术,促使对方做出让步。

4.合理运用资金的能力

根据市场供求情况,合理安排使用资金,能创造出更多的经济效益。如什么品种需付现款,或按规定定期付款,或延期付款,付款方式是用汇票,还是电汇、信汇等,都要分轻重缓急,区别对待,要集中相对资金优势,以争取最大限度的让利。

5.辅助领导决策能力

在药品采购的各个环节,采购员都掌握着大量的第一手材料和信息。采购员要通过深入地调查研究,善于发现问题,收集信息,并予以归纳分析,提出自己的见解,供领导在决策前参考。

(张荣梅)

第三节　药品采购管理的内容

新医改方案中将逐步取消药品加成政策,使得医院和药品管理机构由利润中心转变为成本中心;又因传统采购供应模式的专业化、社会化、信息化水平低,供应链成本高,改变现状具有巨大价值空间。因此在新医改形势下有必要对医院药品的供应链管理模式进行探讨。

一、药品采购计划

(一)采购计划的制订原则

要做好药品采购工作,首先要制订一个既能保证药品的临床供应,又符合经济原则的采购计划。合理的采购计划既要求保证医院的药品供应,又要克服滞销药品的压库现象,提高药品资金流通速度和实际利用率。计划采购管理是一项复杂而又细致的工作,药学部(科)的药品科(药库)管理的金额占全院经费收入的35%～50%,其工作的优劣对医疗质量和医院的发展有极大的影响,因此,在拟定药品采购计划时应遵循以下基本原则。

(1)从多方面广泛收集和掌握有关药品信息。充分掌握药品信息是做好计划采购工作的先决条件。包括药品市场信息,药品安全信息、药品质量信息、药品价格信息、药物评估信息、新药信息等。

(2)按需定购的原则,以《国家基本医疗保险药品目录》为基础,结合医院业务性质、工作范围及临床科室需求制订计划。这样有目的的购进药品可以保证药品能够及时销售,减少无效库存时间,保证药物在使用时的质量水平。

(3)掌握本院近期各类药品消耗、库存及经费分配情况,并充分考虑季节性疾病的用药峰谷量和时间,合理地预测近期药品消耗量。

(4)有利合理库存原则,药品均具有一定的时效性,如药品存放时间太长,则可能导致其有效成分的分解和转化而降低疗效,药品效期一旦超过,则必须报废。这不但关系到患者用药质量水平,且关系到医院本身经济利益。因此在采购药物过程中必须遵循有利库存的原则,解决好药品紧缺与药品积压两方面的矛盾,尽可能地做到既不超出正常的库存定额,又不造成品种脱销;既保证人民群众用药的安全需要,又可减少库存药品所占用的资金,提高资金周转速度。

(5)做到合理采购。对临床需求量大、疗效确切、价格合理、效期长、市场上短缺的药品要适当增加计划量;对有效期特别短的药品或市场上滞销品种应限量采购,以减少浪费。保证常用药品的供应,做到基本药物优先保证,贵重药物、新药限量采购。

(二)采购计划制订的方法

传统的药品采购是根据经验设定的药品库存临界报警线进行采购。其缺点是缺乏数据支持,无法适应现代医院管理的要求;药品入库过于频繁,增加了供货方和药库人员的工作量;面对突发事件,易造成药品供应断档。

目前,常采用的是"零库存"药品采购法。实施零库存可促进药品日常管理的科学化、规范化和精细化,提升药品周转率,降低采购成本,减小库存风险,促进医院资金的有效流动。

库存管理中ABC分类法:ABC分类法又称帕雷托分析法,是根据事物在技术或经济方面的主要特征,进行分类排队,分清重点和一般,从而有区别地确定管理方式的一种分析方法。其特点在于库存药品中每个品种的重要性仅由其年总费用的货币值决定,将管理资源集中于重要的"少数"而不是不重要的"多数"。由于 ABC 类药品的库存上限、下限是一个动态的随机数值,即随日均消耗量及所设定的消耗药品的时间相互关联的,并对库存上限、库存下限进行滚动式的变动,即:药品消耗量随采购周期内增大时,则库存上限、库存下限增大。反之,则减少。基于以上原则,大致划分为如下。

1.A 类药品

多为价格较高的常用注射剂和口服药品,包括临床用量较大的抗肿瘤药物及部分价格较高的专科治疗针剂和生物制剂,品种少(只占库存总数约 10%),库存金额成本大(占总数的 60%～70%),周转速率快,以最短采购周期(如 5 天)为佳,应进行每天盘点,严格控制库存,以期达到最优经济订货批量。

2.B 类药品

介于 A 类 C 类之间,价格适中,临床消耗量较大的品种,品种占库存总数的 20%～30%,库存金额成本占总数的 20%,可以根据药品实际消耗情况采取灵活措施在 A 类 C 类之间调整分类。采购周期以 7 天为宜。

3.C 类药品

为临床基础用药,多为常用急救药品、辅助治疗用药,由于库存金额成本较小(占总数的 10%～20%)、品种多元(占 60%～70%),需适当增加库存量,相应延长采购周期(如 15 天)或集中采购,才能保证临床及时用药。

缺点:不能综合单价和数量对于库存的综合影响,对于 C 类中某些库存量很少、单价很高的品种无法列入重点管理对象;对 A 类中某些单价低、但库存量大的品种没有排除出重点管理对象;同时 C 类药品中品种数过于庞大,其中混杂着许多剩余、淘汰、报废品种,不仅干扰正常的管理工作,而且占据了库存经费、空间和管理时间。

对经典 ABC 法进行了优化:首先对所有使用的药品分类,根据药品在 1 个周期(定为 1 年)内销售的金额和数量,计算其所占药品销售总金额和总数量的比例并排名(以元、支、盒为单位),同时兼顾一些使用量少,但单价高的药品。将药品分为:①A 级药品,单价高,数量大(单价高于 10 元,数量＞500 支或盒/月);②B 级药品,单价低、数量大(低端抗菌药物,补充电解质类药物等);③C 级药品,单价低、数量少(如抢救药品及临床上少量使用的药品);④D 级药品,单价高、数量少。其次制订采购周期,A 级药品每半月采购 1 次,B 级药品每半月采购 1 次,C 级药品每一个月采购 1 次,其中抢救药品保证 2 个月的销售库存量,D 级药品随时采购,但库存量保持在 2 例患者 4 天常用量。最后,考虑到突发事件的应急和国庆、春节长假药品使用的具体情况,适量对某些药品进行节前储备。

总之,在药品采购计划中,高效率、快周转、低成本三者之间是相互矛盾的,为了恰当地处理好这些矛盾,在药品采购的总体计划中应认真分析消耗量、价格等多种因素与批量采购和采购次数之间的关系,以期从中找出最佳的平衡点。当前,医院经济活动日益活跃,使得药品采购的经济效益日渐显现,随着医疗市场竞争加剧,药品招标采购、药品大幅度降价的实行、医疗保险制度的进一步完善和新型农村合作医疗的不断深入等,作为医院经济活动中的一项重要内容的药品采购,将引起越来越多人的注意。究竟何为最佳药品采购计划,难以一概而论。各医院可以结合医院的规模、收入、资金使用情况、地方病种特点、药品使用的特色、库房的大小及人力资源等情况,以经济学的角度来研究,寻找各自的最佳药品采购计划。

(三)采购计划的类型及审批

一般药品采购计划可分为定期采购计划和临时采购计划,定期采购计划按采购期间的长短又可以分为年度采购计划、季度采购计划、月采购计划和周计划。各类采购计划根据采购药品量的不同需向医院不同的管理部门申报,按审批采购程序组织实施。年度和季度采购计划的采购药品范围较广、品种较多、采购量较大,需经院药事委员会审核,并由主管院长批准。目前,年度计划一般由采购方和供药方的法人代表签订书面合同形式,总体上规定提供的药品品种、金额、数量以及购药款项的汇付方式等,供药方按计划分批供应。月采购计划的采购范围、品种、采购量次之,需经药学部门主任审核批准。周计划是月计划分 4 次、每周执行的采购计划,由药库负责人审核,并报药学部门主任备案即可。临时采购计划一般采购的是临床急需的药品,品种单一、采购量较小,但属于非常规采购计划,需经有关临床科室依据治疗的特殊需求提出申请,经医务管理部门签署意见,由药学部门负责人审核批准。

二、药品采购流程

(一)基本药物和非基本药物采购流程

(1)按照国家基本药物使用要求以及非基本药物目录,经医疗机构药事管理与药物治疗学委员会讨论通过纳入医疗机构处方集的基本用药供应目录的药品,由医疗机构药学部门负责进行采购。采购原则:①质量第一;②价格合理,执行省招标平台中标价格;③按照临床使用量进行计划采购;④严格药品供应商的合法经营资质,及主渠道商业原则。

(2)药品采购流程:医院药学部门药品采购部门负责药品采购工作,药品管理员每周(或每月)根据库存量及药品使用情况制订药品采购计划,药学部门药事管理与药物治疗学小组讨论采购计划,审议通过后,采购员通过省级招标平台进行网上登录将采购目录传给药品配送公司,配送公司按计划将药品配送到医疗机构,药品验收员进行药品入库验收。

(二)采购平台网上和网下采购流程

1.网上采购

基本药物和非基本药物为省招标平台上中标的药品必须实行网上采购,将采购药品目录上传至采购平台进行网上采购。

2.网下采购

部分未招标的药品,是临床不可缺少的治疗用药,向有关管理部门备案后可以适量网下采购。网下采购的药品情形有:中标药品厂家不能供给的某些低价药和特殊用药,不参加招标的药品,如麻醉药品、精神药品、医疗用毒性药品、放射性药品、试剂等。采购流程:根据临床科室用药需求,把需要使用的药品报药学部门,药学部门向上级主管部门进行备案,将采购计划报给有经营资质的医药公司,公司根据计划进行配送,药学部门对药品进行严格入库验收,库管员根据各类药品的管理制度进行管理。

(三)特殊管理药品采购流程

特殊管理的药品是指麻醉药品、精神药品、医疗用毒性药品、放射性药品。

1.麻醉药品和精神药品采购流程

麻醉药品和精神药品是国家根据年度计划定点生产,定点经营,不进行招标的药品;医疗机构在规定的时间内把下一年度使用麻醉药品和第一类精神药品的年度计划报所在地市级卫生主管部门,卫生主管部门批准后获得麻醉药品、第一类精神药品购用印鉴卡;医疗机构凭印鉴卡向本省、自治区、直辖市行政区域内的定点批发企业购买麻醉药品和第一类精神药品。

2.医疗用毒性药品采购流程

首先由医疗机构需要使用医疗用毒性药品的相关科室根据需要向药学部门提出申请,药学部门与国家指定销售医疗用毒性药品的公司签订采购合同,同时将采购合同向所在地公安部门申请备案,待公安部门审批后将批件打印一份交国家指定的医疗用毒性药品销售公司,销售公司接到批件后送货到医疗机构,医疗机构的药库验收员和库管人员双人验收、签字、入库。

3.放射性药品采购流程

持有《放射性药品使用许可证》的医疗机构,根据医院放射性治疗的使用特点,从健康、安全、环保的角度出发,采取按需订购,所有放射性药品均由生产厂家送药,药品到达医疗机构后由核医学专业技术人员和药学部门人员一起进行入库验收,验收药品时应认真核对名称、生产单位、批准文号、批号、主要成分、出厂日期、放射性核素半衰期、适应证、用法、用量、禁忌证、有效期和注意事项等。对放射性药品液体剂的验收要查看是否有破损、渗漏,同时做好放射性药品使用登记。贮存放射性药品容器应贴好标签。

(四)药品采购监督

药品采购全程存在人员管理、药品质量、商业贿赂等安全隐患和廉政风险。为保证用药安全、加强药品采购的监管,遏制药品购销中的不正之风,保证医疗机构药品集中招标采购工作规范有序进行,2001年国家七部委联合发布《医疗机构药品集中招标采购监督管理暂行办法》[国纠办发(2001)17号]和关于印发《医疗机构药品集中招标采购工作规范(试行)》的通知。2010年为进一步加强对政府药品采购工作的监督,加强以政府为主导,以省、自治区、直辖市为单位的网上药品集中采购工作的监督管理,规范药品集中采购行为,依据有关法律法规制订,由国务院国纠办印发实施了《药品集中采购监督管理办法》[国纠办发(2010)6号],引导医疗机构药品集中招标采购工作逐步走上规范化管理的进程。

医疗机构的药品采购监督是根据国家相关法律规范和政策要求,对药品采购进行监督管理,并根据各省和各医疗机构药事管理的具体要求制定,重在责任落实。药品采购工作由药学部人员完成。

1.建立健全药品采购监督管理组织

在药学部或药剂科成立"药品采购监督小组",制定工作制度,负责药品采购监督工作。"药品采购监督小组"可由医院纪检监察部门指定人员、药剂科主任、支部书记、工会主席、药品采购办公室负责人等组成,在制度建设上形成相互制约、相互分离、相互监督、相互协作的工作关系。监督本机构执行国家药品采购政策情况,参与药品购销合同制定和签署,药品采购廉政合同的制定和签署,参与本机构处方集的制定,药品采购计划讨论和审定,临时请购药品的资料审查讨论,在药品采购有关的工作中发挥监督作用。

2.制定监督管理规章制度

严格遵行政府采购原则,根据各医疗机构药品采购实际制定药品采购制度、药品采购监督制度、反商业贿赂制度、廉洁风险防控制度、临床急需药品临时请购制度、药品质量监控制度、药品召回或淘汰制度、合格药品管理制度、对医药企业商业贿赂不良记录登记制度、医德医风管理制度、临时药品采购集体讨论决策制度、采购部门或重点岗位定期轮换制度、重大采购事项的请示报道制度等,规范药品购销活动,提高采购透明度,按流程管理和监督,用严格的内部制度规范药品采购工作行为,防止药品采购环节风险,遏制药品购销中的不正之风。

3.从采购流程上防止疏漏

城镇职工基本医疗保险(或公费医疗)药品目录中的药品、医疗机构临床使用量比较大的药品,原则上由政府实行集中招标采购。采购药品前严格审查销售单位资质证明文件,核实与本单位开展药品销售业务的营销人员合法资格,严格按照《关于规范药品购销活动中票据管理有关问题的通知》[国食药监安(2009)283号]搞好购进药品验收和票据管理,采购计划经集体讨论决定后实施,确保药品质量安全。

(1)对药品网上采购的监督管理:网上采购是指中标药品在政府网上采购平台采购,医疗机构采购药品时必须通过采购平台网进行采购。中标药品包括基本药物和非基本药物,是组成医疗机构基本用药(医院处方集)的重要部分。医疗机构级别不同,配备基本药物和非基本药物比例不同,网上采购品种量也不同。《中共中央、国务院关于深化医药卫生体制改革的意见》和卫生部等九部委制定的《关于建立国家基本药物制度的实施意见》规定,政府举办的基层医疗卫生机构全部配备和使用国家基本药物制度,二级及二级以上医院应将基本药物作为首选药物。基本药物具体使用比例暂定为:三级综合医院配备的基本药物品种应不低于国家基本药物目录收载药品品种数量的95%,使用金额比例不低于15%;二级综合医院配备的基本药物品种应不低于95%,使用金额比例不低于30%。专科医院按专科特点,暂由医疗机构确定使用比例,并报省国家基本药物工作小组备案。国家基本药物目录其他医疗机构配备使用部分出台后,对基本药物配备使用比例进行统一调整。所有中标药品必须实行网上采购。

药品网上采购监督,应审核是否执行该类药物采购原则,审定本机构处方集中基本药物配备比是否达到政策要求,集体审定采购计划,实行网上采购,做好药品入库验收,把好购入药品质量关。监督采购全过程规章制度执行情况。

(2)药品网下采购监督:在招标平台之外采购药品的行为称为网下采购。适合于未参加招标的药品、未中标但临床必需的药品、特殊管理的药品(麻醉药品、精神药品、医疗用毒性药品、放射性药品)、化学试剂等药品的采购。当中标药品(如少量急救药品、常用普药)缺药时也可应急性在网下采购少量紧缺品种,以保证临床需要,但应向集中招标采购管理部门备案。

医疗机构药品网下采购存在一定的灵活性,其采购药品中部分为高价药品或保健任务用药,也有少量专科临时请购药品,容易受主观干扰,廉政风险较高,是采购监督的重点和难点。要求责任人必须有较高的政治素养和专业素养,把握好政策尺度。监督管理组织在药品网下采购活动中应全程参与和记录,确保网下"阳光采购",严防商业贿赂,杜绝药品质量风险。

(3)特殊药品采购监督:特殊药品指麻醉药品、精神药品、医疗用毒性药品、放射性药品。特殊药品实行网下采购。特殊药品在临床使用率相对较低,加上国家多方面全方位管理,已经形成较规范的使用管理体系,采购监督工作相对易于进行。一方面应坚决执行国家有关特殊药品管理规定,如审查采购麻醉药品是否获批取得购用印鉴卡;放射性药品是否持有《放射性药品使用许可证》,是否有验收核对、使用登记,贮存是否贴好标签等;医疗用毒性药品是否有使用部门申请,是否向国家指定销售公司购买;采购合同是否经公安部门审批后随货到医疗机构,入库是否有验收并签字等,严格监督采购流程是否规范。

(刘艳霞)

第三章 神经科常用药物

第一节 镇 痛 药

一、吗啡

(一)别名

美菲康,美施康定,路泰,锐力通,史尼康。

(二)作用与应用

本品为阿片受体激动剂。主要作用于中枢神经系统、胃肠道、胆道平滑肌、心血管系统及免疫系统。用于以下情况。

(1)镇痛:吗啡对多种原因引起的疼痛均有效,可缓解或消除严重创伤、烧伤、手术等引起的剧痛及晚期癌症疼痛;对内脏平滑肌痉挛引起的绞痛,如胆绞痛、肾绞痛加用解痉药(如阿托品)可有效缓解;对心肌梗死引起的剧痛,除能缓解疼痛和减轻焦虑外,其扩血管作用可减轻患者心脏负担;但对神经压迫性疼痛疗效较差。吗啡镇痛效果与个体对药物的敏感性及疼痛程度有关,应根据不同患者对药物的反应性来调整用量。久用易成瘾,除癌症剧痛外,一般仅短期应用于其他镇痛药无效时。诊断未明前慎用,以免掩盖病情而延误诊断。

(2)心源性哮喘:对于左心衰竭突发急性肺水肿所致的呼吸困难(心源性哮喘),除应用强心苷、氨茶碱及吸入氧气外,静脉注射吗啡可迅速缓解患者的气促和窒息感,促进肺水肿液的吸收。其机制可能是由于吗啡扩张外周血管,降低外周阻力,减轻心脏前、后负荷,有利于肺水肿的消除;其镇静作用又有利于消除患者的焦虑、恐惧情绪。此外,吗啡降低呼吸中枢对二氧化碳的敏感性,减弱过度的反射性呼吸兴奋,使急促浅表的呼吸得以缓解,也有利于心源性哮喘的治疗。对其他原因(如尿毒症)引起的肺水肿也可应用。

(3)麻醉前给药,以保持患者安静并进入嗜睡状态。与麻醉药合用增强麻醉药的麻醉效果。

(4)偶用于恐惧性失眠、镇咳、止泻(适用于减轻急、慢性消耗性腹泻症状,可选用阿片酊或复方樟脑酊;如伴有细菌感染,应同时服用抗生素)。

(三)用法与用量

1.口服

成人1次5~15 mg,1天15~60 mg;极量1次30 mg,1天100 mg;缓释片和控释片1次

10～20 mg,每 12 小时整片吞服,视镇痛效果调整剂量。

2.皮下注射

成人 1 次 5～15 mg,1 天 15～40 mg。极量 1 次 20 mg,1 天 60 mg。儿童 1 次 0.1～0.2 mg/kg。

3.静脉注射

成人 1 次 5～10 mg。

4.硬脊膜外腔注射

成人手术后镇痛,自腰椎部位注入硬脊膜外间隙,1 次极量 5 mg,胸脊部位 1 次 2～3 mg,按一定的间歇时间可重复给药多次。

5.静脉滴注

小儿较大手术后镇痛,1 次 0.02～0.25 mg/(kg·h)。

6.舌下给药

儿童扁桃体切除术后镇痛,0.1 mg/kg。

(四)注意事项

(1)对本品或其他阿片类药物过敏、颅内压增高或颅脑损伤、慢性阻塞性肺疾病、支气管哮喘、急性左心衰竭晚期伴呼吸衰竭、肺源性心脏病代偿失调、前列腺肥大、排尿困难等患者和孕妇、哺乳期妇女、新生儿、婴儿、诊断不明的疼痛及分娩止痛(吗啡对抗缩宫素对子宫的兴奋作用而延长产程,且能通过胎盘屏障或经乳汁分泌,抑制新生儿和婴儿呼吸)患者禁用。心律失常、胃肠道手术后肠蠕动未恢复时、惊厥或有惊厥史、精神失常有自杀倾向、肝功能不全患者、肾功能不全患者、老年人及小儿慎用。

(2)治疗量可引起眩晕、恶心、呕吐、便秘、呼吸抑制、尿少、排尿困难(老年人多见)、胆道压力升高甚至胆绞痛、直立性低血压(低血容量者易发生)和免疫抑制等。偶见烦躁不安等情绪改变。

(3)长期反复应用易产生耐受性和药物依赖性。后者表现为生理依赖性,一旦停药则产生难以忍受的戒断症状,如兴奋、失眠、流泪、流涕、出汗、呕吐、腹泻,甚至虚脱、意识丧失等。患者出现病态人格,有明显强迫性觅药行为,即出现成瘾性(因用药出现的欣快、心情舒畅、情绪高涨及飘飘欲仙等而产生瘾癖)。成瘾者有一种内在的渴求,驱使用药者不顾一切不断地寻觅和使用该药,以达到享受用药带来的欣快感和避免停药所致的戒断症状的目的。由此导致药物滥用,给社会带来极大的危害。

(4)按常规剂量连用 2～3 周即可产生耐受性,剂量越大,给药间隔越短,耐受发生越快越强,且与其他阿片类药物有交叉耐受性。

(5)本品为国家特殊管理的麻醉药品,必须严格按相关规定管理。

(6)硬脊膜外腔注射时,应监测呼吸(24 小时)及循环(12 小时)功能。

(7)过量可致急性中毒,主要表现为昏迷、深度呼吸抑制、瞳孔极度缩小(针尖样瞳孔),常伴有血压下降、严重缺氧及尿潴留。呼吸麻痹是致死的主要原因。抢救措施为人工呼吸、给氧及静脉或肌内注射阿片受体阻断药纳洛酮 0.4～0.8 mg,必要时 2～3 分钟后可重复 1 次;或将纳洛酮 2 mg 溶于 0.9%氯化钠注射液或 5%葡萄糖注射液 500 mL 内静脉滴注。

(8)控(缓)释片必须整片完整地吞服,切勿嚼碎或掰开服用。

(五)药物相互作用

(1)与吩噻嗪类、镇静催眠药、三环类抗抑郁药、抗组胺药、硫喷妥钠、哌替啶、可待因、美沙酮、芬太尼等合用,可加剧和延长本品的呼吸抑制作用。

（2）与抗高血压药（如胍乙啶、美卡拉明）、利尿药（如氢氯噻嗪）、左旋多巴、金刚烷胺、利多卡因、普鲁卡因胺等同用,可发生直立性低血压。

（3）与二甲双胍合用,增加乳酸性酸中毒的危险。

（4）与M胆碱受体阻断药（尤其阿托品）合用,便秘加重,增加麻痹性肠梗阻和尿潴留的危险性。

（5）与西咪替丁合用可引起呼吸暂停、精神错乱、肌肉抽搐等。

（6）与头孢菌素类、林可霉素、克林霉素、青霉素等合用可诱发假膜性肠炎,出现严重的水样腹泻。

（7）本品可增强氮芥、环磷酰胺的毒性。

（8）与纳曲酮、卡马西平合用出现阿片戒断症状。

（9）本品注射液禁与氯丙嗪、异丙嗪、氨茶碱、巴比妥类、苯妥英钠、碳酸氢钠、肝素、哌替啶、磺胺嘧啶等药物混合注射,以免发生浑浊和沉淀。

二、阿片受体部分激动剂与激动-阻滞剂

主要代表药物为布托啡诺。

(一)别名

环丁羟吗喃,环丁甲二羟吗喃,丁啡喃,诺扬。

(二)作用与应用

本品为阿片受体部分激动剂,即激动 κ 受体,对 μ 受体有弱的竞争性拮抗作用。镇痛效力和呼吸抑制作用是吗啡的 $3.5 \sim 7.0$ 倍,但呼吸抑制程度不随剂量增加而加重。对胃肠道平滑肌的兴奋作用较吗啡弱。本品可增加外周血管阻力和肺血管阻力而增加心脏做功,故不能用于心肌梗死的疼痛。口服可吸收,首过消除明显,生物利用度低（<17%）。肌内注射吸收迅速而完全,10分钟起效,作用持续 $4 \sim 6$ 小时。可透过胎盘和乳汁。主要经肝脏代谢,大部分代谢产物和少量原形（5%）随尿排出。用于:①缓解中、重度疼痛,如术后、创伤和癌症疼痛及平滑肌痉挛引起的疼痛（肾或胆绞痛）等,对急性疼痛的止痛效果好于慢性疼痛。②作麻醉前用药。③各种原因引起的干咳。

(三)用法与用量

1.口服

1次 $4 \sim 16$ mg,每4小时1次。

2.肌内注射

一般1次 $1 \sim 4$ mg,必要时间隔 $4 \sim 6$ 小时重复1次。麻醉前用药,于手术前 $60 \sim 90$ 分钟肌内注射2 mg。

3.静脉注射

1次 $0.5 \sim 2$ mg。

4.经鼻喷药

一般初始剂量1 mg,若 $1 \sim 1.5$ 小时未有较好的镇痛效果,可再喷1 mg。必要时,给予初始剂量后 $3 \sim 4$ 小时可再次给药。用于剧痛,初始剂量可为2 mg。患者可在止痛后休息和保持睡意,这种情况下4小时内不要重复给药。

（四）注意事项

（1）对本品过敏者、对那可丁依赖（因本品具有阿片拮抗特性）及18岁以下的患者禁用。

（2）不良反应主要为嗜睡、头晕、恶心和/或呕吐、出汗。较少见头痛、眩晕、飘浮感、精神错乱。偶见幻觉、异常梦境、人格解体感、心悸、皮疹。

（3）用药期间应避免饮酒，不宜从事机械操作或驾驶。

（4）久用产生依赖性。

（5）对阿片类药物依赖的患者，本品可诱发戒断症状。

（6）纳洛酮可拮抗本品的呼吸抑制作用。

（五）药物相互作用

（1）与中枢神经系统抑制药（如乙醇、巴比妥类、安定药、抗组胺药）合用会导致抑制中枢神经系统的作用加强。

（2）与影响肝脏代谢的药物（如西咪替丁、红霉素、茶碱等）合用应减小起始剂量并延长给药间隔时间。

三、其他镇痛药

如布桂嗪，为速效镇痛药，镇痛作用约为吗啡的1/3，但比解热镇痛药强。口服30分钟后或皮下注射10分钟后起效，持续3~6小时。对皮肤、黏膜和运动器官的疼痛有明显的抑制作用，对内脏器官疼痛的镇痛效果较差。呼吸抑制和胃肠道作用较轻。此外，尚有中枢抑制、镇咳、降压、增加下肢及脑血流量、抗组胺、利胆和麻醉等作用。有成瘾性。用于偏头痛、三叉神经痛、炎症性及创伤性疼痛、关节痛、痛经和晚期癌症疼痛等。

曲马多为非阿片类中枢性镇痛药、合成的可待因类似物，具有较弱的μ受体激动作用，与μ受体的亲和力为吗啡的1/6 000，并能抑制去甲肾上腺素和5-羟色胺再摄取。镇痛效力与喷他佐辛相当。有镇咳作用，镇咳效力为可待因的1/2。呼吸抑制作用弱，对胃肠道无影响，也无明显的心血管作用。因对呼吸和心血管系统影响较小，本品较适用于老年人和患有呼吸道疾病患者的镇痛。用于急性胰腺炎患者的镇痛较安全。长期应用也可成瘾。口服、注射吸收均好，口服后10~20分钟起效，25~30分钟达峰值，作用维持4~8小时。用于中、重度急、慢性疼痛，如手术、创伤、分娩和晚期癌症疼痛，心脏病突发性痛，关节痛，神经痛，劳损性疼痛，骨折和肌肉骨骼疼痛，牙痛等；也可作为肾结石和胆结石体外电击波碎石术中的重要辅助用药。

（王宗岩）

第二节 镇静催眠药

一、苯二氮䓬类

（一）长效类

典型代表药物有地西泮。

1.别名

安定,苯甲二氮䓬。

2.作用与应用

本品为苯二氮䓬(BDZ)类药物的代表药。BDZ类药物为中枢神经抑制药,小剂量有抗焦虑作用,随着剂量的渐增可显示镇静、催眠、抗惊厥、抗癫痫及中枢性肌肉松弛作用。BDZ类药物主要是通过加强 γ-氨基丁酸(GABA)能神经元的抑制效应发挥作用。可通过促进 GABA 与GABAA 受体的结合,也可通过提高 Cl^- 通道开放频率增强 GABA 对 GABAA 受体的作用,发挥中枢抑制效应。主要用于:①焦虑症及各种功能性神经症。②失眠:尤其对焦虑性失眠疗效极佳。③癫痫:静脉注射控制癫痫持续状态,同时需用其他抗癫痫药巩固与维持;亦可与其他抗癫痫药合用,治疗癫痫强直阵挛发作或失神发作。④各种原因引起的惊厥:如子痫、破伤风、小儿高热、药物中毒等引起的惊厥。⑤缓解局部肌肉或关节炎症引起的反射性肌肉痉挛,上运动神经元的病变、手足徐动症和僵人综合征的肌肉痉挛,颞颌关节病变引起的咬肌痉挛,脑卒中或脊髓损伤性中枢性肌强直或腰肌劳损、内镜检查等。⑥作为麻醉前给药:可缓解患者对手术的恐惧情绪,减少麻醉药用量,增加其安全性,使患者对手术中的不良刺激在术后不复记忆,这些作用优于吗啡和氯丙嗪。⑦其他:偏头痛、紧张性头痛、呃逆,惊恐症,乙醇戒断综合征,家族性、老年性及特发性震颤等。

3.用法与用量

(1)口服:抗焦虑,1 次 2.5～10.0 mg,1 天 3 次。催眠,5～10 mg 睡前服。麻醉前给药,1 次 10 mg。急性乙醇戒断,第 1 天 1 次 10 mg,1 天 3～4 次,以后按需要减少到 1 次 5 mg,1 天 3～4 次。抗惊厥、抗癫痫,1 次 2.5～10.0 mg,1 天 2～4 次。缓解肌肉痉挛,1 次 2.5～5.0 mg,1 天 3～4 次。儿童,1 岁以下 1 天 1.0～2.5 mg;幼儿 1 天不超过 5 mg;5～10 岁 1 天不超过 10 mg,均分3次服。

(2)静脉注射:成人基础麻醉,10～30 mg。癫痫持续状态,开始 5～10 mg,每隔 5～10 分钟可按需要重复,达 30 mg 后必要时每 2～4 小时重复治疗。静脉注射要缓慢。儿童 1 次 0.25～0.50 mg/kg,但 1 次不能超过 20 mg,缓慢注射。

4.注意事项

(1)本品可致嗜睡、轻微头痛、乏力、运动失调,与剂量有关。老年患者更易出现以上反应。偶见低血压、呼吸抑制、视物模糊、皮疹、尿潴留、忧郁、精神错乱、白细胞减少。用药过量可出现持续的精神错乱、严重嗜睡、颤抖、语言不清、蹒跚、心动过缓、呼吸急促或困难、严重乏力。少数人出现兴奋不安。久用可产生耐受性和依赖性,故不宜长期应用。不可突然停药,否则可出现反跳现象和戒断症状(出现失眠、焦虑、兴奋、心动过速、呕吐、出汗及震颤,甚至惊厥)。宜从小剂量用起。

(2)静脉注射时速度宜慢,至少用时 5 分钟注完,否则可引起心血管和呼吸抑制,静脉注射后应卧床观察 3 小时以上。在注射过程中患者出现嗜睡现象时,应立刻停止注射。

(3)剂量不宜过大,必要时可分次使用,分次注射时,总量应从初量算起;因属于长效药,原则上不应做连续静脉滴注。注射液不宜与其他药物或溶液混合。误入动脉可引起动脉痉挛,导致坏疽。

5.药物相互作用

(1)与中枢神经系统抑制药(如乙醇、全麻药、镇痛药、吩噻嗪类药物、单胺氧化酶 A 型抑制药、三环类抗抑郁药)、可乐定、筒箭毒碱、加拉碘铵合用,作用相互增强。

(2)与抗高血压药和利尿降压药合用,降压作用增强。

(3)与地高辛合用,地高辛的血药浓度增加。

(4)与左旋多巴合用,左旋多巴的疗效降低。

(5)与影响肝药酶细胞色素 P450 的药物合用,可发生复杂的相互作用:卡马西平、苯巴比妥、苯妥英、利福平为肝药酶的诱导剂,可增加本品的消除,使血药浓度降低;异烟肼为肝药酶的抑制药,可减少本品的消除,使半衰期延长。

(6)茶碱可逆转本品的镇静作用。高剂量咖啡与地西泮同服可干扰其抗焦虑作用。

(7)酗酒可明显增强地西泮的中枢抑制作用。吸烟可使地西泮的血浆半衰期明显缩短,疗效降低。

(8)与其他易成瘾的药物合用时,成瘾的危险性增加。

(二)中效类

如艾司唑仑,又称舒乐安定、三唑氯安定,为高效苯二氮䓬类镇静催眠药,作用与地西泮相似,具有较强的镇静、催眠、抗惊厥、抗焦虑作用,及较弱的肌肉松弛作用。本品作用于 BDZ 受体,加强中枢神经内 GABA 受体作用,影响边缘系统功能而抗焦虑。可明显缩短或取消非快动眼睡眠(NREM)的第 4 期(减少发生于此期的夜惊或梦游症),阻滞对网状结构的激活,产生镇静催眠作用,且具有广谱抗惊厥作用,对癫痫强直阵挛发作、失神发作有一定疗效。口服吸收较快,2 小时血药浓度达峰值,$t_{1/2}$ 为 $10\sim24$ 小时,$2\sim3$ 天血药浓度达稳态。血浆蛋白结合率约为 93%。在肝脏中主要经 CYP3A 代谢,经肾脏排泄缓慢。可通过胎盘,分泌入乳汁中。用于:①各种类型的失眠,催眠作用强,口服后 $20\sim60$ 分钟可入睡,维持 $5\sim8$ 小时。②焦虑、紧张、恐惧及癫痫强直阵挛发作、失神发作。③术前镇静、创伤性和神经性疼痛。

(三)短效类

如奥沙西泮,又称舒宁、去甲羟基安定、羟苯二氮䓬、氯羟氧二氮䓬。本品为地西泮、氯氮䓬的主要活性代谢产物,属短、中效的 BDZ 类药,作用与地西泮相似,但较弱,嗜睡、共济失调等不良反应较少。对焦虑、紧张、失眠、头晕及部分神经症均有效。对控制癫痫强直阵挛发作、失神发作也有一定作用。口服吸收后 $2\sim3$ 小时血药浓度达峰值,$t_{1/2}$ 为 $4\sim15$ 小时。能透过胎盘屏障,并能从乳汁中分泌。用于焦虑障碍、伴有焦虑的失眠,并能缓解急性乙醇戒断症状。

(四)超短效类

如咪达唑仑,又称速眠安、咪唑安定,咪唑二氮䓬具有典型的苯二氮䓬类药理活性,可产生抗焦虑、镇静、催眠、抗惊厥及肌肉松弛作用。肌内注射或静脉注射后可产生短暂的顺行性记忆缺失,使患者不能回忆起在药物高峰期间所发生的事情。本品作用特点为起效迅速,而持续时间短。可缩短入睡时间(一般只需 20 分钟),延长总睡眠时间,而对快波睡眠(REM)无影响,次晨醒后患者可感到精力充沛、轻松愉快。无耐受性和戒断症状或反跳。毒性小,安全范围大。本品口服与肌内注射均吸收迅速而完全,血浆蛋白结合率为 97%,消除半衰期为 $1.5\sim2.5$ 小时(充血性心力衰竭患者 $t_{1/2}$ 可延长 $2\sim3$ 倍)。长期用药无蓄积作用。用于:①治疗失眠症。②外科手术或器械性诊断检查(如心血管造影、心律转复、支气管镜检查、消化道内镜检查等)时作诱导睡眠用。③全麻或局部麻醉时辅助用药。

二、巴比妥类

(一)长效类

如苯巴比妥,又称鲁米那,为长效巴比妥类,随着剂量的增加,其中枢抑制的程度和范围逐渐加深和扩大,可依次出现镇静、催眠、抗惊厥和抗癫痫、麻醉等作用。大剂量对心血管系统也有抑制作用,10 倍的催眠量可引起呼吸中枢麻痹而致死。由于安全性差,易发生依赖性,其应用已日渐减少。本品还能增强解热镇痛药的作用,并能诱导肝脏微粒体葡萄糖醛酸转移酶活性,促进胆红素与葡萄糖醛酸结合,降低血浆胆红素浓度,治疗新生儿高胆红素血症(核黄疸)。因具有肝药酶诱导作用,不仅加速自身的代谢,还可加速其他多种药物的代谢。用于以下情况。①镇静:如焦虑不安、烦躁、甲状腺功能亢进、高血压、功能性恶心、小儿幽门痉挛等症。②催眠:偶用于顽固性失眠症,但醒后往往有疲倦、嗜睡等后遗效应。③抗惊厥:能对抗中枢兴奋药中毒或高热、破伤风、脑炎、脑出血等疾病引起的惊厥。④抗癫痫:对癫痫强直阵挛发作、简单部分发作(出现作用快)及癫痫持续状态有良效;对癫痫失神发作疗效差;而对复杂部分发作则往往无效,且单用本品治疗时还可能使发作加重。⑤麻醉前给药。⑥与解热镇痛药配伍,以增强其作用。⑦治疗新生儿高胆红素血症。⑧鲁米托品片用于自主神经功能失调所致的头痛、呕吐、颤抖、胃肠道紊乱性腹痛等。

(二)中效类

如异戊巴比妥,作用与苯巴比妥相似,但起效快(15～30 分钟),且持续时间较短(3～6 小时)。对中枢神经系统的抑制作用因剂量不同而表现为镇静、催眠、抗惊厥等。主要用于镇静、催眠(适用于难入睡者)、抗惊厥(如小儿高热、破伤风惊厥、子痫、癫痫持续状态等)及麻醉前给药。

(三)短效类

如司可巴比妥钠,又称速可眠,为短效巴比妥类,因剂量不同而表现为镇静、催眠、抗惊厥作用。其催眠作用与异戊巴比妥相同,作用快(15～20 分钟起效),持续时间短(约 3 小时)。主要用于入睡困难的失眠患者;也可用于镇静、抗惊厥(小儿高热惊厥、破伤风惊厥、子痫、癫痫持续状态)及麻醉前给药。

(四)超短效类

如硫喷妥钠,为超短时间作用的巴比妥类药物,脂溶性高。静脉注射后迅速通过血-脑屏障,对中枢神经系统产生抑制作用,起效迅速,持续时间短,主要具有全身麻醉作用。可用于静脉麻醉、诱导麻醉、基础麻醉和抗惊厥。

三、其他镇静催眠药

如水合氯醛、唑吡坦、佐匹克隆等。

(王宗岩)

第三节　中枢兴奋药

中枢兴奋药是指能选择性地兴奋中枢神经系统,从而提高其功能活动的一类药,当中枢神经处于抑制状态或功能低下、紊乱时使用此类药物。中枢兴奋药与抢救危重症密切相关。这类药物主要作用于大脑皮质、延髓和脊髓,具有一定程度的选择性。主要包括苏醒药、精神兴奋药(如哌甲酯、苯丙胺、托莫西汀、莫达非尼、匹莫林等也都具有中枢神经兴奋作用)及大脑复健药(γ-氨基丁酸)等。苏醒药常用的有尼可刹米、二甲弗林、洛贝林、戊四氮、乙胺硫脲、细胞色素 C 等,用于治疗疾病或药物引起的呼吸衰竭及中枢抑制。

一、主要兴奋大脑皮质的药物

(一)咖啡因

1.别名

咖啡碱,无水咖啡因,甲基可可碱。

2.作用与应用

本品中枢兴奋作用较弱。小剂量咖啡因增强大脑皮质兴奋过程,振奋精神,减轻疲劳,改善思维;较大剂量可直接兴奋延髓呼吸中枢及血管运动中枢,当其处于抑制状态时,作用更为明显。此外,还有弱利尿作用(增加肾小球的血流量,减少肾小管的重吸收)。口服后容易吸收,峰浓度及血药浓度随用量而异。用于以下情况。

(1)解救因急性感染中毒,催眠药、麻醉药、镇痛药中毒引起的呼吸及循环衰竭。

(2)与溴化物合用治疗神经官能症,使大脑皮质的兴奋、抑制过程恢复平衡。

(3)与阿司匹林、对乙酰氨基酚组成复方制剂治疗一般性头痛,与麦角胺合用治疗偏头痛。

(4)小儿多动症(注意力缺陷综合征)。

(5)防治未成熟新生儿呼吸暂停或阵发性呼吸困难。

3.用法与用量

(1)皮下或肌内注射:安钠咖注射液解救中枢抑制,成人 1 次 1～2 mL,1 天 2～4 mL;极量 1 次 3 mL,1 天 12 mL。小儿 1 次 8 mg/kg,必要时可每 4 小时重复 1 次。

(2)口服:安钠咖片治疗中枢性呼吸及循环衰竭,1 次 1 片,1 天 4 次,餐后服;极量 1 次 2 片(咖啡因 0.3 g),1 天 10 片(咖啡因 1.5 g)。麦角胺咖啡因片用于偏头痛,1 次 1～2 片,1 天总量不超过 6 片。调节大脑皮质活动,口服咖溴合剂,1 次 10～15 mL,1 天 3 次,餐后服。

4.注意事项

(1)胃溃疡患者禁用。孕妇慎用(动物试验表明本品可引起仔鼠先天性缺损,骨骼发育迟缓)。

(2)偶有过量服用可致恶心、头痛或失眠,长期过多服用可出现头痛、紧张、激动、焦虑,甚至耐受性。过量的表现为烦躁、恐惧、耳鸣、视物不清、肌颤、心率增快及期前收缩。

(3)咖啡因的成人致死量一般为 10 g,有死于肝性脑病的报道。

(4)婴儿高热宜选用不含咖啡因的复方制剂。

(5)用药过量时宜静脉滴注葡萄糖氯化钠注射液,同时静脉注射 20% 甘露醇注射液,以加快药物排泄;烦躁不安或惊厥时可用短效巴比妥类药进行控制,同时给予相应的对症治疗和支持疗法。

5.药物相互作用

(1)异烟肼和甲丙氨酯能提高本品的组织浓度达 55%,使作用增强。

(2)口服避孕药可减慢本品的清除率。

(二)甲氯芬酯

1.别名

氯酯醒,遗尿丁,特维知。

2.作用与应用

本品是一种中枢兴奋药,对于抑制状态的中枢神经系统有明显的兴奋作用。主要作用于大脑皮质,能促进脑细胞的氧化还原代谢,增加对糖的利用,并能调节细胞代谢。用于:①颅脑外伤性昏迷、新生儿缺氧症及其他原因所致的意识障碍。②酒精中毒及某些中枢和周围神经症状。③老年性精神病、儿童遗尿症等。

3.用法与用量

(1)口服:1 次 0.1～0.3 g,1 天 3 次,1 天最大剂量可达 1.5 g;儿童 1 次 0.1 g,1 天 3 次。

(2)肌内注射:1 次 0.25 g,1 天 1～3 次;儿童 1 次 0.06～0.10 g,1 天 2 次。

(3)静脉滴注:1 次 0.25 g,溶于 5% 葡萄糖注射液 250～500 mL 中滴注,1 天 1～3 次。儿童静脉滴注剂量同肌内注射。新生儿可注入脐静脉。新生儿缺氧症,1 次 0.06 g,每 2 小时 1 次。

4.注意事项

(1)对本品过敏、长期失眠、易激动或精神过度兴奋、锥体外系疾病、有明显炎症患者禁用。高血压患者慎用。

(2)可见胃部不适、兴奋、失眠、倦怠、头痛等;发生中毒的症状是焦虑不安、活动增多、共济失调、惊厥、心悸、心率加快、血压升高等。

(3)本品水溶液易水解,注射液应在肌内注射或静脉滴注前现配现用。

二、主要兴奋延髓呼吸中枢的药物(呼吸兴奋药)

代表药物为尼可刹米。

(一)别名

可拉明,二乙烟酰胺,烟酸乙胺,烟酸二乙胺,尼可拉明。

(二)作用与应用

本品选择性地直接兴奋延髓呼吸中枢,也可通过作用于颈动脉体和主动脉体化学感受器反射性地兴奋呼吸中枢,提高呼吸中枢对二氧化碳的敏感性,使呼吸加深、加快。对血管运动中枢有微弱的兴奋作用。对阿片类药物中毒的解救效力较戊四氮好,对吸入性麻醉药中毒次之,对巴比妥类药物中毒的解救不如印防己毒素及戊四氮。作用时间短暂,1 次静脉注射仅可维持作用 5～10 分钟。本品对呼吸肌麻痹者无效。用于中枢性呼吸及循环衰竭、麻醉药及其他中枢抑制药中毒。

(三)用法与用量

皮下注射、肌内注射或静脉注射:1 次 0.25～0.50 g,必要时每 1～2 小时重复用药。极量 1 次 1.25 g。儿童 1 次 10～15 mg/kg,必要时每 30 分钟可重复 1 次;或 4～7 岁 1 次 175 mg,1 岁 1 次 125 mg,6 月龄以下婴儿 1 次 75 mg。

(四)注意事项

(1)抽搐及惊厥患者、小儿高热而无中枢性呼吸衰竭时禁用。急性卟啉症者慎用。本品对呼吸肌麻痹者无效。

(2)用药时须配合人工呼吸和给氧措施。

(3)不良反应少见。大剂量可致血压升高、心悸、出汗、呕吐、震颤及肌僵直,应及时停药以防惊厥,给予对症和支持治疗,静脉滴注 10% 葡萄糖注射液,促进药物排泄;如出现惊厥,应及时静脉注射苯二氮䓬类药或小剂量硫喷妥钠。

(五)药物相互作用

(1)与其他中枢兴奋药合用可引起惊厥。

（2）与鞣酸、有机碱的盐类及各种金属盐类配伍均可能产生沉淀；遇碱类物质加热可水解，并脱去乙二胺基生成烟酸盐。

三、主要兴奋脊髓的药物

代表药物为士的宁。

（一）别名

番木鳖碱，士的年。

（二）作用与应用

本品对脊髓有选择性兴奋作用，可提高骨骼肌的紧张度，对大脑皮质、呼吸和循环中枢也有一定的兴奋作用。用于以下情况。

（1）巴比妥类药物中毒，效果不及贝美格且不安全。

（2）偏瘫、瘫痪及因注射链霉素引起的骨骼肌松弛、弱视症等。因安全范围小，过量易产生惊厥，现已少用。

（三）用法与用量

1.皮下注射

1次1～3 mg，极量1次5 mg。

2.口服

1次1～3 mg，1天3次。对抗链霉素引起的骨骼肌松弛，1次1 mg，1天1次。

（四）注意事项

（1）癫痫、吗啡中毒、高血压、动脉硬化、肝肾功能不全、破伤风、突眼性甲状腺肿患者、孕妇及哺乳期妇女禁用。

（2）过量时有腹部或胃部不适、惊厥、呼吸麻痹。

（3）本品排泄缓慢，有蓄积作用，故使用时间不宜过长。

（4）如出现惊厥，可立即静脉注射戊巴比妥钠0.3～0.4 g，或用较大量的水合氯醛灌肠。如呼吸麻痹，须人工呼吸。

（5）口服本品中毒时，待惊厥控制后，以0.1％高锰酸钾溶液洗胃。

四、其他

如他替瑞林，为合成的促甲状腺素释放激素（TRH）类似物。本品经由脑TRH受体对中枢神经系统（CNS）产生强而持久的多重作用。本品对CNS的兴奋作用比TRH强10～100倍，作用持续时间比TRH长约8倍。本品对TRH受体的亲和力约为TRH的1/11，因而本品的内分泌作用比TRH弱，但本品在体内比TRH稳定。另外，本品对促甲状腺素（TSH）释放的作用为TRH的1/11～1/6。TSH释放是由一个包括甲状腺素的强负反馈系统调节的，该负反馈系统也会抑制本品潜在的内分泌作用。目前本品仅在欧洲上市。用于改善脊髓小脑变性患者的共济失调。

（王宗岩）

第四节 抗 抑 郁 药

抗抑郁药是一类具有抗抑郁作用的药物。它不仅能治疗各类抑郁症,而且对焦虑、强迫、慢性疼痛、疑病及恐怖等都有一定疗效。抗抑郁药根据化学结构及作用机制的不同分为以下几类。①三环类抗抑郁药:阿米替林、丙咪嗪、氯米帕明、多塞平等。②四环类抗抑郁药:马普替林。③选择性5-HT再摄取抑制药:氟西汀、帕罗西汀、舍曲林、氟伏沙明、西酞普兰。④5-HT及去甲肾上腺素再摄取抑制药:文拉法辛。⑤去甲肾上腺素能及特异性5-HT能抗抑郁药:米氮平。⑥单胺氧化酶抑制药:吗氯贝胺。⑦5-HT受体拮抗剂/再摄取抑制药:曲唑酮。⑧选择性去甲肾上腺素再摄取抑制药:瑞波西汀。⑨其他:噻萘普汀、贯叶连翘提取物等。

传统的三环类抗抑郁药疗效明确,因其作用位点多,故易产生多种不良反应。例如,自主神经系统、中枢神经系统、心血管系统等不良反应。现较广泛使用的四环类抗抑郁药有马普替林,其疗效与三环类药物相当,但不良反应较轻。近10年来,新型抗抑郁药在临床得到广泛应用,主要因为这些药物较传统的抗抑郁药更为安全和有效。

一、阿米替林

(一)别名

氨三环庚素,盐酸阿米替林,Amitid,Amitril。

(二)作用与用途

三环类抗抑郁药,选择性抑制神经中枢突触部位对去甲肾上腺素(NA)和5-羟色胺(5-HT)的再摄取,使突触间NA和5-HT的含量增加,并增强突触后膜$5-HT_2$受体的敏感性。口服吸收完全,8～12小时达血药浓度峰值。吸收后分布于全身,可透过胎盘屏障。血浆蛋白结合率为96%。药物经肝脏代谢,主要活性代谢产物为去甲替林。本药主要经肾脏缓慢排泄,也可从乳汁排泄。血中半衰期为32～40小时。临床用于治疗各型抑郁症或抑郁状态,对抑郁性神经症亦有效。也用于治疗小儿遗尿症。

(三)注意事项

(1)不良反应:常见口干、嗜睡、便秘、视物模糊、排尿困难、心悸及心动过速。偶见心律失常、眩晕、运动失调、癫痫发作、直立性低血压、肝损害和迟发性运动障碍等。用量较大时对敏感者可引起谵妄。

(2)禁忌证:本品不得与单胺氧化酶抑制药合用。患者有转向躁狂倾向时应立即停药。对本药及其他三环类药物过敏者,严重心脏病、高血压患者,青光眼患者,排尿困难、前列腺肥大、尿潴留者,甲状腺功能亢进者,重症肌无力患者,急性心肌梗死恢复期患者,癫痫患者,肝功能不全者,6岁以下儿童禁用。支气管哮喘患者,心血管疾病(除严重心脏病、高血压)患者,严重肾功能不全者,孕妇慎用。哺乳期妇女用药期间应停止哺乳。

(3)本药可导致光敏感性增加,应避免长时间暴露于阳光或日光灯下。

(4)维持治疗时,可每晚顿服,但老人、儿童与心脏病患者仍宜分次服用。

(四)用法与用量

1.成人

(1)口服:初始剂量为 1 次 25 mg,1 天 2~3 次;可酌情增至 1 天 150~250 mg,分 3 次服用;最大剂量不超过 1 天 300 mg,维持剂量为 1 天 50~150 mg。

(2)肌内注射:严重抑郁症、抑郁状态,1 次 20~30 mg,1 天 2 次,可酌情增量;患者能配合治疗后改为口服给药。

2.老年人

口服:1 天 50 mg,分次服或晚间顿服,可酌情减量。

3.儿童

口服:①6 岁以上小儿遗尿症,1 次 25 mg,睡前顿服。②青少年抑郁症,1 天 50 mg,分次服或晚间顿服。

(五)制剂与规格

片剂:10 mg;25 mg。缓释片:50 mg。注射液:2 mL∶20 mg。

二、多塞平

(一)别名

多虑平,凯塞,凯舒,普爱宁。

(二)作用与用途

本品为三环类抗抑郁药,作用机制同阿米替林。除抗抑郁外,本药有一定的抗焦虑作用,但抗胆碱作用较弱。口服易吸收,2~4 小时血药浓度达峰值。局部外用后,也可在血中检测到药物。多塞平在体内分布较广,可透过血-脑屏障和胎盘屏障。在肝脏代谢,生成活性代谢物去甲基多塞平。药物可泌入乳汁。血中半衰期为 8~25 小时。临床用于治疗焦虑性抑郁症或抑郁性神经症。也可用于镇静、催眠。本药乳膏剂用于治疗慢性单纯性苔藓、湿疹、特应性皮炎、过敏性接触性皮炎等引起的瘙痒。

(三)注意事项

(1)不良反应:轻微的有唇干、口干、口腔异味、恶心、呕吐、食欲缺乏、消化不良、便秘、腹泻、头痛、头晕、嗜睡、疲劳、失眠、烦躁、多汗、虚弱、体重增加或减少、视物模糊等。可随机体对药物的适应自行消失。局部症状有烧灼感和/或刺痛感、瘙痒加重、湿疹加重及皮肤干燥、发紧、张力增高、感觉异常、水肿、激惹、脱屑和龟裂。严重的不良反应有兴奋、焦虑、发热、胸痛、意识障碍、排尿困难、乳房肿胀、耳鸣、痉挛、惊厥、脱发、手足麻木、心悸、癫痫、咽痛、紫癜、震颤、眼睛或皮肤黄染等。

(2)禁忌证:对本药及其他三环类药物过敏者、严重心脏病患者、心肌梗死恢复期患者、甲状腺功能亢进患者、谵妄者、尿潴留者、癫痫患者、青光眼患者、肝功能不全者禁用。心血管疾病患者,前列腺肥大、排尿困难者,眼压高者,肾功能不全者,儿童,老人,孕妇,哺乳期妇女慎用。

(3)停用单胺氧化酶抑制药 2 周后,才能使用本药。

(4)本药乳膏只用于局部未破损皮肤,不能用于眼部及黏膜。用药部位不可使用密闭敷料。连续使用本药乳膏不得超过 1 周,以防药物蓄积。

(四)用法与用量

(1)口服抗抑郁,初始剂量为 1 次 25 mg,1 天 2~3 次;逐渐增至 1 天 100~250 mg;最大剂量不超过 1 天 300 mg。

(2)肌内注射重度抑郁症,1 次 25～50 mg,1 天 2 次。

(3)局部外用于患处涂一薄层,1 天 3 次,每次涂布面积不超过总体表面积的 5％,2 次使用应间隔 4 小时。

(五)制剂与规格

片剂:25 mg;50 mg;100 mg。注射液:1 mL：25 mg。乳膏:10.0 g：0.5 g。

三、氯米帕明

(一)别名

安拿芬尼,海地芬,氯丙咪嗪,Anafranil。

(二)作用与用途

本药为三环类抗抑郁药,通过抑制突触前膜对去甲肾上腺素(NA)与 5-羟色胺(5-HT)的再摄取而产生抗抑郁作用,其抑制 5-HT 再摄取的作用强于其他三环类抗抑郁药。本药具中度抗胆碱作用,同时还有抗焦虑与镇静作用。口服吸收迅速而完全,生物利用度为 30％～40％,进食对吸收无影响。药物可广泛分布于全身,也可分布于脑脊液中,能透过胎盘屏障。血浆蛋白结合率高达 96％～97％。在肝脏有首过代谢,活性代谢产物为去甲氯米帕明。血中半衰期为 21～31 小时。临床用于内因性抑郁症、心因性抑郁症、抑郁性神经症及各种抑郁状态;伴有抑郁症状的精神分裂症。用于强迫症、恐惧症。也用于多种疼痛。

(三)注意事项

(1)不良反应:常见过度嗜睡。其他主要不良反应有精神紊乱、口干、出汗、眩晕、震颤、视物模糊、排尿困难、直立性低血压、性功能障碍(见于男性)、恶心及呕吐等。偶见皮肤过敏、粒细胞减少。罕见肝损伤、发热、癫痫发作。大剂量时可产生焦虑、心律不齐、传导阻滞、失眠等。

(2)禁忌证:严重心脏病、心肌梗死急性发作期、癫痫、青光眼、尿潴留及对三环类药物过敏者、6 岁以下儿童禁用。肝肾功能不全、前列腺肥大、心血管病患者,以及老年人、孕妇及哺乳期妇女慎用。

(3)不得与单胺氧化酶抑制药合用。

(4)只有在治疗抑郁症、强迫症或恐惧症的起始阶段,口服给药不可行或不合适时,方可采用肌内注射或静脉滴注给药。

(四)用法与用量

1.口服

(1)治疗抑郁症:①成人起始剂量为 1 次 25 mg,1 天 2～3 次;或服缓释片,1 天 75 mg,每晚顿服;可在 1～2 周内缓慢增加至最适剂量;门诊患者最大剂量为 1 天 250 mg,住院患者为 300 mg。②老年人口服起始剂量为 1 天 20～30 mg,剂量可酌情缓慢增加,以不超过 1 天 75 mg 为宜。③儿童 6 岁以上者,起始剂量为 1 天 10 mg;10 天后,6～7 岁儿童可增至 1 天 20 mg,8～14 岁儿童可增至 1 天 20～25 mg,14 岁以上儿童可增至 1 天 50 mg。最大剂量为 1 天 200 mg。

(2)治疗强迫症:起始剂量为 1 次 25 mg,1 天 1 次;前 2 周逐渐增加至 1 天 100 mg,数周后可再增加,最大剂量为 1 天 250 mg。儿童患者口服用量同抑郁症。

(3)治疗恐惧症:成人,1 天 75～150 mg,分 2～3 次服。

(4)治疗慢性疼痛:成人,1 天 10～150 mg,宜同时服用镇痛药。

2.静脉滴注

成人,严重抑郁症者,开始 1 天 25～50 mg 溶于 250～500 mL 葡萄糖氯化钠注射液中,1 天 1 次,在1.5～3.0 小时输完;可缓慢增加至 1 天 50～150 mg,最大剂量 1 天不超过 200 mg。

(五)制剂与规格

片剂:10 mg;25 mg。缓释片:75 mg。注射液:2 mL:25 mg。

四、马普替林

(一)别名

甲胺丙内乙蒽,路滴美,路地米尔,马普智林,麦普替林。

(二)作用与用途

马普替林为四环类抗抑郁药,与三环类抗抑郁药具有相似的药理作用。本药可选择性地抑制中枢神经元突触前膜对去甲肾上腺素的再摄取,但不能阻断对 5-羟色胺的再摄取。其抗抑郁效果与阿米替林相似,且起效较快、不良反应较少。此外,本药还有抗胆碱作用。口服后吸收完全,血药浓度达峰时间为12 小时。起效时间通常为 2～3 周,少数可在 7 天内起效。口服片剂的生物利用度为 100%。马普替林在肝脏代谢,代谢产物有去甲基马普替林和马普替林-N-氧化物,均有药理活性。母体药物血中半衰期为27～58 小时,老年人为 66.1 小时。活性代谢物血中半衰期为 60～90 小时。临床主要用于治疗各型抑郁症。

(三)注意事项

1.不良反应

与三环类药物相似,但轻微而短暂。

2.禁忌证

对本药过敏者,急性心肌梗死患者,束支传导阻滞者,癫痫患者或有惊厥史者,闭角型青光眼患者,尿潴留者,酒精、安眠药、止痛药或抗精神病药物急性中毒者,6 岁以下儿童,哺乳期妇女禁用。心血管疾病者、前列腺肥大者、排尿困难者、有眼内压升高病史者、甲状腺功能亢进者或同服甲状腺激素者、肝肾功能不全者、老年人、孕妇慎用。

(四)用法与用量

口服。

1.成人

开始 1 次 25 mg,1 天 2～3 次,根据病情需要隔天增加 25～50 mg;有效治疗量一般为 1 天 75～150 mg;维持剂量 1 天 50～150 mg,分 1～2 次口服。

2.老年

起始剂量为 1 次 10 mg,1 天 3 次;或 1 次 25 mg,1 天 1 次;或 1 次 12.5 mg,1 天 1 次。然后逐渐增至 1 天 50～75 mg 维持。老年人维持治疗时不宜在晚间睡前单次服药,仍以分次服药为宜。

(五)制剂与规格

片剂:10 mg;25 mg;50 mg;75 mg。注射液:5 mL:25 mg。滴剂:50 mL:1 mg。

五、氟西汀

(一)别名

百优解,氟苯氮苯胺,氟苯氧丙胺,氟胺苯胺丙醚,氯苯氟丙胺。

(二)作用与用途

本药为选择性 5-羟色胺(5-HT)再摄取抑制药(SSRIs),可特异性地抑制 5-HT 的再摄取,增加突触间隙 5-HT 的浓度,从而起到抗抑郁的作用。本药对 5-HT 再摄取的抑制作用强于对去甲肾上腺素或多巴胺再摄取的抑制作用。其抗副交感神经的作用和抗组胺的作用较弱。口服吸收良好,用药后 1～2 周即可起效。治疗抑郁症时,4 周可达最大效应;而治疗强迫症时,需 5 周或更长时间才能达到最大效应。本药有首过效应,生物利用度为 100%。在体内分布广泛,可透过血-脑屏障。血浆蛋白结合率高达 95%。本药主要在肝脏经细胞色素 P4502D6 酶代谢,主要代谢产物为有活性的去甲氟西汀,其他还有少量葡萄糖醛酸结合物。药物主要经肾随尿排出,少量随粪便排出,另有部分随乳汁分泌。氟西汀和去甲氟西汀的血中半衰期分别为 1～3 天、4～16 天,两者均不能通过透析清除。临床用于治疗各种抑郁性精神障碍,包括轻型或重型抑郁症、双相情感障碍的抑郁症、心因性抑郁症及抑郁性神经症。国外已批准用于治疗强迫症,还用于治疗贪食症、经前紧张症。

(三)注意事项

(1)不良反应:常见厌食、焦虑、腹泻、倦怠、头痛、失眠及恶心等。可见昏睡、多汗、皮疹等。少见咳嗽、胸痛、味觉变化、呕吐、胃痉挛、食欲缺乏或体重下降、便秘、视力改变、多梦、注意力集中困难、头晕、口干、心率加快、乏力、震颤、尿频、痛经、性功能减退及皮肤潮红。罕见皮肤变态反应、低血糖症、低钠血症、躁狂发作或癫痫发作。

(2)禁忌证:对本药过敏者禁用。肝肾功能不全者、儿童、孕妇慎用。不推荐哺乳期妇女使用。

(3)本药及其活性代谢产物的血中半衰期较长,停药时无须逐渐减量停药,但应考虑药物的蓄积作用。停药后其作用可持续 5 周,因此在停药期间应继续观察服药期间的所有反应。

(四)用法与用量

口服。

1.一般用法

(1)成人,起始剂量为 1 天 20 mg,早餐后服用为宜;如数周后疗效不明显,可每周增加 20 mg;通常有效治疗剂量为 1 次 20～40 mg,1 天 1 次;最大剂量不应超过 1 天 60 mg。

(2)老年人,起始剂量为 1 天10 mg,应延长服药间隔时间,缓慢增加剂量。

2.难治性抑郁症

可用至 1 次 60 mg,1 天 1 次;维持量为 1 次 20 mg,1 天 1 次;或 1 次20 mg,每2～3 天1 次。

3.强迫症、贪食症

用量略高于抑郁症的治疗剂量,可能需要用至 1 次 40～60 mg,1 天 1 次。

(五)制剂与规格

片剂:10 mg;20 mg。分散片:20 mg。胶囊:20 mg。

六、帕罗西汀

(一)别名

氟苯哌苯醚,帕罗克赛,赛乐特。

(二)作用与用途

本药为抗抑郁药,能选择性抑制 5-羟色胺(5-HT)的再摄取,提高神经突触间隙内5-HT的浓度,从而产生抗抑郁作用。对去甲肾上腺素与多巴胺的再摄取抑制作用很微弱。本药不与肾上腺素 α_1、α_2 或 β 受体发生作用,也不与多巴胺 D_2 或组胺 H_1 受体结合,不抑制单胺氧化酶。口服吸收良好,有首过效应。口服本药 30 mg,10 天内可达稳态血药浓度,达峰时间为5.2小时,血药浓度峰值为 61.7 ng/mL。生物利用度为 50%～100%。吸收不受食物或抗酸药的影响。本药可广泛分布于各种组织和器官,仅 1% 出现在体循环中。血浆蛋白结合率高达 95%。药物经肝脏 CYP450 同工酶代谢,代谢产物无活性。本药大部分经肾随尿排出,其中 2% 为原形;约 36% 由粪便排出;也可经乳汁排泄。健康人的血中半衰期为 24 小时,个体间存在显著差异。临床主要用于治疗抑郁症及其伴发的焦虑症状和睡眠障碍,也可用于惊恐障碍、社交恐惧症及强迫症。

(三)注意事项

(1)不良反应:常见乏力、便秘、腹泻、头晕、头痛、口干、视物模糊、多汗、失眠、性功能减退、震颤、尿频或尿潴留、呕吐、恶心、嗜睡、激动及胃肠胀气等。较少见焦虑、食欲改变、心悸、感觉障碍、味觉改变、体重变化、肌痛、肌无力、直立性低血压、血管神经性水肿、肝功能异常、心动过速、低钠血症、皮疹。罕见的不良反应有锥体外系反应,如静坐不能、肌张力低下、肌张力不协调、构音不连贯等。

(2)禁忌:对本药过敏者禁用。癫痫患者、癫痫或躁狂病史者、严重心脏疾病患者、闭角型青光眼患者、肝功能不全者、肾功能不全者、孕妇、哺乳期妇女慎用。

(3)帕罗西汀:在服用 1～3 周后才能充分显效。用药时间应足够长以巩固疗效,抑郁症痊愈后维持治疗时间至少数月,强迫症和惊恐障碍的维持治疗时间更长。

(4)用药期间不宜驾驶车辆、操作机械或高空作业。

(四)用法与用量

口服。建议每天早餐时顿服,勿咀嚼药片。

1.抑郁症、社交恐惧症/社交焦虑症

1 天 20 mg;2～3 周后根据患者反应,每周可将 1 天剂量增加10 mg,最大剂量可达 1 天 50 mg。

2.强迫症

初始剂量为 1 天 20 mg,每周可将 1 天剂量增加 10 mg;常规剂量为 1 天 40 mg,最大剂量可达 1 天 60 mg。

3.惊恐障碍

初始剂量为 1 天 10 mg,每周可将 1 天剂量增加 10 mg;常规剂量为 1 天 40 mg,最大剂量可达 1 天50 mg。

(五)制剂与规格

片剂:20 mg。

七、舍曲林

(一)别名

珊特拉林,左洛复。

(二)作用与用途

本药是选择性 5-羟色胺(5-HT)再摄取抑制药,对 5-HT 再摄取的抑制强化了 5-HT 受体神经传递。本药与毒蕈碱受体、5-羟色胺能受体、多巴胺受体、肾上腺素受体、组胺受体、7-氨基丁酸受体及苯二氮䓬类受体无亲和作用。口服易吸收,6～8 小时血药浓度达峰值。在体内分布广泛,血浆蛋白结合率约为 98％。药物通过肝脏代谢,形成活性较弱的代谢产物 N-去甲基舍曲林。舍曲林和去甲基舍曲林在体内代谢完全,最终代谢产物随粪便和尿液等量排泄,只有少量原形药随尿排出。舍曲林在血中的平均半衰期为 22～36 小时,N-去甲基舍曲林的血中半衰期为 62～104 小时。临床主要用于治疗抑郁症,或预防其发作,也用于治疗强迫症。

(三)注意事项

(1)不良反应:有胃肠道不适,如恶心、厌食、腹泻等。亦可出现头痛、不安无力、嗜睡、失眠、头晕或震颤等。少见不良反应有过敏性皮疹及性功能减退。大剂量时可能诱发癫痫。突然停药可有撤药综合征,如失眠、焦虑、恶心、出汗、震颤、眩晕或感觉异常等。

(2)禁忌证:对本药过敏者、严重肝功能不全者禁用。有癫痫病史者、闭角型青光眼患者、严重心脏病患者、轻至中度肝功能不全者、肾功能不全者、儿童、孕妇、哺乳期妇女慎用。

(3)出现癫痫发作应停药。

(4)用药期间不宜驾驶车辆、操作机械或高空作业。

(四)用法与用量

口服。

1.抑郁症

1 次 50 mg,1 天 1 次,治疗剂量范围为 1 天 50～100 mg。

2.强迫症

开始剂量为 1 次 50 mg,1 天 1 次;逐渐增加至 1 天 100～200 mg,分次口服。

(五)制剂与规格

片剂:50 mg;100 mg。密封,30 ℃以下保存。

八、氟伏沙明

(一)别名

氟甲沙明,氟戊肟胺,兰释。

(二)作用与用途

本药具有抗抑郁作用,可抑制脑神经元对 5-羟色胺的再摄取,但不影响对去甲肾上腺素的再摄取和单胺氧化酶的活性,对心血管系统影响小,很少引起直立性低血压。口服吸收迅速而完全。单次服用100 mg,2～8 小时达血药浓度峰值。用药后 10 天内达稳态血药浓度。进食对药物吸收的影响不明显。血清总蛋白结合率为 77％。药物在肝脏代谢,肾脏排泄占总排泄量的94％,少量经乳汁分泌。母药的血中半衰期为 15.6 小时。临床用于治疗各类抑郁症和强迫症。

(三)注意事项

(1)不良反应:本药耐受良好,常见的不良反应有困倦、恶心、呕吐、口干、过敏等,连续使用2～3周后可逐渐消失。也可见心动过缓、可逆性血清转氨酶浓度升高。偶见惊厥。

(2)禁忌证:对本药过敏者、哺乳期妇女禁用。癫痫患者、患躁狂症或处于轻度躁狂状态的患者、孕妇慎用。不推荐儿童使用,但 8 岁以上儿童可酌情使用。

(3)服用本药期间禁止驾驶车辆或操作机械。

(4)本药治疗抑郁症伴焦虑状态、烦躁、失眠时,如疗效不佳,可与苯二氮䓬类药合用,但禁止与单胺氧化酶抑制药(MAOI)合用。停用本药 2 周后才可使用 MAOI。

(四)用法与用量

口服。

1.抑郁症

推荐起始剂量为 1 天 50～100 mg,晚间顿服,再逐渐增加;常规剂量为 1 天100 mg,可酌情调整,剂量超过 1 天 150 mg 时可分次服。

2.抑郁症复发

推荐剂量为 1 天 50～100 mg。

3.强迫症

推荐的起始剂量为 1 天 50 mg,睡前服,连服 3～4 天,再逐渐增加;常规剂量为 1 天100～300 mg;最大剂量为 1 天 300 mg。儿童强迫症:8 岁以上儿童的起始剂量为 1 天50 mg,睡前服;最大剂量为 1 天 200 mg。

(五)制剂与规格

片剂:50 mg;100 mg。干燥,避光处保存。

九、西酞普兰

(一)别名

氰酞氟苯胺,喜普妙。

(二)作用与用途

本药是一种二环氢化酞类衍生物,为选择性 5-羟色胺(5-HT)再摄取抑制药。通过抑制5-HT再摄取,提高突触间隙 5-HT 浓度,增强 5-HT 的传递功能而产生抗抑郁作用。口服吸收好,2～4 小时达血药峰浓度,食物不影响其吸收。1 天 1 次给药,约 1 周内血清浓度达稳态。绝对生物利用度约 80%。药物在肝脏代谢,主要代谢产物有 3 种,均有活性,但它们的选择性、活性都比母体化合物差,在血清中的浓度也较低。血中半衰期较长,正常成人半衰期约 35 小时。血液透析不能清除本药。临床用于各种类型的抑郁症。

(三)注意事项

(1)不良反应:本药的不良反应通常短暂而轻微,在治疗开始的第 1～2 周比较明显,随着抑郁状态的改善,不良反应逐渐消失。常见恶心、呕吐、口干、腹泻、多汗、流涎减少、震颤、头痛、头晕、嗜睡或睡眠时间缩短。可引起激素分泌紊乱、躁狂、心动过速及直立性低血压、性功能障碍。有引起癫痫发作的个案报道。

(2)禁忌证:对本药过敏者禁用。对其他 SSRI 过敏者、心血管疾病患者、有自杀倾向者、肝功能不全者、严重肾功能不全者、有躁狂病史者、有癫痫病史者、孕妇、哺乳期妇女慎用。

(3)使用本药不应同时服用含乙醇的制品。

(4)服用本药期间,患者从事需精神高度集中的工作(包括驾驶汽车)时应谨慎。

(5)本药通常需经过 2～3 周的治疗方可判定疗效。为防止复发,治疗至少持续 6 个月。为避免出现戒断症状,需经过 1 周的逐步减量后方可停药。

(四)用法与用量

口服。初始剂量为 1 次 20 mg,1 天 1 次;必要时可增至最大剂量 1 次 60 mg,1 天 1 次;增量需间隔 2～3 周。肝功能不全者、65 岁以上的患者初始剂量为 1 次 10 mg,1 天 1 次;推荐剂量为1 天 20 mg,最大剂量为 1 天 40 mg。

（五）制剂与规格

片剂：20 mg。

十、文拉法辛

（一）别名

博乐欣，凡拉克辛，万拉法新，怡诺思。

（二）作用与用途

文拉法辛及其活性代谢物是神经系统5-羟色胺和去甲肾上腺素（NA）再摄取抑制药，通过抑制5-HT和NA的再摄取而发挥抗抑郁作用。本药及其活性代谢产物对多巴胺的再摄取有轻微的抑制作用，对单胺氧化酶无抑制作用。口服经胃肠道吸收迅速而良好，有首过效应。在肝脏中代谢的主要活性产物为。O-去甲基文拉法辛（ODV），其抗抑郁作用与母体药相似。多次给药，文拉法辛和ODV在3天内达到稳态血浆浓度。文拉法辛和ODV的血浆蛋白结合率分别为27％和30％；血中半衰期分别为5小时、11小时。本药及其代谢产物主要经肾脏排泄。临床用于治疗各种抑郁症及抑郁伴发的焦虑，国外还用于治疗广泛性焦虑症。

（三）注意事项

（1）不良反应：有胃肠道不适、头痛、无力、嗜睡、失眠、头晕或震颤等；少见过敏性皮疹及性功能减退；可引起血压升高，且与剂量呈正相关；大剂量时可诱发癫痫；突然停药可见撤药综合征。

（2）禁忌证：对本品过敏者禁用。闭角型青光眼、癫痫、严重心脏疾病、高血压、甲状腺疾病、血液病患者，以及有自杀倾向者、肝功能不全者、肾功能不全者、老年患者、孕妇及儿童慎用。

（3）本药缓释胶囊应于每天相同的时间在进餐时服，1天1次，以水送服。不得将其弄碎、嚼碎或溶解在水中服用。

（4）用药期间驾车或操纵机器应谨慎。

（四）用法与用量

口服。起始剂量为1天37.5 mg，分2～3次进餐时服；剂量可酌情增加，通常最大剂量为1天225 mg，分3次服；增加的剂量达1天75 mg时，至少应间隔4天。对严重抑郁症患者，剂量可增至1天375 mg；轻至中度肾功能不全者，日剂量应降低25％。中度肝硬化患者，日剂量应降低50％。

（五）制剂与规格

片剂：25 mg；37.5 mg；50 mg；75 mg；100 mg。胶囊：25 mg；50 mg。缓释胶囊：75 mg；150 mg。

十一、曲唑酮

（一）别名

苯哌丙吡唑酮，美抒玉。

（二）作用与用途

本药为三唑吡啶类抗抑郁药。本药可选择性地抑制5-羟色胺（5-HT）的再吸收，并可微弱地阻止去甲肾上腺素再吸收。本药无抗胆碱不良反应，对心血管系统的毒性小，但能引起血压下降，此作用与剂量相关。本药还具有中枢镇静作用和轻微的肌肉松弛作用，但无抗痉挛和中枢兴奋作用。此外，本药能阻断5-HT$_2$受体，改善睡眠，并能显著缩短抑郁症患者入睡的潜伏期，延长整体睡眠时间，提高睡眠效率。口服吸收良好。由肝脏的微粒体酶广泛代谢，其代谢产物仍有明显的活性。本药及其代谢产物均易透过血-脑屏障,极少量可透过胎盘屏障。本品血中半衰期平均为 4.1 小时,但个体差异较大,故某些患者可能会出现药物蓄积。临床主要用于治疗各种抑郁症,也可用于治疗伴有抑郁症状的焦虑症。

(三)注意事项

(1)不良反应:常见嗜睡、疲乏、头昏、头痛、失眠、紧张、震颤、视物模糊、口干、便秘、过度镇静及激动等。少见直立性低血压、心动过速、恶心、呕吐。偶见高血压、腹痛、共济失调、白细胞和中性粒细胞计数降低。极少见肌肉骨骼疼痛、多梦、静坐不能、变态反应、贫血、胃胀气、排尿异常、性功能障碍和月经异常等。

(2)禁忌证:对本药过敏者、严重肝功能不全者、严重心脏病或心律失常者、意识障碍者禁用。癫痫患者、轻至中度肝功能不全者、肾功能不全者、孕妇、哺乳期妇女慎用。

(3)本药与降压药合用,需要减少降压药的剂量。

(4)服用本药应从低剂量开始,逐渐增加剂量并观察治疗反应。如出现嗜睡,须减量或将每天的大部分药调至睡前服。通常在治疗第 1 周内症状有所减轻,在 2 周内出现较好的抗抑郁效果,25% 的患者达到较好的疗效需要 2~4 周。

(5)本药宜在餐后立即服用。禁食或空腹服药可能会加重头晕。

(四)用法与用量

口服。

1.成人

初始剂量为 1 天 50~100 mg,分次服;3~4 天内,门诊患者剂量以 1 天 200 mg 为宜,分次服;住院患者较严重者剂量可增加,最高剂量不超过 1 天 400 mg,分次服。长期用药,维持量为最低有效剂量。一旦产生足够的疗效,可酌情逐渐减量。建议持续治疗数月以上。

2.老年人

初始剂量为 1 次 25 mg,1 天 2 次;经 3~5 天逐渐增至 1 次 50 mg,1 天 3 次;剂量很少超过 1 天200 mg 的。

(五)制剂与规格

片剂:50 mg;100 mg。

十二、米氮平

(一)别名

米塔扎平,瑞美隆。

(二)作用与用途

为四环类抗抑郁药。该药是 α_2-肾上腺素和 5-HT 受体拮抗剂,可阻断突触前的 α_2-受体,强化去甲肾上腺素和 5-HT 的释放,对组胺 H_1 受体、外周 α_1-受体及胆碱能受体也有一定的阻滞作用。口服吸收快而完全,生物利用度约为 50%。约 2 小时达血药浓度峰值,血清蛋白结合率约为 85%。本药主要在肝脏代谢,主要经肾脏排泄。女性患者的血中半衰期(平均 37 小时)显著长于男性患者(平均 26 小时)。中度和重度肾功能不全时,本药的清除率分别下降 30% 和 50%。临床用于治疗抑郁症。

(三)注意事项

(1)不良反应:主要为嗜睡、食欲增加、体重增加、头晕、便秘及口干,少见意识错乱、焦虑、情绪不稳、兴奋、皮疹、水肿、呼吸困难、低血压、肌痛、感觉迟钝、疲乏、眩晕、噩梦、恶心、呕吐、腹泻、尿频。尚可诱发双相情感障碍者的躁狂发作、惊厥发作、震颤、肌痉挛、水肿、急性骨髓抑制及血清氨基转移酶升高。

(2)禁忌证:对本品过敏者禁用。肝功能不全者、肾功能不全者,传导阻滞、心绞痛及心肌梗死等心脏病患者,癫痫患者,粒细胞缺乏者,高胆固醇血症者,孕妇和哺乳期妇女不宜使用。

(3)应避免本药与地西泮及其他中枢抑制药联用,用药期间禁止饮酒。

(四)用法与用量

口服。成人每天 15 mg,逐渐加至有效剂量每天 15～45 mg,睡前服 1 次或早晚各 1 次。

(五)制剂与规格

片剂:15 mg、30 mg。避光干燥处(2～30 ℃)。

十三、噻奈普汀

(一)别名

达体郎,Tatinol。

(二)作用与用途

为三环类抗抑郁药,作用于 5-羟色胺系统,对心境紊乱有较好的作用。对躯体不适症状具有较显著作用,特别是对与焦虑和心境紊乱有关的胃肠道不适症状效果较明显。对乙醇依赖患者在戒断过程中出现的性格和行为异常有缓解作用。本药对睡眠和注意力、心血管系统没有影响,也无抗胆碱作用和药物成瘾性。口服吸收迅速且完全。口服 12.5 mg 后,0.79～1.80 小时可达血药浓度峰值。体内分布迅速,血浆蛋白结合率高达 94%。在肝脏代谢,主要以代谢产物形式从尿中排出。血中半衰期为 2.5 小时。长期用药的老年人及肾功能不全患者,半衰期延长 1 小时;对肝功能不全者未见不良影响。临床用于治疗各种抑郁症,如神经源性的反应性抑郁症、躯体(特别是胃肠道)不适的焦虑抑郁症及乙醇依赖患者在戒断过程中出现的焦虑抑郁状态等。

(三)注意事项

(1)不良反应:少见,通常有轻度上腹不适、腹痛、口干、厌食、恶心、呕吐、便秘、腹胀;心动过速、期前收缩、心前区疼痛;失眠、嗜睡、噩梦、无力、眩晕、头痛、晕厥、震颤、发热、面部潮红;呼吸困难、喉部堵塞感、咽部发痒;肌痛、腰痛。

(2)禁忌证:对本药过敏者、15 岁以下儿童禁用。不宜与单胺氧化酶抑制药(MAOI)类药物合用。心血管疾病患者、胃肠道疾病患者、严重肾功能不全者、老年患者、有三环类抗抑郁药过敏史者、孕妇慎用。用药期间不宜哺乳。

(3)手术前 24 小时或 48 小时需停服本药。不要突然停药,需 7～14 天逐渐减量。正服用单胺氧化酶抑制药,需停药 2 周,才可服用本药;本来服用噻奈普汀改为 MAOI 类药物治疗的患者,只需停服噻奈普汀 24 小时。用药后不宜驾驶或操纵机器。

(四)用法与用量

口服。推荐剂量为 1 次 12.5 mg,1 天 3 次,于早、中、晚餐前服用。肾功能不全者、老年人应减少剂量,最大剂量不超过 1 天 25 mg。

(五)制剂与规格

片剂:12.5 mg。低于 30 ℃保存。

(王宗岩)

第五节 抗 焦 虑 药

抗焦虑药是一大类主要用于减轻焦虑、紧张、恐惧、稳定情绪兼有镇静催眠作用的药物。这一类药发展很快,20 世纪以前仅有溴剂、水合氯醛。20 世纪初出现了巴比妥类,是 20 世纪 50 年代以前主要的镇静催眠、抗焦虑药。

1955 年,科学家成功研制了新药氯氮草。1960 年,第 1 种苯二氮草类(BDZ)抗焦虑药问世,在抗焦虑药发展史上具有划时代意义,迅速取代巴比妥类,成为当代抗焦虑首选药。1963 年后出现了地西泮系列产品,因其优良的药理学性能,被广泛用于包括精神科、神经科在内的临床各学科。

BDZ 的主要药理作用:①抗焦虑。②镇静催眠。③抗惊厥。④骨骼肌松弛。各种 BDZ 的药理作用基本相似,只有强弱之分,无本质差异。例如,地西泮的抗焦虑和肌松作用较强,氯硝西泮抗惊厥和镇静作用强,临床有不同用途。

BDZ 促进 γ-氨基丁酸(GABA)中介的神经传导,因而其作用类似间接 γ-氨基丁酸受体激动剂。脑中有两种 BDZ 受体,BDZ(ω-1)和 BDZ(ω-1)。地西泮是它们的激动剂,具有抗焦虑、抗痉挛作用,杏仁核 BDZ 受体密度很高,提示可能是抗焦虑药重要作用部位。

目前 BDZ 仍是抗焦虑的首选药。一类新的非 BDZ 抗焦虑药(如丁螺环酮、坦度螺酮)于近年问世,其优点是镇静作用较轻,无滥用风险,但起效较慢。

一、劳拉西泮

(一)别名
氯羟安定,氯羟二氮草,氯羟去甲安定,罗拉。

(二)作用与用途
本药为中效的苯二氮草类中枢神经抑制药,可引起中枢神经系统不同部位的抑制,随着用量的增加,可引起自轻度的镇静到催眠,甚至昏迷。本药口服吸收良好、迅速;肌内注射吸收迅速、完全。血药浓度达峰时间口服为 1～6 小时,肌内注射为 1～1.5 小时。本药在血浆中及脑中有效浓度可维持数小时,作用较地西泮持久。血药浓度达稳态时间为 2～3 天。本药易通过胎盘屏障,但胎儿的血药浓度并不更高。本药的血浆蛋白结合率约为 85%。经肝脏代谢,代谢产物无药理活性。血中半衰期为 10～18 小时。重复给药蓄积少。临床主要用于抗焦虑,包括伴有精神抑郁的焦虑,但不推荐用于原发性抑郁症;可用于镇静催眠、抗惊厥及癫痫持续状态、紧张性头痛;可用作麻醉前及内镜检查前的辅助用药;注射剂可用于癌症化疗时止吐。

(三)注意事项
(1)不良反应:可出现疲劳、共济失调、肌力减弱、恶心、胃不适、头痛、头晕、乏力、定向障碍、抑郁、食欲改变、睡眠障碍、激动、眼功能障碍及便秘等。偶见不安、精神紊乱、视物模糊等。有发生血管升压素分泌增多、性欲丧失(男性)的报道。长期用药可有巴比妥-乙醇样依赖性;骤然停药偶可产生惊厥。大剂量用药可出现无尿、皮疹、粒细胞减少。静脉注射可引起静脉炎、静脉血栓形成。

（2）禁忌证：对苯二氮䓬类药物过敏者、重症肌无力患者、青光眼患者禁用。中枢神经系统处于抑制状态的急性酒精中毒者，有药物滥用或成瘾史者，癫痫患者，运动过多症患者，低蛋白血症患者，严重精神抑郁者，严重慢性阻塞性肺疾病患者，伴呼吸困难的重症肌无力患者，肝功能不全者、肾功能不全者，哺乳期妇女慎用。18 岁以下患者应避免肌内注射或静脉注射本药。除用于抗癫痫外，妊娠期间应避免使用本药。

（3）服药期间应避免驾车及操纵机器。

（4）停药应逐渐减量，骤然停药会出现戒断综合征。

（四）用法与用量

1.口服

抗焦虑：1 次 1～2 mg，1 天 2～3 次。镇静催眠：1 次 2～4 mg，睡前服。

2.肌内注射

抗焦虑、镇静催眠：按体重 0.05 mg/kg，最大剂量为 4 mg。癫痫持续状态：1～4 mg。

3.静脉注射

注射速度应＜2 mg/min。

（1）癌症化疗止吐：2～4 mg，在化疗前 30 分钟注射；必要时重复注射，可与奋乃静合用。

（2）癫痫持续状态：1 次 0.05 mg/kg，最大剂量为 4 mg；如果癫痫持续发作或复发，10～15 分钟之后可按相同剂量重复注射；如再经 10～15 分钟后仍无效，须采用其他措施；12 小时内用量通常不超过 8 mg。

（五）制剂与规格

片剂：0.5 mg；1 mg；2 mg。注射液：1 mL∶2 mg；1 mL∶4 mg；2 mL∶2 mg；2 mL∶4 mg。

二、溴西泮

（一）别名

滇西泮，宁神定，溴安定，溴吡啶安定，溴吡三氮草，溴氮平，溴梦拉。

（二）作用与用途

本药是一种苯二氮䓬类抗焦虑药，作用类似地西泮，但疗效较强。作用机制参见地西泮。口服吸收较快，1～4 小时达血药浓度峰值。生物利用度为 84%。药物在肝脏广泛代谢。给药量的 70% 经肾脏由尿排泄，2%～6% 经粪便排泄。母体的血中半衰期为 8～20 小时。重复用药蓄积少。临床主要用于抗焦虑，也可用于镇静、催眠。

（三）注意事项

（1）不良反应：大剂量用药时有嗜睡、乏力等。长期用药可致依赖。中毒症状及解救参见地西泮。

（2）禁忌证：对本药过敏者、闭角型青光眼患者、重症肌无力患者、哺乳期妇女禁用。中枢神经系统受抑制的急性酒精中毒者、昏迷或休克者、有药物滥用或成瘾史者、多动症患者、低蛋白血症患者、严重抑郁患者、严重慢性阻塞性肺气肿患者、肝功能不全者、肾功能不全者慎用。妊娠早期使用可增加致畸胎的危险；孕妇长期使用可产生依赖，使新生儿出现戒断症状；妊娠末数周用于催眠，可使新生儿中枢神经系统受抑制；分娩前或分娩时使用，可导致新生儿肌张力减弱。

（3）对本药耐受较差、清除较慢的患者应采用较低的起始剂量。

（4）本药应避免长期大量应用，停药前应缓慢减量。用药期间应避免驾驶、操作机械和高空作业等。

(四)用法与用量

口服。成人1次1.5～3 mg,1天2～3次;可根据疗效和病情调整剂量,重症患者可用至1天18 mg,分次服。老年体弱者由1天3 mg开始,按需调整剂量。

(五)制剂与规格

片剂:1.5 mg;3 mg;6 mg。

三、丁螺环酮

(一)别名

丁螺旋酮,盐酸布螺酮,盐酸丁螺环酮。

(二)作用与用途

本药为氮杂螺环癸烷二酮化合物,是一种新型抗焦虑药。在脑中侧缝际区与5-羟色胺(5-HT)受体高度结合,具有5-HT$_{1A}$受体激动作用,抗焦虑作用可能与此有关。本药不具有抗惊厥及肌肉松弛作用,无明显地镇静作用与依赖性。本药与苯二氮䓬受体无亲和性,也不对γ-氨基丁酸(GABA)受体产生影响。经胃肠道吸收迅速、完全,40～90分钟后血药浓度达峰值,有首过效应。本药的蛋白结合率高达95%,但不会置换与蛋白结合的其他药物。经肝脏代谢,代谢产物有一定生物活性。肝肾功能不全时可影响本药的代谢及清除率。血中半衰期为2～3小时。临床用于治疗广泛性焦虑症及其他焦虑障碍。

(三)注意事项

(1)不良反应:常见头晕、头痛、恶心、不安、烦躁,可见多汗、便秘、食欲缺乏,少见视物模糊、注意涣散、萎靡、口干、肌痛、肌痉挛、肌强直、耳鸣、胃部不适、疲乏、梦魇、多梦、失眠、激动、神经过敏、腹泻、兴奋,偶见心电图异常、血清ALT轻度升高,罕见胸痛、精神紊乱、抑郁、心动过速、肌无力、肌肉麻木。

(2)禁忌证:对本药过敏者、癫痫患者、重症肌无力患者、急性闭角型青光眼患者、严重肝肾功能不全者、孕妇、哺乳期妇女、儿童禁用。心功能不全者,轻至中度肝肾功能不全者,肺功能不全者慎用。

(3)本药显效时间为2周(少数患者可能更长),故达到最大剂量后应继续治疗2～3周。

(4)用药期间不宜驾驶车辆和操作机器。

(四)用法与用量

口服。成人1次5～10 mg,1天3次;根据病情和耐受情况调整剂量,可每隔2～3天增加5～15 mg;常用剂量为1天20～40 mg,最大剂量为1天60 mg。

(五)制剂与规格

片剂:5 mg;10 mg。

四、坦度螺酮

(一)别名

枸橼酸坦度螺酮。

(二)作用与用途

本药为嘧啶哌嗪的氮杂螺酮衍生物,属5-HT$_{1A}$受体的部分激动剂,对5-HT$_{1A}$受体有高度亲和力,可激动海马锥体细胞突触后 $5-HT_{1A}$ 受体和中缝核突触前 $5-HT_{1A}$ 受体,从而产生抗焦虑效应。和苯二氮䓬类药(BDZ)相比,本药作用的靶点相对集中,抗焦虑作用的选择性更高,因而免除了 BDZ 的肌松、镇静、催眠作用和对认知、运动功能的损害。此外,本药亦可较强地抑制多巴胺能神经的兴奋作用。长期使用时,可使 $5-HT_{1A}$ 受体下调,这可能与其抗抑郁作用有关。口服吸收良好,达峰时间为 0.8 小时。在肝脏代谢为 1-嘧啶-哌嗪,后者的血药浓度为本药的 2～8 倍。经肾排泄率为 70%,仅有 0.1% 以原形排出,约 20% 随粪便排出,血中半衰期为 1.2 小时,1-嘧啶-哌嗪的血中半衰期为 3～5 小时。临床用于多种神经症所致的焦虑状态,如广泛性焦虑障碍。亦用于原发性高血压、消化性溃疡等疾病伴发的焦虑状态。

(三)注意事项

(1)不良反应:少而轻。较常见心动过速、头痛、头晕、嗜睡、乏力、口干、食欲缺乏、出汗。

(2)禁忌证:对本药及 1-嘧啶-哌嗪过敏和有过敏史者禁用。对其他氮杂螺酮衍生物(如丁螺环酮、伊沙匹隆、吉哌隆)有过敏史者,器质性脑功能障碍患者,中度或重度呼吸功能衰竭患者,心功能不全患者,肝肾功能不全患者慎用。

(3)本药一般不作为抗焦虑的首选药,如需使用不得随意长期应用。

(4)对病程较长(3 年以上),病情严重或对 BDZ 无效的难治性焦虑患者,本药可能也难以产生疗效。

(5)用药期间不得从事有危险性的机械性作业。

(四)用法与用量

口服。

(1)成人 1 次 10～20 mg,1 天 3 次;可根据病情适当增减剂量,1 天最大剂量 60 mg。

(2)老年人用药时应从小剂量开始。

(五)制剂与规格

片剂:10 mg。

(王宗岩)

第六节 抗 癫 痫 药

癫痫是一种由各种原因引起的脑灰质的偶然、突发、过度、快速和局限性放电而导致的神经系统临床综合征,尽管近年来手术方法对难治性癫痫的治疗取得了很大进展,但 80% 的癫痫患者仍然可通过抗癫痫药物获得满意疗效。随着人们对抗癫痫药物的体内代谢和药理学参数的深入研究,临床医师能更加有效地使用抗癫痫药物,使抗癫痫治疗的效益和风险比达到最佳水平。

根据化学结构可将抗癫痫药物分为以下几类。①乙内酰脲类:苯妥英、美芬妥英等。②侧链脂肪酸类:丙戊酸钠、丙戊酰胺等。③亚氏胺类:卡马西平。④巴比妥类:巴比妥钠、异戊巴比妥、甲苯比妥、扑米酮。⑤琥珀酰亚胺类:乙琥胺、甲琥胺、苯琥胺等。⑥磺胺类:乙酰唑胺、舒噻美等。⑦双酮类:三甲双酮、双甲双酮等。⑧抗癫痫新药:氨乙烯酸、氟氯双胺、加巴喷丁、拉莫三嗪、非尔氨酯、托吡酯。⑨激素类:ACTH,泼尼松。⑩苯二氮䓬类:地西泮、氯硝西泮等。

一、苯妥英钠

苯妥英钠别名大仑丁,二苯乙内酰尿,Dilantin,Diphenylhydantoin。

(一)药理作用与应用

该药能稳定细胞膜,调节神经元的兴奋性,抑制癫痫灶内发作性电活动的传播和扩散,阻断癫痫灶对周围神经元的募集作用。对于全身性强直阵挛发作、局限性发作疗效好,对精神运动性发作次之,对小发作无效。是临床上应用最广泛的抗癫痫药物之一。口服主要经小肠吸收,成人单剂口服后 t_{max} 为 3～8 小时,长期用药后 $t_{1/2}$ 为 10～34 小时,平均 20 小时。有效血浓度为 10～20 $\mu g/mL$,开始治疗后达到稳态所需时间为 7～11 天。

(二)不良反应

1.神经精神方面

神经症状有眩晕、构音障碍、共济失调、眼球震颤、视力模糊和周围神经病变。精神症状包括智力减退、人格改变、反应迟钝和神经心理异常。

2.皮肤、结缔组织和骨骼

可有麻疹样皮疹、多形性红斑、剥脱性皮炎和多毛。齿龈增生常见于儿童和青少年。小儿长期服用可引起钙磷代谢紊乱、骨软化症和佝偻病。

3.造血系统

巨红细胞贫血、再生障碍性贫血、白细胞计数减少等。

4.代谢和内分泌

该药可作用于肝药酶,加速皮质激素分解,也可抑制胰岛素分泌、减低血中 T_3 的浓度。

5.消化系统

可有轻度厌食、恶心、呕吐和上腹疼痛,饭后服用可减轻症状。

6.致畸作用

癫痫母亲的胎儿发生颅面和肢体远端畸形的危险性增加,但是否与服用苯妥英钠有关目前尚无定论。

(三)注意事项

应定期检查血常规和齿龈的情况,长期服用时应补充维生素 D 和叶酸。妊娠哺乳期妇女和肝肾功能障碍者慎用。

(四)禁忌证

对乙内酰脲衍生物过敏者禁用。

(五)药物相互作用

(1)与卡马西平合用,可使两者的浓度交互下降。

(2)与苯巴比妥合用,可降低苯妥英钠的浓度,减低疗效。

(3)与扑米酮合用,有协同作用,可增强扑米酮的疗效。

(4)与丙戊酸钠合用,可使苯妥英钠的血浓度降低。

(5)与乙琥胺和三甲双酮合用,可抑制苯妥英钠的代谢,使其血浓度增高,增加毒性作用。

(6)与三环类抗抑郁药合用,可使两者的作用均增强。

(7)与地高辛合用,可增加地高辛的房室传导阻滞作用,引起心动过缓。地高辛能抑制苯妥英钠的代谢,增加其血浓度。

(8)不宜与氯霉素、西咪替丁、磺胺甲噁唑合用。

(9)与地西泮、异烟肼、利福平合用时,应监测血浓度,并适当调整剂量。

(10)与孕激素类避孕药合用时可降低避孕药的有效性。

(六)用法与用量

成人,50～100 mg,每天 2～3 次,一般 200～500 mg/d,推荐每天 1 次给药,最好晚间服用,超大剂量时可每天 2 次。儿童每天 5～10 mg/kg,分 2 次给药。静脉用药时,缓慢注射(<50 mg/min),成人 15～18 mg/kg,儿童 5 mg/kg,注射时须心电图监测。

(七)制剂

(1)片剂:100 mg。

(2)注射剂:5 mL:0.25 g。

(3)粉针剂:0.1 g,0.25 g。

二、乙苯妥英

乙苯妥英别名皮加隆,乙妥英,Peganone。

(一)药理作用与应用

本药类似苯妥英钠,但作用及不良反应均比苯妥英钠小。临床常与其他抗癫痫药合用,对全身性发作和复杂部分性发作有较好疗效。

(二)不良反应

本药不良反应比苯妥英钠少,有头痛、嗜睡、恶心、呕吐,共济失调、多毛和齿龈增生少见。

(三)用法与用量

口服,成人,开始剂量 0.5～1 g/d,每 1～3 天增加 0.25 g,最大可达 3 g/d,分 4 次服用。儿童,1 岁以下 0.3～0.5 g/d,2～5 岁 0.5～0.8 g/d,6～12 岁 0.8～1.2 g/d。

(四)制剂

片剂:250 mg,500 mg。

三、甲妥英

甲妥英别名美芬妥英,Methenytoin,Methoin。

(一)药理作用与应用

与苯妥英钠相似,但有镇静作用。主要用于对苯妥英钠效果不佳的患者,对小发作无效。

(二)不良反应

毒性较苯妥英钠强,有嗜睡、粒细胞计数减少、再生障碍性贫血、皮疹、中毒性肝炎反应。

(三)用法与用量

成人,50～200 mg,每天 1～3 次。儿童,25～100 mg,每天 3 次。

(四)制剂

片剂 50 mg,100 mg。

四、丙戊酸钠

丙戊酸钠别名二丙二乙酸钠,抗癫灵,戊曲酯,Convulex,Depakene,Depakine,Epilim,Leptilan。

(一)药理作用与应用

本药可能通过增加脑内抑制性神经递质 GABA 的含量,降低神经元的兴奋性,或直接稳定神经元细胞膜而发挥抗癫痫作用。口服吸收完全,t_{max} 为 1~4 小时,$t_{1/2}$ 为 14 小时,达到稳态所需时间 4 天,有效血浓度为67~82 $\mu g/mL$。本品是一种广谱抗癫痫药,对各型小发作、肌阵挛发作、局限性发作、大发作和混合型癫痫均有效,对复杂部分性发作、单纯部分性发作和继发性全身发作的效果不如其他一线抗癫痫药。此外本药还可用于治疗小舞蹈病、偏头痛、心律失常和顽固性呃逆。

(二)不良反应

1.消化系统症状

消化系统症状有恶心、呕吐、厌食、消化不良、腹泻、便秘等。治疗过程中还可发生血氨升高,少数患者可发生脑病。在小儿以及抗癫痫药合用的情况下容易发生肝肾功能不全,表现为头痛、呕吐、黄疸、水肿和发热。一般情况下肝毒性的发生率很低,约为 1/50 000。严重肝毒性致死者罕见。

2.神经系统

神经系统常见震颤,也可有嗜睡、共济失调和易激惹症状。认知功能和行为障碍罕见。

3.血液系统

由血小板计数减少和血小板功能障碍导致的出血时间延长、皮肤紫斑和血肿。

4.致畸作用

妊娠初期服药可致胎儿神经管发育缺陷和脊柱裂等。

5.其他

偶见心肌劳损、心律不齐、脱发、内分泌异常、低血糖、急性胰腺炎。

(三)注意事项

服用 6 个月以内应定期查肝功和血常规。有先天代谢异常者慎用。

(四)禁忌证

肝病患者禁用。

(五)药物相互作用

(1)丙戊酸钠为肝药酶抑制剂,合用时能使苯巴比妥、扑米酮、乙琥胺的血浓度增高,而苯巴比妥、扑米酮、苯妥英钠、乙琥胺、卡马西平又可诱导肝药酶,加速丙戊酸钠的代谢,降低其血浓度。

(2)与阿司匹林合用可使游离丙戊酸钠血浓度显著增高,半衰期延长,导致丙戊酸钠蓄积中毒。

(六)用法与用量

1.抗癫痫

成人维持量为 600~1 800 mg/d,儿童体重 20 kg 以上时,每天不超过 30 mg/kg,体重<20 kg时可用至每天 40 mg/kg,每天剂量一般分 2 次口服。

2.治疗偏头痛

1 200 mg/d,分 2 次口服,维持 2 周可显效。

3.治疗小舞蹈病

口服,每天 15~20 mg/kg,维持 3~20 周。

4.治疗顽固性呃逆

口服,初始剂量为每天 15 mg/kg,以后每 2 周每天剂量增加 250 mg。

(七)制剂

(1)丙戊酸钠片剂:100 mg,200 mg,250 mg。

(2)糖浆剂:5 mL：250 mg;5 mL：500 mg。

(3)丙戊酸胶囊:200 mg,250 mg。

(4)丙戊酸氢钠(肠溶片):250 mg,500 mg。

(5)丙戊酸/丙戊酸钠(控释片):500 mg。

五、丙戊酸镁

(一)药理作用与应用

新型广谱抗癫痫药,药理作用同丙戊酸钠。适用于各种类型的癫痫发作。

(二)不良反应

嗜睡、头昏、恶心、呕吐、厌食胃肠道不适,多为暂时性。

(三)注意事项

孕妇、肝病患者和血小板计数减少者慎用。用药期间应定期检查血象。

(四)药物相互作用

本药与苯妥英钠和卡马西平合用可增加肝脏毒性,应避免合用。

(五)用法与用量

口服,成人,200～400 mg,每天 3 次,最大可用至 600 mg,每天 3 次。儿童每天 20～30 mg/kg,分3 次服用。

(六)制剂

片剂:100 mg,200 mg。

六、丙戊酰胺

丙戊酰胺别名丙缬草酰胺,癫健安,二丙基乙酰胺。

(一)药理作用与应用

其抗惊厥作用是丙戊酸钠的 2 倍,是一种作用强见效快的抗癫痫药。临床用于各型癫痫。

(二)不良反应

头痛、头晕、恶心、呕吐、厌食和皮疹,多可自行消失。

(三)用法与用量

口服,成人,0.2～0.4 g,每天 3 次。儿童每天 10～30 mg/kg,分 3 次口服。

(四)制剂

片剂:100 mg,200 mg。

七、唑尼沙胺

唑尼沙胺别名 Exogran。

(一)药理作用与应用

具有磺酰胺结构,对碳酸酐酶有抑制作用,对癫痫灶放电有明显的抑制作用。本品口服易吸收,t_{max} 为 5～6 小时,$t_{1/2}$ 为 60 小时。临床主要用于全面性发作、部分性发作和癫痫持续状态。

(二)不良反应

主要为困倦、焦躁、抑郁、幻觉、头痛、头晕、食欲缺乏、呕吐、腹痛、白细胞计数减少、贫血和血小板计数减少。

(三)注意事项

不可骤然停药,肝肾功能不全者、机械操作者、孕妇和哺乳期妇女慎用。定期检查肝肾功能和血常规。

(四)用法与用量

成人初量 100～200 mg,分 1～3 次口服,逐渐加量至 200～400 mg,分 1～3 次口服。每天最大剂量 600 mg。儿童 2～4 mg/kg,分 1～3 次口服,逐渐加量至 8 mg/kg,分 1～3 次口服,每天最大剂量12 mg/kg。

(五)制剂

片剂:100 mg。

八、三甲双酮

三甲双酮别名 Troxidione。

(一)药理作用与应用

在体内代谢成二甲双酮起抗癫痫作用,机制不明。口服吸收好,t_{max} 为 30 分钟以内,二甲双酮 $t_{1/2}$ 为10 天或更长。主要用于其他药物治疗无效的失神发作,也用于肌阵挛和失张力发作。

(二)不良反应

有骨髓抑制、嗜睡、行为异常、皮疹、胃肠道反应、肾病综合征、肌无力综合征和脱发。有严重的致畸性。

(三)禁忌证

孕妇禁用。

(四)用法与用量

口服,成人维持量为 750～1 250 mg/d,儿童每天 20～50 mg/kg。

(五)制剂

(1)片剂:150 mg。

(2)胶囊剂:300 mg。

(王宗岩)

第七节　抗 胆 碱 药

一、M 受体阻滞剂

常用的药物有阿托品、东莨菪碱、山莨菪碱、后阿托品、丙胺太林和哌仑西品等,以阿托品为例进行介绍。

（一）药物作用

能选择性阻断 M 受体,对抗乙酰胆碱或拟胆碱药的 M 样作用。

（二）临床用途

1.解除平滑肌痉挛

对过度兴奋的胃肠平滑肌松弛作用明显,用于缓解胃肠绞痛及膀胱刺激症状。

2.抑制腺体分泌

对汗腺、唾液腺作用最明显,用于全麻前给药、严重盗汗和流涎症。

3.眼科用药

散瞳、升眼压、导致远视（调节麻痹）。临床可用于虹膜睫状体炎、虹膜晶状体粘连（与缩瞳药交替使用）和小儿验光。

4.兴奋心脏

较大剂量时使心率加快和房室传导加快,常用于治疗窦性心动过缓和房室传导阻滞。

5.扩血管

大剂量时能解除小血管痉挛,用于治疗感染中毒性休克。

6.对抗 M 样作用

用于解救有机磷中毒。有机磷中毒的患者对阿托品的敏感性远比正常人低,其用量不受药典规定的极量限制,使用总量随中毒程度不同可相差很大。要及早、足量、反复注射阿托品,直至达到"阿托品化"。"阿托品化"的主要指征是瞳孔扩大不再缩小,口干及皮肤干燥、颜面潮红,肺部湿啰音消失,轻度躁动不安及心率加快等。对以上指征需全面观察,综合分析,灵活判断。

（三）不良反应

1.外周反应

常见口干,皮肤干燥,潮红,视近物模糊,瞳孔扩大,心率加快,体温升高等外周症状。

2.中毒反应

阿托品过量中毒除外周症状加重外,还可出现中枢兴奋症状,如烦躁、谵妄、幻觉甚至惊厥等。严重中毒时由兴奋转入抑制而出现昏迷、呼吸麻痹。

（四）禁忌证

青光眼、前列腺肥大、高热患者禁用。

二、胆碱酯酶复活药

以氯解磷定（BAM-CI）氯解磷定又名氯磷定、氯化派姆为例进行介绍。

（一）药物作用

1.使胆碱酯酶复活

与磷酰化胆碱酯酶中的有机磷结合,使胆碱酯酶与有机磷解离,恢复胆碱酯酶的活性。

2.与游离的有机磷结合

防止中毒进一步加深。

（二）临床用途

用于解救有机磷中毒。对有机磷的解毒作用有一定选择性。对内吸磷、对硫磷中毒疗效较好;对敌敌畏、敌百虫中毒效果较差;对乐果中毒则无效。对轻度有机磷中毒,可单独应用氯解磷定或阿托品以控制症状；中度、重度中毒时则必须合并应用阿托品。

三、用药监护

(一)用药监测

(1)阿托品治疗量时应观察心率变化，心率每分钟高于 100 次，体温高于 38 ℃及眼内压高的患者不宜用阿托品。

(2)用药期间注意监测阿托品化指征的出现。

(3)大剂量应用阿托品时应严密观察外周和中枢中毒症状的出现。如出现呼吸加快，瞳孔扩大，中枢兴奋症状及猩红热样皮疹时，多为阿托品中毒，应及时报道医师，及时处理。外周症状可用拟胆碱药毛果芸香碱或新斯的明对抗治疗。有机磷中毒使用阿托品过量时不能用新斯的明。中枢兴奋症状可用镇静药苯巴比妥或地西泮对抗治疗。

(4)应用解磷定期间应观察患者的体液平衡情况，如有脱水，需补充体液。

(二)用药护理

(1)应用阿托品常见外周轻症在停药后可逐渐消失，不需特殊处理。但在用药前应向患者或家属说明药物可能引起的不良反应，并介绍一些简便的防治措施，如口干可少量多次饮水，解除口腔黏膜干燥感。

(2)阿托品滴眼时应压迫内眦，防止药液经鼻腔黏膜吸收产生不良反应。

(3)应用阿托品等抗胆碱药前应劝患者排尿排便，用药后多饮水及多食含纤维食物，减少尿潴留及便秘的发生。

(4)有机磷农药中毒时应及早使用胆碱受体阻滞剂，防止胆碱酯酶老化。

(5)胆碱酯酶复活药(氯解磷定)在体内迅速被分解，维持时间短(仅 1.5～2.0 小时)，应根据病情需要反复给药，彻底解毒。

(6)阿托品中毒除按一般中毒处理外，必须及时用 4％鞣酸溶液清除体内过量药物，并用毛果芸香碱 0.25～0.50 mL 皮下注射，每 10～15 分钟 1 次，至中毒症状消失。

(7)一旦怀疑有机磷酸酯类中毒，应立即除去被污染的衣物，用清水或肥皂水彻底清洗皮肤，减少农药经皮肤黏膜吸收；若为口服中毒，应马上用 2％$NaHCO_3$ 或 1％盐水反复洗胃，再用硫酸镁导泻。敌百虫口服中毒不能用碱性溶液洗胃，对硫磷中毒忌用高锰酸钾洗胃。

(8)有机磷酯酯类中毒抢救时，一定要保持患者呼吸道的通畅，防止肺水肿、脑水肿、呼吸衰竭，积极预防感染。

(金善子)

第八节 拟 胆 碱 药

拟胆碱药可激动胆碱受体，产生与乙酰胆碱类似的作用。按药物作用机制分为直接拟胆碱药和间接拟胆碱药两大类，直接激动胆碱受体，称胆碱受体激动药；抑制胆碱酯酶活性，间接升高受体部位乙酰胆碱的浓度，提高内源性乙酰胆碱的生物效应，称胆碱酯酶抑制药(或称抗胆碱酯酶药)。若按药物对胆碱受体作用的选择性，分为 M、N 胆碱受体激动药，M 胆碱受体激动药和

N 胆碱受体激动药。

一、M 胆碱受体激动药

M 胆碱受体激动药可分为两类,即胆碱酯类和天然的拟胆碱生物碱。胆碱酯类主要包括乙酰胆碱、卡巴胆碱、醋甲胆碱和贝胆碱。天然的拟胆碱生物碱有毛果芸香碱、槟榔碱和毒草碱。

(一)乙酰胆碱(ACh)

乙酰胆碱为胆碱能神经递质,性质不稳定,极易被体内乙酰胆碱酯酶(AChE)水解破坏,其能特异性作用于各类胆碱受体,选择性差,故无临床实用价值;但其为内源性神经递质,分布较广,具有非常重要的生理功能,因而必须熟悉该递质的作用。其作用如下所述。

1.M 样作用

激动 M 胆碱受体,表现出兴奋胆碱能神经全部节后纤维所产生的作用,如心脏抑制、腺体分泌增加、血管扩张、瞳孔缩小。

(1)扩张血管,降低血压。

(2)抑制心脏,减慢心肌收缩力和心率。

(3)兴奋内脏平滑肌使其收缩。兴奋胃肠道、泌尿道平滑肌并可促进胃、肠分泌,导致恶心、嗳气、呕吐、腹痛及排便、排尿等症状。

(4)腺体分泌增加,如出汗、流涎。

(5)使瞳孔括约肌和睫状肌收缩,致瞳孔缩小,调节痉挛。

2.N 样作用

(1)激动 N_N 受体(N_1 受体)相当于兴奋神经节,使节后神经兴奋。表现为交感神经和副交感神经同时兴奋所产生的作用,同时兴奋肾上腺素髓质分泌肾上腺素。总体表现为胃肠道、膀胱等处的平滑肌收缩加强,腺体分泌增加,心肌收缩力加强和小血管收缩,血压上升。

(2)激动 N_M 受体(N_2 受体):本品激动运动终板的 N_M 受体,使骨骼肌收缩。

(二)毛果芸香碱

毛果芸香碱属 M 胆碱受体激动药,是从毛果芸香属植物中提出的生物碱。本品选择性地激动 M 胆碱受体,产生 M 样作用。对眼和腺体的作用强,而对心血管的作用小。其作用和临床应用如下所述。

1.眼

滴眼后可引起缩瞳、降低眼内压和调节痉挛等作用。

(1)缩瞳:激动虹膜瞳孔括约肌的 M 胆碱受体,使虹膜瞳孔括约肌收缩,瞳孔缩小。局部用药后作用可持续数小时至 1 天。

(2)降低眼内压:通过缩瞳作用可使虹膜向中心拉动,虹膜根部变薄,从而使处于虹膜周围的前房角间隙扩大,房水易于经滤帘进入巩膜静脉窦,使眼内压下降。

(3)调节痉挛:毛果芸香碱激动动眼神经支配的 M 受体。使睫状肌向瞳孔中心方向收缩,导致牵拉晶状体悬韧带松弛,晶状体由于本身弹性变凸,屈光度增加,此时远距离物体不能清晰地成像于视网膜上,故视远物模糊,视近物清楚。这一作用称为调节痉挛。

2.腺体

毛果芸香碱激动腺体的 M 受体,皮下注射 10～15 mg 可使汗腺、唾液腺分泌明显增加。

3.临床应用

全身用于抗胆碱药如阿托品中毒的抢救,局部用于治疗青光眼。

(1)治疗青光眼:青光眼有闭角型及开角型两种,毛果芸香碱均适用。低浓度的毛果芸香碱(2%以下)可滴眼用于治疗闭角型青光眼(充血性青光眼);本品对开角型青光眼(单纯性青光眼)的早期也有一定疗效,但机制未明,常用1‰～2‰溶液滴眼。

(2)治疗巩膜炎:与散瞳药阿托品交替使用,使瞳孔扩张收缩交替出现,从而防止虹膜睫状体发炎时虹膜与晶状体粘连。

4.不良反应

本品滴眼药液浓度过高(2%以上)或过量吸收后出现 M 胆碱受体过度兴奋症状,可用阿托品拮抗。

5.用药注意及禁忌证

(1)滴眼时应压迫内眦,避免药液流入鼻腔后吸收中毒。

(2)禁用于急性虹膜炎。

(三)卡巴胆碱

卡巴胆碱对 M、N 胆碱受体的作用与乙酰胆碱相似,但其不易被胆碱酯酶水解,作用时间较长。本品对膀胱和肠道作用明显,故可用于术后腹胀气和尿潴留,仅用于皮下注射,禁止静脉注射给药。该药不良反应较多,且阿托品对它的解毒效果差,故目前主要用于局部滴眼治疗青光眼。

二、抗胆碱酯酶药

胆碱酯酶是一种水解乙酰胆碱的特殊酶,主要存在于胆碱能神经元、神经肌肉接头以及其他某些组织中,此酶对于生理浓度的乙酰胆碱作用最强,特异性也较高。抗胆碱酯酶药与胆碱酯酶的亲和力比乙酰胆碱大得多,分为易逆性抗胆碱酯酶药和难逆性抗胆碱酯酶药。

(一)易逆性抗胆碱酯酶药

1.新斯的明

(1)抑制胆碱酯酶,产生 M 和 N 样作用:新斯的明可与乙酰胆碱竞争与胆碱酯酶的结合,抑制胆碱酯酶的活性,使胆碱能神经末梢释放的乙酰胆碱破坏减少,突触间隙中的乙酰胆碱积聚,表现出 M 样和 N 样作用。

(2)直接激动 N_M 受体(N_2 受体):新斯的明除了抑制胆碱酯酶的作用外,还能直接与骨骼肌运动终板上 N_M 受体结合,促进运动神经末梢释放乙酰胆碱,加强骨骼肌收缩作用。故对骨骼肌作用最强,对胃肠道和膀胱等平滑肌作用较强,对心血管、腺体、眼和支气管平滑肌作用较弱。

(3)治疗重症肌无力:本病为神经肌肉接头传递障碍所致慢性疾病,这是一种自身免疫性疾病,主要症状是骨骼肌呈进行性收缩无力,临床表现为受累骨骼肌极易疲劳。新斯的明为治疗重症肌无力常规使用药物,用来控制疾病症状。

(4)治疗术后腹气胀及尿潴留:新斯的明能加快肠蠕动及增加膀胱张力,从而促进排气排尿。

(5)用于阵发性室上性心动过速:新斯的明 M 样作用使心率减慢。

(6)用于非去极化型肌松药的解毒:如用于筒箭毒碱中毒的解救。

(7)不良反应较少,过量可产生恶心、呕吐、腹痛、出汗,心动过缓、肌肉震颤和无力。

(8)治疗重症肌无力时,可口眼给药,也可皮下或肌内注射给药。静脉注射给药时有一定危险性,特别要防止剂量过大引起兴奋过度而转入抑制,致使肌无力症状加重。

(9)使用前应先测心率,如心动过缓先用阿托品使心率增至 80 次/分后再用本品。

(10)解救筒箭毒碱中毒时应先给患者吸氧,并备好阿托品。

(11)禁用于支气管哮喘、机械性肠梗阻、泌尿道梗阻及心绞痛等患者。

2.毒扁豆碱

毒扁豆碱是从西非毒扁豆的种子中提取的一种生物碱,现已人工合成。

(1)毒扁豆碱作用与新斯的明相似,但无直接兴奋作用:眼内局部应用时,其作用类似于毛果芸香碱,但奏效快、作用强而持久,表现为瞳孔缩小,眼内压下降,可维持1~2天。吸收后外周作用与新斯的明相似,表现为 M、N 胆碱受体激动作用;进入中枢后亦可抑制中枢 AChE 活性而产生作用,表现为小剂量兴奋、大剂量抑制。

(2)局部用于治疗青光眼,常用 0.05% 溶液滴眼。

(3)本品滴眼后可致睫状肌收缩而引起调节痉挛,出现头痛。大剂量中毒时可致呼吸麻痹。

(4)与毛果芸香碱相比,毒扁豆碱刺激性较强,长期给药时,患者不易耐受。临床应用时,可先用本品滴眼数次,后改用毛果芸香碱维持疗效。滴眼时应压迫内眦,以免药液流入鼻腔后吸收中毒。

3.吡斯的明

吡斯的明作用与新斯的明类似,口服吸收较差,故临床应用时剂量较大,起效缓慢,作用时间较长。主要用于治疗重症肌无力,疗程通常少于 8 周,亦可用于治疗麻痹性肠梗阻和术后尿潴留。不良反应与新斯的明相似,但 M 胆碱受体效应较弱。

4.加兰他敏

加兰他敏是一种从石蒜科植物中提取的生物碱,其作用类似新斯的明,用于治疗重症肌无力和脊髓灰质炎后遗症,也可用于治疗竞争性神经肌肉阻滞剂过量中毒。

5.安贝氯铵

安贝氯铵作用类似新斯的明,但较持久,主要用于重症肌无力的治疗,尤其适用于不能耐受新斯的明或吡斯的明的患者。

(二)难逆性抗胆碱酯酶药

1.有机磷酸酯类

有机磷酸酯类能与胆碱酯酶牢固结合,且结合后不易水解,因此酶的活性难以恢复,致使体内乙酰胆碱持久积聚而引起中毒。有机磷酸酯类对人畜均有毒性,主要用作农作物及环境杀虫,常见的有敌百虫、马拉硫磷、乐果、敌敌畏等。有些剧毒物质,如沙林、塔崩及梭曼还被用作化学战争的神经毒气,在应用时,如管理不妥或防护不严均可造成人畜中毒。因此必须掌握他的中毒表现及防治解救方法。

2.烟碱

烟碱是 N 胆碱受体激动药的代表。由烟草中提取,可兴奋自主神经节和神经肌肉接头的N 胆碱受体。其对神经节的 N 受体作用呈双相性,小剂量激动 N 受体,大剂量却阻断 N 受体。烟碱对神经肌肉接头 N 受体作用与其对神经节 N 受体作用类似,由于烟碱作用广泛、复杂,无临床实用价值。

(金善子)

第九节 肾上腺素受体阻滞药

肾上腺素受体阻滞药能阻断肾上腺素受体从而拮抗去甲肾上腺素能神经递质或肾上腺素受体激动药的作用。这类药物按对 α、β 肾上腺素受体选择性的不同,分为 α 受体阻滞药、β 受体阻滞药及 α、β 受体阻滞药三大类。

一、α 受体阻滞药

α 受体阻滞药能选择性地与 α 肾上腺素受体结合,阻断神经递质或肾上腺素受体激动药与 α 受体结合,从而产生抗肾上腺素作用。它们能将肾上腺素的升压作用翻转为降压作用,这个现象称为"肾上腺素作用的翻转"。这是因为 α 受体阻滞药选择性地阻断了与血管收缩有关的 α 受体,与血管舒张有关的 β 受体未被阻断,所以肾上腺素的血管收缩作用被取消,而血管舒张作用得以充分地表现出来。对主要作用于血管 α 受体的去甲肾上腺素,它们只取消或减弱其升压效应而无"翻转作用"。对主要作用于 β 受体的异丙肾上腺素的降压作用则无影响(图 3-1)。

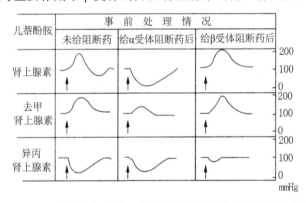

图 3-1 给肾上腺素受体阻滞药前后儿茶酚胺对犬血压的作用

根据这类药物对 $α_1$、$α_2$ 受体的选择性不同,可将其分为三类:①非选择性 α 受体阻滞药,如酚妥拉明、酚苄明。②$α_1$ 受体阻滞药,如哌唑嗪。③$α_2$ 受体阻滞药,如育亨宾(常作为科研的工具药)。

(一)非选择性 α 受体阻滞药

以酚妥拉明为例介绍具体内容。

1.药理作用

酚妥拉明为竞争性 α 受体阻滞药,对 $α_1$、$α_2$ 受体具有相似的亲和力。该药与 α 受体结合力较弱,易于解离,作用温和,作用维持时间短。

(1)血管:静脉注射能使血管舒张,使肺动脉压和外周血管阻力降低,血压下降。其机制主要是对血管平滑肌 $α_1$ 受体的阻断作用和直接舒张血管作用。

(2)心脏:具有心脏兴奋作用,使心肌收缩力增强,心率加快,心排血量增加。这是由于血管舒张、血压下降可反射性兴奋交感神经;加上该药可阻断神经末梢突触前膜 $α_2$ 受体,反馈性地促进去甲肾上腺素释放,激动心脏 β_1 受体的结果。偶可致心律失常。

(3)其他有拟胆碱和拟组胺样作用,使胃肠平滑肌兴奋、胃酸分泌增加,出现恶心、呕吐、腹痛等症状。

2.临床应用

(1)外周血管痉挛性疾病,如雷诺综合征、血栓闭塞性脉管炎等。

(2)静脉滴注去甲肾上腺素发生外漏时所造成的血管痉挛,也用于肾上腺素等拟交感胺药物过量所致的高血压。

(3)用于肾上腺嗜铬细胞瘤的鉴别诊断、骤发高血压危象的治疗以及手术前的控制性降压。曾有致死的报道,故应特别慎重。

(4)抗休克:由于具有增加心排血量,扩张血管,降低外周阻力,解除微循环障碍等作用,适用于感染性、心源性和神经源性休克。但给药前必需补足血容量。目前主张将酚妥拉明与去甲肾上腺素合用以对抗去甲。肾上腺素的强大的收缩血管作用,保留其加强心肌收缩力的作用。

(5)急性心肌梗死及充血性心力衰竭。在心力衰竭时,因心排血量不足,交感张力增加,外周阻力增高,肺充血和肺动脉压力升高,易产生肺水肿。酚妥拉明既可扩张小动脉、降低外周阻力,使心脏后负荷明显降低;又可扩张小静脉,使回心血量减少,减轻心脏的前负荷;总的效果是心排血量增加,心力衰竭得以减轻。

3.不良反应

常见的有胃肠平滑肌兴奋所致的腹痛、腹泻、呕吐和诱发溃疡病。静脉给药可引起严重的心律失常和心绞痛。胃炎,胃、十二指肠溃疡病,冠心病患者慎用。

酚苄明,口服仅有 $20\%\sim30\%$ 吸收。因刺激性强,不做肌内或皮下注射,仅做静脉注射。本药的脂溶性高,大剂量用药可积蓄于脂肪组织中,缓慢释放,故作用持久。主要经肝代谢,经肾及胆汁排泄。1 次用药,作用可维持 $3\sim4$ 天。酚苄明可与仅受体形成牢固的共价键,属于非竞争性 α 受体阻滞药。药理作用与临床应用和酚妥拉明相似。其扩张血管降压作用与血管的功能状态有关。当交感神经张力高、血容量低或直立体位时,其扩张血管及降压作用明显。临床用于治疗外周血管痉挛性疾病,也可适用于休克及嗜铬细胞瘤所致高血压的治疗。不良反应有直立性低血压、反射性心动过速、心律失常及鼻塞。口服可致恶心、呕吐、嗜睡及疲乏等。

(二)α_1 受体阻滞药

α_1 受体阻滞药对动脉和静脉的 α_1 受体有较高的选择性阻断作用,对去甲肾上腺素能神经末梢突触前膜 α_2 受体亲和力极弱,因此在拮抗去甲肾腺素和肾上腺素的升压作用同时,并不促进神经末梢释放去甲肾上腺素。

临床常用哌唑嗪、特拉唑嗪及多沙唑嗪等,主要用于良性前列腺增生及高血压病的治疗。

(三)α_2 受体阻滞药

α_2 受体在介导交感神经系统反应中起重要作用,包括中枢与外周。育亨宾为选择性 α_2 受体阻滞药,易进入中枢神经系统,阻断 α_2 受体,可促进去甲肾上腺素的释放,增加交感神经张力,导致血压升高,心率加快。育亨宾主要用作实验研究中的工具药。

二、β 受体阻滞药

β 受体阻滞药能选择性和 β 受体结合,竞争性阻断去甲肾上腺素能神经递质或肾上腺素受体激动药与 β 受体结合,从而拮抗其拟肾上腺素作用。β 受体阻滞药可根据其选择性分为非选

择性的 β_1、β_2 受体阻滞药和选择性的 β_1 受体阻滞药两类。本类药物中有些除具有 β 受体阻滞作用外,还具有一定的内在拟交感活性,因此上述两类药物又可分为有内在拟交感活性及无内在拟交感活性两类。

β 受体阻滞药种类较多,但基本药理作用相似。

(一)药理作用

1.β 受体阻滞作用

(1)心血管系统:由于阻断心脏 β_1 受体,使心率减慢,心肌收缩力减弱,心排血量减少,心肌耗氧量下降,血压略降。由于其对血管 β_2 受体也有阻断作用,加上心脏功能受到抑制,反射地兴奋交感神经引起血管收缩和外周阻力增加,肝、肾和骨骼肌等血管血流量减少,冠脉血流量也减少。

(2)支气管平滑肌:因阻断支气管平滑肌上的 β_2 受体,使支气管平滑肌收缩而增加呼吸道阻力。但这种作用较弱,对正常人影响较少,但在支气管哮喘或慢性阻塞性肺疾病的患者,则可诱发或加重哮喘的急性发作。选择性 β_1 受体阻滞药此作用较弱。

(3)代谢:可抑制糖原分解及脂肪代谢,对正常人的血糖水平无影响,但可抑制 AD 引起的高血糖反应,延缓用胰岛素后血糖水平的恢复。甲状腺功能亢进时,β 受体阻滞药可抑制甲状腺素(T_4)转变为三碘甲腺原氨酸(T_3),有效控制甲状腺功能亢进症状。

(4)肾素:β 受体阻滞药通过阻断肾小球球旁细胞的 β_1 受体而抑制肾素的释放,这可能也是其降血压机制之一。

2.内在拟交感活性

药物对受体的阻断作用和激动作用并非截然分开,有些 β 受体阻滞药与 β 受体结合后除能阻断受体外,对 β 受体还有部分激动作用,也称内在拟交感活性(ISA)。由于这种作用较弱,一般被其 β 受体阻滞作用所掩盖。ISA 较强的药物在临床应用时,其抑制心肌收缩力,减慢心率和收缩支气管作用一般较不具 ISA 的药物为弱。

3.膜稳定作用

实验证明,有些 β 受体阻滞药具有局部麻醉作用和奎尼丁样作用,即降低细胞膜对钠离子的通透性,产生膜稳定作用,由于所需浓度高于 β 受体阻滞药有效血药浓度的 50~100 倍,此外,无膜稳定作用的 β 受体阻滞药对心律失常仍然有效。因此认为这一作用在常用量时与其治疗作用的关系不大。

4.其他

普萘洛尔有抗血小板聚集作用。另外,β 受体阻滞药尚有降低眼内压作用,这可能是由于减少房水的形成所致。

(二)临床应用

1.心律失常

对多种原因引起的快速型心律失常有效,如窦性心动过速、全身麻醉药或拟肾上腺素药引起的心律失常等。

2.心绞痛和心肌梗死

对心绞痛有良好的疗效。对心肌梗死,长期应用(两年以上)可降低复发和猝死率。

3.高血压

本类药是治疗高血压的基础药物,能使高血压患者的血压下降,有效控制原发性高血压。与血管扩张药和利尿药合用降压效果更好。

4.其他

用于焦虑状态,辅助治疗甲状腺功能亢进及甲状腺危象,对控制激动不安,心动过速和心律失常等症状有效,并能降低基础代谢率。普萘洛尔亦试用于偏头痛、肌震颤、肝硬化的上消化道出血等的治疗。噻吗洛尔可减少房水形成,降低眼内压,常局部用药治疗原发性开角型青光眼。

(三)不良反应

主要不良反应有恶心、呕吐、轻度腹泻等消化道症状,停药后迅速消失。偶见过敏性皮疹和血小板减少。严重的不良反应常与用药不当有关,主要有下述几种。

1.诱发或加剧支气管哮喘

由于对支气管平滑肌的 β_2 受体的阻断作用,非选择性 β 受体阻滞药可使呼吸道阻力增加,诱发或加剧哮喘,选择性 β_1 受体阻滞药一般不引起上述的不良反应,但这类药物的选择性往往是相对的,故对哮喘的患者仍应慎重。

2.心血管反应

由于对心脏 β_1 受体的阻断作用,使心脏功能抑制,心功能不全、窦性心动过缓和房室传导阻滞的患者对本类药物敏感性提高,会加重病情,甚至引起重度心功能不全、肺水肿、房室传导完全阻滞或停搏等严重后果。

3.反跳现象

长期应用 β 受体阻滞药突然停药,常引起原来的病情加重,一般认为这是由于长期用药后 β 受体上调对内源性儿茶酚胺的敏感性增高所致,因此长期用药者应逐渐减量才可。

4.其他

偶见眼、皮肤黏膜综合征,个别患者有幻觉、失眠和抑郁症状。

(四)禁忌证

禁用于严重左室心功能不全、窦性心动过缓、重度房室传导阻滞和支气管哮喘的患者。

(五)常用药物

1.普萘洛尔

普萘洛尔是等量的左旋和右旋异构体的消旋品,左旋体的 β 受体阻滞作用是右旋体的 $50\sim100$ 倍。

(1)体内过程:口服吸收率大于 90%,首关消除率 $60\%\sim70\%$。口服后血浆达峰时间为 $1\sim3$ 小时,半衰期为 $2\sim5$ 小时。本药体内分布广泛,易于通过血-脑屏障和胎盘屏障,也可分泌于乳汁中。主要经肝脏代谢,其主要代谢产物4-羟普萘洛尔尚有一定 β 受体阻滞作用。代谢产物 90% 以上经肾排泄。不同个体口服相同剂量的普萘洛尔,血浆高峰浓度相差可达 25 倍,这是由于肝消除能力不同所致。因此临床用药需从小剂量开始,逐渐增加至适宜剂量。

(2)药理作用及临床应用:普萘洛尔具有较强的 β 受体阻滞作用,对 β_1 和 β_2 受体的选择性很低,无内在拟交感活性。用药后心率减慢,心肌收缩力和心排血量减少,冠脉血流量下降,心肌耗氧量明显减少,对高血压患者可使其血压下降。可用于治疗心律失常、心绞痛、高血压、甲状腺功能亢进等。

2.纳多洛尔

纳多洛尔对 β_1 和 β_2 受体的亲和力大致相同,阻断作用持续时间长,半衰期达 $10\sim12$ 小时,缺乏膜稳定性和内在拟交感活性。其 β 受体阻滞作用与普萘洛尔相似,强度约为后者的 6 倍。且可增加肾血流量,所以在肾功能不全且需用 β 受体阻滞药者可首选此药。纳多洛尔口服吸收少,生物利用度低,在体内代谢不完全,主要以原形从肾脏排泄。

三、α、β 受体阻滞药

本类药物对 α 受体和 β 受体均有阻断作用,但对 β 受体的阻断作用强于对 α 受体的阻断作用。临床主要用于高血压的治疗,以拉贝洛尔为代表,目前开发出的新药还有布新洛尔、阿罗洛尔和氨磺洛尔等。

以拉贝洛尔为例介绍如下内容。

(一)体内过程

拉贝洛尔脂溶性较高,口服吸收好,部分被首关消除。拉贝洛尔的半衰期为 4~6 小时,血浆蛋白结合率为 50%。主要在肝脏代谢,仅有 4% 以原形经肾脏排出。

(二)药理作用及临床应用

拉贝洛尔是相对较新的 α、β 受体阻滞药的代表。对 β 受体的阻断作用约为普萘洛尔的 2/5,对 α 受体的阻断作用为酚妥拉明的 1/10~1/6,对 β 受体的阻断作用强于对 α 受体阻滞作用的 5~10 倍。有较弱的内在拟交感活性和膜稳定作用。

与普萘洛尔相比较,在等效剂量下,拉贝洛尔降压作用出现较快,而心率减慢作用较轻。由于对 β₂ 受体的内在拟交感活性及药物的直接作用,拉贝洛尔可使血管舒张,可增加肾血流量,而普萘洛尔则使肾血流量减少。

本品多用于中度和重度高血压及心绞痛的治疗,静脉注射可用于高血压危象。

(三)不良反应

常见不良反应有眩晕、乏力、恶心等。少数患者可出现直立性低血压。哮喘及心功能不全者禁用。

肾上腺素受体阻滞药按对 α、β 肾上腺素受体选择性的不同,分为 α 受体阻滞药、β 受体阻滞药及 α、β 受体阻滞药三大类。α 受体阻滞药,临床用于外周血管痉挛性疾病、抗休克、诊治嗜铬细胞瘤、对抗去甲肾上腺素外漏引起的血管收缩等的治疗。β 受体阻滞药品种繁多,已成为治疗快速型心律失常、高血压、心绞痛、顽固性心功能不全等疾病的重要药物。α、β 受体阻滞药作为一种强效降压药,临床上主要用于治疗中度至重度的各型高血压和心绞痛。

（金善子）

第十节　拟肾上腺素药

拟肾上腺素药是一类能直接或间接激动肾上腺素受体,产生与交感神经兴奋相似效应的药物。按其对不同受体的选择性,可分为 α、β 受体激动药,α 受体激动药,β 受体激动药三大类。

一、α、β受体激动药

(一)肾上腺素

肾上腺素(Adrenaline,AD,副肾素)是肾上腺髓质分泌的主要激素,药用制剂从家畜肾上腺提取或人工合成。本类药物化学性质不稳定,遇光易失效;在中性尤其碱性溶液中,易氧化变色而失活。

1.体内过程

口服后可被碱性肠液破坏,故口服无效。皮下注射可使局部血管收缩,吸收较慢,作用持续约1小时;肌内注射吸收较皮下注射快,作用持续20分钟;静脉注射立即生效。

2.药理作用

肾上腺素通过激动α和β受体,产生α和β样效应。

(1)兴奋心脏:通过激动心脏的β₁受体使心肌收缩力增强、心率加快、传导加速、心排血量增加。还能扩张冠脉血管,改善心肌的血液供应。但在加强心肌收缩力的同时,增加心肌耗氧量,如剂量过大或静脉注射速度过快,可引起心脏异位起搏点兴奋,导致心律失常,甚至室颤。

(2)舒缩血管:对血管的作用因血管平滑肌上分布的受体类型和密度不同,药理作用不同。激动α受体可使皮肤、黏膜及内脏血管收缩;激动β₂受体使骨骼肌血管及冠脉血管扩张。

(3)影响血压:治疗量(0.5~1 mg)的肾上腺素激动β₁受体,使心脏兴奋,心排血量增加,收缩压升高,由于β₂受体对低浓度肾上腺素较敏感,骨骼肌血管的扩张作用抵消或超过了皮肤黏膜血管的收缩作用,故舒张压不变或略有下降,脉压增大。较大剂量的肾上腺素,除强烈兴奋心脏外,还因对α受体的激动作用加强,使血管收缩作用超过了血管扩张作用,导致收缩压、舒张压均升高,如应用α受体阻滞药(如酚妥拉明等)抵消了肾上腺素激动α受体而收缩血管的作用,则肾上腺素激动β₂受体而扩张血管的作用会得以充分表现,这时用原剂量的肾上腺素可引起单纯的血压下降,此现象称为肾上腺素升压效应的翻转。故α受体阻滞药引起的低血压不能用肾上腺素治疗,以免血压更加降低。

(4)扩张支气管:激动支气管平滑肌上的β₂受体,使支气管平滑肌松弛;还可抑制肥大细胞释放过敏递质(如组胺、白三烯等);肾上腺素还可兴奋α₁受体,使支气管黏膜血管收缩,毛细血管通透性降低,有利于减轻或消除黏膜水肿。以上作用均有利于缓解支气管哮喘。

(5)促进代谢:激动β₂受体,可促进糖原和脂肪分解,使血糖和血中游离脂肪酸均升高。

3.临床应用

(1)心搏骤停:用于溺水、传染病、房室传导阻滞、药物中毒、麻醉及手术意外等引起的心搏骤停。在配合心脏按压、人工呼吸、纠正酸中毒等其他措施的同时,可用0.5~1 mg的肾上腺素心内注射,以恢复窦性心律。对电击所致的心搏骤停,可用肾上腺素配合心脏除颤器或利多卡因抢救。

(2)过敏性休克:AD是治疗过敏性休克的首选药物,其兴奋心脏、收缩血管、舒张支气管、抑制组胺释放等作用,可迅速缓解过敏性休克所致的心跳微弱、血压下降、喉头水肿和支气管黏膜水肿及支气管平滑肌痉挛引起的呼吸困难等症状。

(3)急性支气管哮喘:AD可舒张支气管平滑肌,消除支气管黏膜充血水肿,抑制过敏物质释放,从而控制支气管哮喘的急性发作。起效快,但持续时间短。

(4)局部应用。①与局部麻醉药配伍:在局麻药中加入适量AD(1:250 000),可使局部血管收缩,延缓局麻药的吸收,减少吸收中毒并延长局麻作用时间。但在肢体远端部位,如手指、足趾、耳部、阴茎等处手术时,局麻药中不加 AD,以免引起局部组织坏死。②局部止血:对鼻黏膜或牙龈出血,可用浸有 0.1%的肾上腺素纱布或棉球填塞出血部位,通过收缩局部血管起止血作用。

4.不良反应

常见的不良反应为心悸、头痛、烦躁和血压升高等,血压剧升有发生脑出血的危险;亦可引起心律失常,甚至室颤。应严格掌握剂量。

高血压、糖尿病、甲状腺功能亢进及器质性心脏病患者禁用。老年人应慎用。

(二)多巴胺

多巴胺为合成去甲肾上腺素的前体物质,药用为人工合成品。

1.体内过程

口服易被破坏而失效,一般用静脉滴注给药。不易透过血-脑屏障,几乎无中枢作用。在体内被 COMT 及 MAO 代谢失活。

2.药理作用

多巴胺可直接激动 α、β 和多巴胺受体,对 α、$β_1$ 受体作用明显,对 $β_2$ 受体作用弱。

(1)兴奋心脏:小剂量多巴胺主要激动 $β_1$ 受体,使心肌收缩力增强,心排血量增加。一般剂量对心率影响不明显;大剂量可加快心率,多巴胺兴奋心脏的作用较肾上腺素弱,较少发生心悸及心律失常。

(2)舒缩血管:小剂量可兴奋多巴胺受体,扩张脑、肾、肠系膜血管;大剂量可激动 α 受体,使皮肤、黏膜血管收缩。

(3)影响血压:小剂量时由于兴奋心脏及舒缩血管的综合作用,使收缩压升高,舒张压无明显变化。大剂量时,较显著地兴奋心脏和收缩血管,外周阻力增加,收缩压和舒张压均升高。

(4)改善肾功能:小剂量多巴胺可激动肾血管的多巴胺受体,使肾血管扩张,肾血流量增加,肾小球滤过率增多;并能直接抑制肾小管对钠的重吸收,使尿量增多。但在大剂量使用时,多巴胺作用于肾血管的 α 受体,使肾血管收缩,肾血流量减少。

3.临床应用

(1)休克:对于心功能不全、尿量减少的休克疗效较好,也可用于感染性休克、出血性休克及心源性休克。但应注意补足血容量和纠正酸中毒。

(2)急性肾衰竭:与利尿药(如呋塞米)合用,可用于急性肾衰竭的治疗。

4.不良反应

治疗量不良反应较轻,偶见恶心、呕吐、头痛等反应。用量过大或静脉滴注速度过快可致心律失常、血压升高,肾血管收缩引起肾功能下降等,减慢滴速或停药可缓解上述反应。避免药液漏出血管外,以免引起局部组织缺血坏死。

(三)麻黄碱

麻黄碱(麻黄素)是从中药麻黄中提取的生物碱,现已人工合成。

1.体内过程

口服、注射均易吸收。易透过血-脑屏障,在体内仅有少量被 MAO 代谢,1 次用药作用可维持3～6 小时。大部分以原形经肾排泄,酸性尿液可促进其排泄。

2.药理作用

对 α、β 受体均有直接兴奋作用,并能促进肾上腺素能神经末梢释放去甲肾上腺素。与肾上腺素比较,麻黄碱具有以下特点:①兴奋心脏、收缩血管、升高血压、扩张支气管的作用起效慢、效应弱、维持时间持久。②中枢兴奋作用显著。③连续用药可产生快速耐受性。

3.临床应用

(1)某些低血压状态:用于防治硬膜外和蛛网膜下腔麻醉所引起的低血压。

(2)支气管哮喘:扩张支气管作用较肾上腺素弱,起效慢,但作用持久,仅用于轻症哮喘的治疗和预防哮喘发作。

(3)鼻黏膜充血所致鼻塞:药物滴鼻可消除黏膜充血和肿胀。但小儿禁用。

4.不良反应

中枢兴奋所致的不安、失眠等反应最为常见,晚间服用宜加镇静催眠药。连续滴鼻过久,可产生反跳性鼻黏膜充血。前列腺肥大患者服用本药可增加排尿困难。

高血压、冠心病及甲状腺功能亢进患者禁用。

二、α 受体激动药

(一)去甲肾上腺素

去甲肾上腺素是去甲肾上腺素能神经末梢释放的主要神经递质,药用为人工合成品。

1.体内过程

口服易被破坏,皮下或肌内注射因强烈收缩血管,可发生局部缺血性坏死,故只能静脉给药。主要由 COMT 和 MAO 代谢而失活,维持时间短。

2.药理作用

主要激动 α 受体,对 β_1 受体激动作用较弱,对 β_2 受体几乎无作用。

(1)收缩血管:通过激动血管平滑肌上的 α 受体,产生强大的收缩血管作用,以皮肤、黏膜血管收缩作用最明显,其次为肾、脑、肝、肠系膜及骨骼肌血管,而对冠脉血管呈扩张作用,由心脏兴奋,心肌的代谢产物腺苷增多所致。

(2)兴奋心脏:去甲肾上腺素可激动心脏的 β_1 受体,但作用强度较肾上腺素弱,可使心肌收缩力增强、心排血量增加、传导速度加快、心肌耗氧量增加。但在整体条件下,由于血压升高,反射性地兴奋迷走神经而减慢心率的作用,超过它直接加快心率的作用,故可使心率减慢。

(3)升高血压:因兴奋心脏而增加心排血量,并收缩血管而加大外周血管阻力,故可使收缩压及舒张压都升高。

3.临床应用

(1)休克:去甲肾上腺素在休克治疗中已不占重要地位,仅用于神经性休克、过敏性休克、心源性休克早期和应用扩血管药无效时的感染性休克,宜小剂量、短时间静脉滴注,以保证心、脑、肾等重要脏器的血液供应,长时间或大剂量用药可造成微循环障碍。现主张与 α 受体阻滞药酚妥拉明合用,以对抗过强的血管收缩作用,保留其 β 效应,改善微循环。

(2)上消化道出血:将本药 1～3 mg 适当稀释后口服,可使食管和胃黏膜血管收缩,产生局部止血作用。

4.不良反应

(1)局部组织缺血坏死:静脉滴注浓度过高、时间过长或药液漏出血管外时,因血管强烈收缩而致局部组织缺血坏死。故静脉滴注时应防止药液外漏,并注意观察局部反应,一旦药液外漏或发现滴注部位皮肤苍白,应立即更换滴注部位,并对原滴注部位进行热敷,用普鲁卡因或 α_1 受体阻滞药酚妥拉明局部浸润注射,以对抗去甲肾上腺素的缩血管作用,防止组织坏死。

(2)急性肾衰竭:静脉滴注时间过长或剂量过大使肾血管强烈收缩,肾血流量减少,出现尿少、尿闭甚至急性肾衰竭。用药期间要观察患者尿量的变化,尿量至少要保持在每小时 25 mL 以上。

(3)停药反应:长时间静脉滴注去甲肾上腺素,如果骤然停药,可出现血压突然下降,故应逐渐降低滴速后停药。

高血压、冠心病、动脉硬化、甲状腺功能亢进、少尿或无尿患者禁用。

(二)间羟胺

间羟胺(阿拉明)主要作用于 α 受体,对 β 受体作用弱,并有促进肾上腺素能神经末梢释放递质的间接作用。与去甲肾上腺素相比,间羟胺收缩血管、升高血压的作用弱而持久。对肾血管作用较弱,较少发生尿少、尿闭等不良反应。对心率影响不明显,很少引起心律失常。此药既能静脉滴注又可肌内注射,应用方便。常作为去甲肾上腺素的代用品,用于各种休克和低血压的治疗。不良反应与去甲肾上腺素相似。

(三)去氧肾上腺素

去氧肾上腺素(新福林,苯肾上腺素)是人工合成品,可以激动 α_1 受体,具有升高血压、减慢心率、散大瞳孔的作用,用于防治低血压,治疗阵发性室上性心动过速。与阿托品相比,去氧肾上腺素扩瞳作用弱,起效快而维持时间短,主要在眼底检查时作为快速扩瞳药。

三、β 受体激动药

(一)异丙肾上腺素

异丙肾上腺素(喘息定,治喘灵)为人工合成品。

1.体内过程

口服易破坏,常用其气雾剂吸入给药,也可舌下给药或静脉滴注。吸收后被 COMT 破坏,代谢速度较慢,故作用时间较肾上腺素略长。

2.药理作用

异丙肾上腺素对 β_1 和 β_2 受体无明显的选择性激动作用,对 α 受体几乎无作用。

(1)兴奋心脏:激动心脏 β_1 受体,使心肌收缩力增强、心率加快、传导加速、心排血量增多,心肌耗氧量明显增加,比肾上腺素作用强。大剂量也可引起心律失常,但比肾上腺素少见,因异丙肾上腺素对窦房结的兴奋作用强,因此较少发生室颤。

(2)血管和血压:激动 β_2 受体,使骨骼肌血管扩张,肾、肠系膜及冠状血管有不同程度扩张,血管总外周阻力降低,舒张压下降。由于心脏兴奋使心排血量增加,故收缩压升高,脉压增大。

(3)扩张支气管:激动支气管平滑肌 β_2 受体,松弛支气管平滑肌,作用较肾上腺素强。也可抑制过敏物质的释放,但对支气管黏膜血管无收缩作用,故消除支气管黏膜水肿作用不如肾上腺素。

(4)影响代谢:促进糖原和脂肪分解,使血糖及游离脂肪酸升高,并能增加组织的耗氧量。

3.临床应用

(1)支气管哮喘:适于支气管哮喘急性发作,常用气雾剂吸入或舌下给药,能迅速控制急性发作。作用快而强,但易引起心悸,久用可产生耐受性。

(2)心搏骤停:对溺水、麻醉意外及药物中毒等引起的心搏骤停,可用本药 0.5～1 mg 心室内注射,使心跳恢复。

(3)房室传导阻滞:本品具有强大的加速房室传导作用,可舌下含服或静脉滴注治疗房室传导阻滞。

(4)休克:异丙肾上腺素能兴奋心脏,增加心排血量及扩张血管,改善微循环,在补足血容量的基础上用于治疗感染性休克及心源性休克。

4.不良反应

(1)一般不良反应:常见心悸、头痛、头晕、低血糖等。

(2)心律失常:支气管哮喘已明显缺氧者,用量过大,易使心肌耗氧量增加,导致心律失常。对哮喘患者自用气雾剂或舌下含化时,应嘱咐患者勿超过规定的用药次数及吸入量。

冠心病、心肌炎、甲状腺功能亢进、心绞痛患者禁用。

(二)多巴酚丁胺

多巴酚丁胺(杜丁胺)系多巴胺的衍生物。口服无效,一般静脉滴注给药。能选择性地激动 β_1 受体,使心肌收缩力加强、心排血量增加,适用于心肌梗死并发心功能不全的患者。控制滴速时,一般比较安全。当滴速过快或浓度过高时,可引起心率加快或房室传导加快,少数出现心悸,偶可见心律失常。

(金善子)

第十一节 促 智 药

促智药又称认知增强剂,是一类改善记忆障碍、智能损害,促进认知功能恢复的药物。主要用于治疗阿尔茨海默病(Alzheimer's disease,AD)、血管性痴呆、混合性痴呆及轻度认知功能损害。鉴于 AD 病因不明,故目前临床应用的治疗药物仍以对症为主,包括胆碱酯酶抑制剂、抗氧化剂、脑细胞代谢激活剂、脑血循环促进剂、谷氨酸受体拮抗剂和雌激素等。但这些药物治疗 AD 的作用机制尚不确切,作用靶位亦不专一,疗效有限,还有待开发新型药物。

一、胆碱酯酶抑制剂

(一)概述

胆碱酯酶抑制剂(acetyl cholin esterase inhibitor,AChEI)是一类间接增强乙酰胆碱(acetyl choline,ACh)功能药物。AChEI 能与乙酰胆碱酯酶(acetyl cholinesterase,AChE)结合,形成水解较慢的复合物,使 AChE 活性受抑制,导致末梢释放的 ACh 不被水解,产生拟胆碱作用。

自 1993 年美国食品药品监督管理局(FDA)批准他克林作为治疗 AD 的第一个药物,从此引发世界对治疗 AD 药物的开发与应用研究热潮。他克林属于 AChEI,通过阻断 AChE,改善患者的认知功能。AChEI 可分为三类。①非共价结合的抑制剂:与 AChE 的活性位点以可逆的、非共价的形式结合。对 AChE 的亲和力较强,亲脂性强,易透过血-脑屏障,可抑制中枢神经系统内 AChE 的活性,并有作用时间长的特点。非共价结合的抑制剂包括吖啶类他克林、哌啶类多奈哌齐。②氨甲酰类抑制剂:如利斯的明,也具有易通过血-脑屏障,作用时间长的特点。③非样生物碱类:包括加兰他敏等。

AD病因不明,其发病机制复杂。病理学研究显示,AD患者大脑皮质弥漫性萎缩、沟回增深、脑室扩大、神经元大量减少。并可见老年斑、神经元纤维缠结,颗粒性空泡小体等病理性改变,胆碱乙酰化酶和ACh含量显著减少。20世纪70年代以来,发现AD患者脑胆碱能神经元功能障碍,它的退变成为疾病过程的中心问题之一。由此,提出AD的胆碱能假说,这种假说认为,AD的认知障碍与中枢胆碱能功能缺陷相关。其根据:①皮质和海马胆碱能神经元减少。②脑的胆碱乙酰转移酶(choline acetyltransferase,ChAT)活性减少。③胆碱能缺陷与认知损害密切相关。在研究学习、记忆障碍的动物模型中,用物理或化学方法破坏基底前脑复合体的胆碱能神经元的胞体,可引起动物学习、记忆能力下降。病理研究显示,迈纳特基底核胆碱能神经元明显减少,神经元丢失的程度与学习、记忆障碍的程度密切相关。④AChEI能改善AD患者的症状。中枢胆碱能功能的缺陷,可由ACh前体物质缺乏,ChAT活性降低,AChE活性增加,或突触后ACh受体和受体后信号转导过程障碍等原因所致。实际上,上述各环节都有不同程度的缺陷。AD的治疗能通过纠正这些缺陷,来改善胆碱能神经元功能。

可采用以下三种方法。①增加胆碱能前体和促ACh释放剂:胆碱和卵磷脂是合成ACh的前体,因AD患者脑内缺少ChAT,目前临床试验结果并不令人满意;促ACh释放剂孟替瑞林正处于临床试验阶段。②受体激动剂:AD的重要病理变化是胆碱能系统退行性变,其中以前脑基底部到海马和皮质的投射部位特别明显,这些区域退行性变的程度和认知功能的丧失相关。在海马和皮质的突触后毒蕈碱受体大部分无损害,应用毒蕈碱激动剂直接刺激突触后受体,使胆碱功能得到部分恢复。早期临床试验中,用槟榔碱、氧化震颤素、甲氨酰甲基胆碱等毒蕈碱激动剂的结果令人失望。新药有呫诺美林、米拉美林和SB202026等,正处在临床试验的早期。③AChEI:目前认为,最有效的药物作用靶位是抑制胆碱酯酶活性,即AChEI。

经国际多中心、随机对照试验,AChEI被认为是当前治疗AD的主要药物。其应用范围为早、中期AD患者,AChEI可改善认知功能,延缓病程1~2年,并不能阻止疾病的进展。AChEI对AD治疗仅是对症治疗,使ACh在突触维持一定水平。有关轻度认知障碍及其他痴呆的应用效果还需进一步研究。目前,虽然对AD治疗尚无肯定有效的治愈方法,近10年来AChEI的发展带来一些希望。但这些药物的前景尚难预测,疗效、不良反应、价格三大因素是决定药物前景的关键。他克林因其肝脏毒性严重、高剂量、半衰期短等原因,在我国临床应用已趋淘汰。多奈哌齐、利斯的明和加兰他敏,经过系统和规范的临床研究证实,确有临床疗效,目前已成为治疗AD的主要药物。

(二)多奈哌齐

多奈哌齐(安理申)属六氧吡啶类氧化物,是一种有哌啶基的可逆性胆碱酯酶抑制剂。由日本卫材公司开发,是1996年11月美国FDA批准上市的第2个AChEI。化学名为(±)-2,3-双羟基-5,6-二甲氧基-2-[(1-苯甲基-4-哌啶基)甲基]-1H-茚-1-酮盐酸盐。分子结构见图3-2。

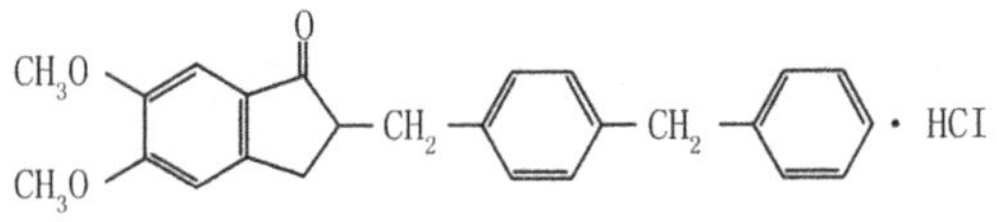

图3-2 盐酸多奈哌齐分子结构式

1.药理学

多奈哌齐主要作用机制为可逆性、高度选择性抑制脑内乙酰胆碱酯酶对乙酰胆碱的水解,使突触间隙的乙酰胆碱增加,增强中枢神经系统乙酰胆碱能作用。中枢乙酰胆碱主要分布海马、脑皮质和杏仁核等区,参与大脑的学习和记忆功能。

多奈哌齐的选择性作用,主要作用于中枢神经系统,而对外周心肌、小肠平滑肌等无作用。胆碱酯酶按生化性质可分为两种,即乙酰胆碱酯酶(AChE)和丁酰胆碱酯酶(Butyryl Cholinesterase,BuChE)。BuChE 分布广泛,包括心血管、呼吸、消化、生殖和泌尿等系统,对中枢神经系统功能影响小。药理学研究,多奈哌齐对 AChE 的半数抑制浓度(IC_{50})为(5.70 ± 0.2)nmol/L,对 BuChE 的 IC_{50} 为($7\,138.0\pm133$)nmol/L,BuChE 与 AChE 的比值为 1 250,由此可以看出多奈哌齐对 AChE 的选择性好。BuChE 与外周胆碱能作用有关,表明多奈哌齐具有良好的中枢神经系统效应,而很少有外周胆碱能的不良效应。口服多奈哌齐对脑内胆碱酯酶产生抑制作用,呈剂量效应关系,而对心脏和消化道中胆碱酯酶没有显著的抑制作用,明显优于他克林和毒扁豆碱。AD 患者服用多奈哌齐 3 mg/d 及 5 mg/d,12 周后发现对红细胞中的 AChE 的产生明显的抑制作用。当药物达稳态浓度时,对 AChE 的抑制作用分别为 44% 及 64%,并与认知功能的改善有关。对 AChE 抑制效应的研究,Rogers(1998)报道多奈哌齐的血浆浓度和红细胞 AChE 抑制作用之间的关系,血浆浓度在 50～75 ng/mL,酶活性抑制在 76.7%～83.5% 是药物治疗有效的标志。

2.药代学

口服吸收良好,进食不影响药物的吸收,生物利用度为 100%。达峰浓度时间(T_{max})3～4 小时。不同剂量和曲线下面积(AUC)呈线性关系。血浆浓度达到一定水平后,再增加浓度并不能明显抑制红细胞的 AChE 活性。表明血浆中达到相当高浓度后,就不需要增加剂量,而只需要维持量即可。稳态分布容积为 12 L/kg。血浆蛋白结合率为 96%,主要是清蛋白(75%)和 α_1 酸性糖蛋白(21%)。多次给药可在 15 天内达到稳态。消除半衰期($t_{1/2}$)约 70 小时。在肝脏内由 CYP3D4 和 2D6 代谢,并经葡萄糖醛酸化过程。在给药 10 天后,多奈哌齐原型及其 4 种代谢产物,从尿中排出占 57%,从肠道排出占 15%。其代谢产物6-O-去甲基-多奈哌齐(11%)具有药理活性,其他代谢产物的作用尚未明确。有肝脏疾病(酒精性肝硬化)的患者肝脏清除率比健康人低 20%。肾脏病对清除率无影响。

3.临床药物试验

Rogers 等在美国 20 个单位 473 例患者入组,分为多奈哌齐 5 mg/d 组、10 mg/d 组和安慰剂组,进行为期 24 周的双盲对照试验。入组符合 DSMⅢ-R AD 诊断标准。评定工具应用阿尔茨海默病评定量表认知分量表(alzheimer's disease assessment scale-cognitive subscale,ADAS-cog)、临床医师问卷为基础加照料者反应的病情改变的印象(clinician's inter view-based impression of change plus caregiver in put,CIBIC plus)、简易智力状态检查(mini-mental status examination,MMSE)、boxes 测量法临床痴呆评分总和(clinical dementia rating-sum of the boxes measure,CDR-SB)和日常生活能力量表(activities of daily living assessment,ADL)。24 周后结果,多奈哌齐治疗组患者的 ADAS-cog 评分比安慰剂组患者高。其中 5 mg/d 组与 10 mg/d组之间差异没有统计意义。CIBIC plus 评分在统计学上也有利于多奈哌齐组。其他各项评定结果药物治疗组均有改善。

另有三篇报道应用剂量的研究,研究收集 161 例,年龄 55～85 岁,分为多奈哌齐 1 mg/d 组、3 mg/d 组、5 mg/d 组和安慰剂组,治疗 12 周,应用 ADAS-cog、ADL、MMSE、CDR-SB 评定,结果 5 mg/d 组在改善认知功能比其他三组有效。研究二在 24 个中心进行 15 周双盲临床试验,468 例,年龄＞50 岁,分为多奈哌齐 5 mg/d、10 mg/d 和安慰剂组,应用 ADAS-cog、CIBIC plus 评定,结果 5 mg/d 组和 10 mg/d 组均能改变认知功能,但 5 mg/d 组与 10 mg/d 组之间 ADAS-cog 评分无显著性差异。研究三有 450 例患者,分为多奈哌齐 5 mg/d、10 mg/d 和安慰剂,使用 ADAS-cog、CIBIC plus、MMSE 和 CDR-SB 评定,结果 5 mg/d 和 10 mg/d 均改善认知功能,两组间无明显差别。治疗效果在停药后 6 周减少。

多奈哌齐的临床疗效评价,多数研究报道认为用于治疗轻至中度的 AD 患者,在改善认知功能方面有肯定效果。但 2004 年由英国卫生部支持"AD2000"的临床试验,是一项随机、双盲、安慰剂对照,历时 5 年的研究。共纳入 565 例轻、中度 AD,随机分为多奈哌齐和安慰剂组。结果显示,在治疗最初 2 年内,多奈哌齐组患者的认知功能和生活能力有所改善。但在治疗 3 年后,多奈哌齐组有 42% 和安慰剂组有 44% 被送入专业护理机构而中止研究,两组生活能力丧失的速度没有差异,两组疾病进展率分别为 58% 和 59%,表明远期效果并不理想。有关长期疗效尚需进一步研究。

4.剂量和用法

多奈哌齐片剂,白色为 5 mg,黄色为 10 mg。起始剂量,每天 5 mg,1 次服。通常在晚上服用,血浆峰浓度出现在入睡后,可减少消化道的不良反应。对于有失眠的患者,则在白天服用。根据临床开放试验,用 6 周时间将剂量加至 10 md/d 时,其不良反应发生率与 5 mg/d 组没有显著差异。一般治疗剂量为 5 mg/d,部分患者需要 10 mg/d。老年患者因其药代学改变导致半衰期延长,使用 5 mg/d 的剂量更为适宜。有轻度肝肾功能损害,不需调整剂量。

5.不良反应

常见有腹泻、恶心、呕吐、失眠、肌肉痛性痉挛、疲倦和厌食。这些不良反应通常很轻,持续短暂,继续治疗可缓解。总体来看,多奈哌齐耐受性较好。用 5 mg/d 治疗时,因不良反应而停止治疗的发生率与安慰剂接近。临床试验中,中止治疗常见的不良反应是恶心、腹泻和呕吐。多奈哌齐通常不引起肝脏毒性反应,这明显优于他克林。对心脏疾病、室上性心律失常、哮喘或阻塞性肺部疾病有影响,有增加消化道出血危险。与抗胆碱能药、琥珀酰胆碱类肌松剂可能有相互作用。

(三)利斯的明

利斯的明(卡巴拉汀,艾斯能)是氨基甲酸类衍生物,属于第二代胆碱酯酶抑制剂(AChEI)。由瑞士诺华公司开发。化学名称:(S)-氮-乙基-3-[(1-二甲氨基)乙基]-氮-甲氨基甲酸苯酯。分子结构式如图 3-3。

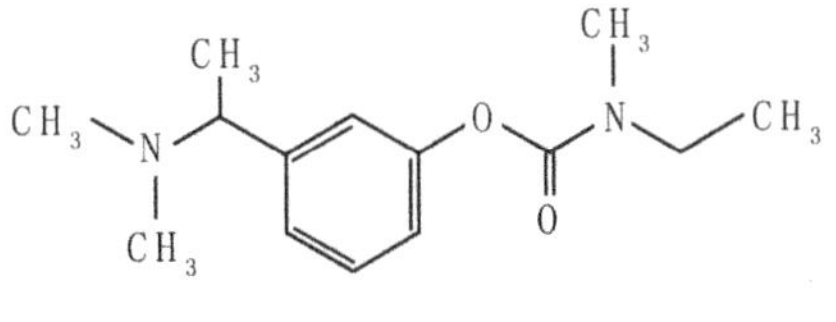

图 3-3 利斯的明分子结构

1.药理学

(1)选择性作用:在体内、外实验证明,利斯的明在中枢神经系统对 AChE 抑制具有选择性。动物实验表明,本品抑制皮质和海马的作用明显强于脑的其他部位。在健康志愿者研究中,顿服 3 mg,1.5 小时内,脑内 AChE 活性抑制近 40%。对脑 AChE 的亲和力是外周的 10 倍,而外周红细胞和血浆中 AChE 活性几乎不受影响,表明本品引起心血管系统和肌肉痉挛等外周不良反应较少。AChE 存在不同亚型,在脑内以 G_1 和 G_4 亚型最丰富。在 AD 患者脑中 G_1 和 G_4 之比较正常人升高。有研究显示,本品对 G_1 型有选择性作用,对 G_1 型的抑制作用是 G_4 型的 6 倍。

(2)对 BuChE 的抑制作用:BuChE 主要分布在周围器官,在中枢神经系统含量很少,但 BuChE 可能与 AChE 一起协同调节中枢 ACh 水平。Kenndey 等(1999)研究显示,应用利斯的明后,脑脊液中 BuChE 明显减少,认知功能显著改善。由此推测本品作用机制具有中枢 AChE 与 BuChE 双重抑制作用。

(3)作用时间长:利斯的明是一种新型"假性不可逆性"AChE 抑制剂,它与 AChE 的酯侧结合,并使其降解,在与 AChE 形成氨基甲酰化复合物时,AChE 处于被抑制状态,直到酯位上的甲酰基部分被羟基取代才恢复其活性。利斯的明的氨基甲酸酯分子与酶的酯化位点拆离缓慢,即产生所谓的"假性不可逆"性抑制。结果在 10 小时内阻止了 ACh 的进一步水解,使其作用时间延长。

2.药代学

口服吸收迅速,几乎完全被吸收。服后 1 小时达峰浓度,与食物同用,血浆峰浓度延后90 分钟。老年人吸收缓慢,1~2 小时达峰浓度。服用 3 mg 绝对生物利用度约 36%,生物利用度随剂量增高。蛋白结合率 40%。易通过血-脑屏障,表观分布容积为 1.8~27 L/kg,大于全身水体积,表明分布到血管外腔隙。

代谢主要通过胆碱酯酶代谢,本品与 AChE 作用产生酚类降解物,这种降解物仅有微弱(<10%)的胆碱酯酶抑制作用。对代谢酶影响小,其代谢不依赖肝微粒体 P450 酶灭活,很少发生药物相互作用。半衰期为 10 小时,每天 2 次给药。其代谢物主要由肾脏排泄,服用示踪标记的本品 24 小时内>90%经肾脏迅速排出,尿中未发现原型药物。仅 1%由粪便排泄。快速清除,而无蓄积作用,停药 24 小时内可恢复正常 AChE 功能。

在肝硬化患者,利斯的明及其代谢产物的曲线下面积(AUC)比正常人分别高 23 倍和0.8 倍。说明肝损害时代谢减少,严重肝损害时应注意。轻、中度肾损害患者的 AUC 比健康人高 2 倍,根据个体耐受调整剂量后,未见两组间 AUC 存在显著差异。

3.临床药物试验

Anand 等(1996)设计主要用以评价利斯的明治疗 AD 的有效性和安全性方案,有 3 300 例纳入为期6 个月,双盲、对照和长期随访研究。结果:①利斯的明能改善认知功能,6 个月试验后,统计结果显示疗效显著。轻到中度 AD 患者的认知功能临床上有相对提高,包括语言能力、单词回忆、单词识认、定向和记忆测验。ADAS-cog 评分均值有显著提高,在第 6 个月,服用 6~12 mg/d 治疗组与安慰剂组比较 ADAS-cog 评分平均相差 4.9 分。②日常生活活动能力,应用进展性恶化量表(PDS),是一种区域特异性 ADL 评价方法。6 个月后,PDS 评分安慰剂组下降5.2 分,利斯的明组下降 1 分,表明利斯的明治疗可使 ADL 衰退延缓。③总体执行功能,是对认知、行为和执行功能进行的临床评估,常用工具 CIBIC-plus。服用6~12 mg/d 组与安慰剂组相比,证实有明显改善。

Rosler 等(1999)在欧洲和南美洲 45 个中心进行前瞻性、双盲对照,把 725 例轻、中度 AD 患者随机分为利斯的明 1~4 mg/d 低剂量组 243 例,6~12 mg/d 高剂量组 243 例,安慰剂组239 例。经 6 个月治疗,结果 ADAS-cog 评分改变高剂量组(24%)显著高于安慰剂组(16%),CIBIC-plus 高剂量组(37%)显著高于安慰剂组(20%)。PDS 衡量改善状况,两组间具有统计学意义的差异($P<0.01$)。

Spenser 等(1998)综合三篇Ⅱ、Ⅲ期临床试验,有 1 479 例接受不同剂量利斯的明治疗,并以安慰剂 647 例做对照。结果显示,利斯的明能明显改善患者的认知功能,减缓总体功能衰退,延长日常生活能力的时间,并减轻病情严重程度。剂量 6～12 mg/d 疗效最显著,一般在第 12 周起效。

4.剂量和用法

利斯的明胶囊剂,有 1.5 mg、3 mg、4.5 mg 和 6 mg 四种规格。本品适用于轻度、中度阿尔茨海默病。对血管性痴呆的治疗尚未见报道。

开始剂量 1.5 mg,每天 2 次。两周后耐受良好,剂量递增到 3～6 mg,每天 2 次。调整剂量时,注意患者耐受能力。加药过程中出现不良反应,应减量。最高治疗剂量为 6 mg,每天 2 次。推荐在早、晚进食时服用。

注意:①病态窦房结综合征或伴严重心律失常患者慎用。②溃疡患者应注意观察。③不宜与拟胆碱能药合用。

5.不良反应

常见不良反应恶心、呕吐、食欲缺乏、眩晕、腹泻和头痛。多为轻到中度,持续时间有限,常发生在治疗开始的前几周,继续治疗症状可消失。采用进食时服药可以改善。如症状明显,不能耐受则减少剂量。不良反应发生频率与程度和剂量相关。

对心电图及肝功能无影响,不需特殊监护。肝肾功能减退的患者一般不必调整剂量。

本品安全性高,服药过量,出现恶心、呕吐和腹泻,多数不需要处理。乙酰胆碱酯酶抑制作用周期约9小时,对无症状的用药过量患者,在随后 24 小时内不应继续用药。严重过量患者可使用阿托品,初始剂量为 0.03 mg/kg 静脉注射。1 例 1 次服用 46 mg,24 小时内完全恢复正常。目前未见因服过量中毒死亡的报道。

二、抗氧化剂

AD 患者脑内老年斑的核心成分是 β 淀粉样蛋白,它能引起自由基大量产生,可导致神经细胞死亡。氧化代谢生成的自由基和其他一些含氧化合物如过氧化氢等总称为活性氧物质。活性氧物质在神经退行性疾病中发挥重要作用。机体在代谢过程中可产生自由基,由于它带有不成对电子,因此很容易与蛋白和脂质发生反应而破坏细胞膜和组织。抗氧化剂具有减少自由基生成和保护神经元免受自由基损害的作用。

(一)维生素 E

维生素 E(vitamin E,生育酚)有很强的抗氧化作用,能够清除自由基,保护细胞内过氧化氢酶和过氧化物酶的活性,减少脑细胞中脂褐素的形成,有助于延缓衰老过程。动物实验显示,维生素 E 能延缓神经细胞损害和死亡,可促进人体新陈代谢,增强机体活力,推迟细胞衰老。

临床研究认为,维生素 E 对延缓衰老和痴呆的进展有效。一项流行病学调查结果,高剂量维生素 E 与 AD 的低发生率有显著相关性。支持抗氧化剂能延缓 AD 的观点。另一项多中心、双盲随机临床试验,应用维生素 E 1 000 U,每天 2 次,治疗中度 AD 患者,结果可使患者病情进展延缓 7 个月,但不能改善患者总体情况。Sano 等(1997)对 341 例门诊 AD 患者随机分为维生素 E 2 000 U/d 组,司来吉兰 10 mg/d 组,两药联合组和安慰剂组。结果显示,三个治疗组与安慰剂比较在死亡、住院和日常活动能力的终点时间有显著的延迟。与安慰剂比较维生素 E 组延长 230 天,司来吉兰组 215 天,联合治疗组 145 天。但三个治疗组的认知功能均没有显著性改变。

胶丸剂:5 mg;100 mg。每次口服 10～100 mg,每天 2～3 次。

大剂量可引起恶心、呕吐、唇炎、口角炎、眩晕和视力模糊,性腺功能障碍,低血糖等。

长期大剂量(200～600 mg/d),可引起血栓性静脉炎、肺栓塞和下肢水肿等。因此,应限制大剂量应用。

(二)银杏叶提取物

银杏叶提取物(金纳多、天保宁、达纳康和舒血宁)能阻止自由基所致的损害,是一种抗氧化剂。有效成分为银杏黄酮苷和萜类化合物。

Packer 等(1995)提出,银杏叶提取物具有抗氧化和拟胆碱能作用。它可以清除体内过多的自由基,抑制细胞膜的脂质过氧化反应,保护细胞膜,防止自由基对机体的损害。通过刺激儿茶酚胺的释放和抑制其降解及刺激前列环素和内皮舒张因子的形成而产生动脉舒张作用,增加血流量。增加缺血组织对氧及葡萄糖的供应量,增加中枢毒蕈碱受体数量,增强中枢胆碱能系统的功能。

口服易吸收,生物利用度 60%～70%,半衰期 4～5 小时,大部分经肾脏排出,29% 从粪便排出。

Le Bar 等(1997)对 263 例符合 DSM-Ⅲ-R AD 诊断标准入组,有 137 例完成 52 周观察,结果银杏叶组有 78 例(50%),对照组有 59 例(38%)在日常生活和社会行为评估中有轻微提高,对照组相对于基线显示有明显恶化,结果有统计意义。而 CGI-C 和 ADAS-cog 量表中未见显著性差异。

临床上适用于 AD,血管性痴呆和混合性痴呆,可改善认知功能,但对严重痴呆者效果不显著。

剂量与用法:片剂,每片 40 mg;针剂,17.5 mg/5 mL。口服剂量 40～80 mg,每天 3 次。静脉注射,每次 5～10 mL,每天 1～2 次。静脉滴注时用生理盐水,葡萄糖或右旋糖酐-40 稀释。

不良反应:少见,可有易激惹、情绪不稳,罕有胃肠不适、头痛、血压下降和变态反应。静脉注射时应变换注射部位,以防静脉炎。

(三)司来吉兰

司来吉兰(司立吉林、克金平)是单胺氧化酶-B 抑制剂。老年人单胺氧化酶-B(MAO-B)的活性增高,以海马、顶叶和颞叶皮质最明显。MAO-B 在脑内参与生物源性脱氨作用,通过抑制 MAO-B 活性减少自由基形成,具有神经元保护作用。亦可增加儿茶酚胺水平,增强记忆功能。

有六项随机双盲临床试验,应用司来吉兰治疗 500 例痴呆患者,研究期限为 1～24 个月。其中 Sano 等(1997)样本最大,以司来吉兰、维生素 E 与安慰剂对照研究。结果显示,司来吉兰与维生素 E 在延缓病情进展疗效相似,均比安慰剂好。另有五项自身交叉对照研究,均证实司来吉兰的疗效。一项对 341 例中度痴呆患者的多中心、双盲对照试验,单用维生素 E 1 000 U,每天 2 次。单用司来吉兰 5 mg,每天 2 次。经 2 年观察,均可延缓痴呆的进展速度。

司来吉兰可用于治疗痴呆患者,尤其适用于不宜应用胆碱酯酶抑制剂的患者。

片剂:每片 5 mg。每次 5 mg,每天 2 次,早午服。推荐剂量 5～10 mg/d,分次服。

不良反应:主要是直立性低血压,严重者不能耐受。部分患者可出现焦虑、易激惹、眩晕、失眠、口干、腹痛、恶心、呕吐。

本品不宜与 5-羟色胺再摄取抑制剂、三环类抗抑郁剂、哌替啶配伍用,联合应用可出现精神症状、癫痫、高血压危象严重的相互作用。

三、促脑代谢及脑循环药

(一)吡拉西坦

吡拉西坦(脑复康,吡乙酰胺,酰胺吡酮)是氨基丁酸的衍生物。在促智药临床研究中,常作为阳性对照药物。

吡拉西坦直接作用于大脑皮质,具有激活、保护和修复神经细胞的功能。通过激活腺苷酸激酶,促使脑内 ADP 转化为 ATP。增加大脑对氨基酸、蛋白质、葡萄糖的吸收和利用,促进脑细胞代谢,改善脑功能。它影响胆碱能神经元兴奋传递,促进乙酰胆碱合成,具有改善学习、记忆和回忆功能。

其适用于治疗轻度认知功能障碍,轻、中度痴呆以及脑缺氧、脑外伤、脑卒中、药物中毒、一氧化碳中毒引起的记忆、思维障碍。

口服吸收快,30~40 分钟达峰浓度,生物利用度大于 90%,易透过血-脑屏障及胎盘障碍,半衰期为5~6 小时。98% 以原形从尿排出,仅 2% 从粪便排出。

剂量和用法如下。片剂:0.4 g、0.8 g;胶囊:0.2 g;口服液:0.4 g∶10 mL、0.8 g∶10 mL;注射剂:1 g∶5 mL、2 g∶10 mL、3 g∶15 mL、4 g∶20 mL。

口服 0.8~1.6 g,每天 3 次,6 周为 1 个疗程。静脉滴注 8 g/d。

不良反应轻微,偶有口干、食欲缺乏、呕吐、失眠、荨麻疹等。大剂量时出现失眠、头晕、呕吐、过度兴奋,停药后恢复。锥体外系疾病、亨廷顿病禁用。

(二)茴拉西坦

茴拉西坦(阿尼西坦,三乐喜,脑康酮)属于 2-吡咯烷酮衍生物。1978 年由瑞士 Roche 公司开发,1988 年在日本上市。化学名为 1-(4-甲氧基苯酰基)-2-吡咯烷酮。

选择性作用于大脑,促进和增强记忆。动物模型研究中,被动或主动逃逸、选择性行为反应和迷宫学习试验,均显示茴拉西坦对学习和记忆的作用。研究表明,本品可以激活丘脑网状结构的胆碱能通路,增加 ACh 释放。ACh 是通过胆碱受体兴奋中枢运动神经元的兴奋介质,与学习记忆有关。口服茴拉西坦 100 mg/kg,可增加大鼠海马 ACh 释放,使海马 ACh 水平下降得以恢复。能刺激中枢神经系统中谷氨酸受体而产生促智作用。本品没有镇静或兴奋作用,也没有血管扩张作用。

口服吸收完全,口服后 1 小时达峰浓度。生物利用度 0.2%。能透过血-脑屏障,药物浓度-时间曲线下面积(AUC)与剂量无线性关系。蛋白结合率约 66%,在体内主要分布在胃肠道、肾、肝、脑和血液。在肝脏代谢,对肝药酶无明显影响,主要代谢产物为对甲氧基苯甲酰氨基丁酸(ABA)和 2-吡咯烷酮。半衰期为 35 分钟。代谢产物的 84% 由尿排出,0.8% 经粪便排泄,11% 随 CO_2 呼出。

茴拉西坦用于治疗 AD,可改善认知功能,长短记忆及学习能力。Senin 等(1991)对 109 例轻到中度认知功能损害的 AD 患者进行多中心、双盲随机对照研究,应用茴拉西坦治疗 6 个月,结果治疗组的心理测量评分较对照组有显著提高。

临床用于治疗健忘症、记忆减退、AD 及血管性痴呆患者。

剂量和用法:片剂,100 mg、200 mg、750 mg、1 500 mg。口服,每次 200 mg,每天 2~3 次。

治疗剂量为 600～1 500 mg/d。有明显失眠、焦虑不安的患者,建议每天晨 1 次服。1～2 个月为 1 个疗程。

本品安全性和耐受性良好,偶有失眠、激动、头痛、眩晕、腹泻、上腹痛、皮疹和口干等。反应轻微,一般不需停药。在人体研究中尚未发现与其他药物相互作用。严重肾功能不全者,每天剂量减至 750 mg。

(三)二氢麦角碱

二氢麦角碱(安得静和海特琴)由二氢麦角可宁、二氢麦角汀和 α,β 二氢麦角隐亭甲磺酸盐组成的混合物。

本品能增加 ACh 的合成,增加胆碱能受体数量,可改善记忆。它能抑制 ATP 酶和腺苷酸环化酶的活性,增加神经细胞内 ATP 水平,使神经细胞能量增加。本品为 α 受体阻滞剂,能抑制血管紧张,使血管扩张。同时,作用于中枢多巴胺和 5-羟色胺受体,缓解血管痉挛,改善脑的微循环,能增加脑血流量和对氧的利用,改善脑细胞代谢功能。

口服吸收 25%,服药后 1 小时达峰浓度,生物利用度为 5%～12%。血浆蛋白结合率为 31%,半衰期为 4 小时,主要由肝代谢。随胆汁经粪排出,仅 2%以原形排出。

适用于血管性痴呆,动脉硬化症及卒中后遗症。对 297 例 AD 患者治疗结果显示,神经心理和行为症状的疗效评价有改善,但总体疗效无显著意义。

剂量和用法如下。片剂:每片 1 mg,口服,3～6 mg/d,12 周为 1 个疗程。注射剂:0.3 mg/mL。静脉滴注:2～4 mg/d。

不良反应轻微,偶有恶心、呕吐、鼻塞和面部潮红。

避免与吩噻嗪类、利尿剂和降压药伍用。急慢性精神病、低血压、心脏器质性损害、严重心动过缓和肾功能不全禁用。

(四)阿米三嗪/萝巴新

阿米三嗪/萝巴新(都可喜、almitrine/rau basine 和 Duxil)是由阿米三嗪与萝巴新组成的复方制剂。

阿米三嗪作用于颈动脉体化学感受器,兴奋呼吸,从而增强气体交换,增加动脉氧分压和血氧饱和度。萝巴新可增加大脑线粒体的氧利用,增强阿米三嗪作用强度和作用时间。二药合用可使脑组织氧供应和利用增强,促进代谢,有改善脑代谢和微循环的作用。

本品适用于记忆下降及脑卒中后的功能恢复。

常用片剂:每片含阿米三嗪 30 mg 和萝巴新 10 mg。口服每次 1 片,每天 2 次,餐后服。

不良反应:极少数可有恶心、呕吐和头晕。忌与单胺氧化酶抑制剂合用。孕妇及哺乳期妇女慎用。

(五)吡硫醇

吡硫醇(脑复新)为维生素 B_6 的类似物,能促进脑内新陈代谢,增加脑血流量,改善脑功能。用于脑动脉硬化,阿尔茨海默病。每次口服 100～200 mg,每天 3 次。不良反应可有恶心、皮疹。

(六)环扁桃酯

环扁桃酯(抗栓丸)对照研究表明,本品能提高 AD 患者注意力,改善情绪。剂量600～900 mg/d,分 3～4 次服。维持量 300～400 mg/d。不良反应为颜面潮红、皮肤灼热感,头痛和胃肠反应。

(七)萘呋胺

萘呋胺能增加脑细胞 ATP 合成,增加脑细胞的葡萄糖利用率。有报道能增进记忆,提高智力测验评分。剂量 300 mg/d,分 3 次服。有失眠、胃不适反应。

(八)脑蛋白水解物

脑蛋白水解物(脑活素,丽珠赛乐,优尼泰,Cerebrolysin)用标准化控制的酶分解而来,含游离谷氨酸和多肽,其中具有活性的多肽可透过血-脑屏障,进入神经细胞,促进蛋白质合成,改善脑能量代谢,并影响突触的可塑性及传递。有报道用于轻、中度 AD 患者对记忆、注意力的改善有效。肌内注射,每次2～5 mL,每天 1 次。静脉滴注,每次 10～30 mL,稀释于 250 mL 静脉滴注液中,缓慢滴注。2～4 周为 1 个疗程。偶有变态反应。癫痫发作、肾功能不全患者及孕妇禁用。

四、谷氨酸受体拮抗剂

谷氨酸是脑皮质和海马的主要兴奋性神经递质,在学习与记忆功能中具有重要作用。早在 20 世纪 80 年代提出 AD 发病的谷氨酸能神经功能异常假说,神经元受到谷氨酸异常强烈的作用,引起大量的 Ca^{2+} 内流,产生活性氧物质,可能会导致神经元变性死亡。这种由氨基酸兴奋引起的毒性称为兴奋性神经毒性。谷氨酸受体过多的激活会引起神经元变性和丧失,实验证明,兴奋性毒性在神经退行性疾病中起重要作用。

N-甲基-D-天冬氨酸(N-methyl-D-aspartate,NMDA)受体阻滞剂可以阻止过量的神经递质谷氨酸传递而达到保护神经元作用;另一方面,增加 NMDA 受体数量和功能有助于增强和调节认知功能。

美金刚(二甲金刚胺)是一种 NMDA 受体拮抗剂。由德国 Merz 药厂出品,已在欧洲批准用于治疗中、重度 AD。其主要成分为盐酸1-氨基-3,5-二甲基金刚烷。

临床前试验表明,本品具有神经保护作用,长期应用能保护海马免受 NMDA 特异性内源性神经毒剂——喹啉酸毒性作用。在大鼠缺血模型实验中,本品对大脑和局灶具有保护缺血过度损伤作用。

本品对 NMDA 拮抗作用像 Mg^{2+} 一样占据 NMDA 通道,增加动作电位。主要是通过直接利用电压依赖方式,阻断 NMDA 受体,防止大量 Ca^{2+} 内流,因此具有保护神经元免受谷氨酸兴奋性毒性作用。

本品对谷氨酸能神经递质具有双重调节作用:①对 α 氨基-3 羟基-5-甲基-4 异噁唑丙酸(AMPA)受体作用:阿尔茨海默病谷氨酸释放异常减少,美金刚对 AMPA 受体具有促进作用,而保证正常的谷氨酸能神经传导,促使学习和记忆功能的恢复。②对 NMDA 作用。在突触前谷氨酸释放病理性增加时,如脑缺血时,美金刚通过突触后膜阻断谷氨酸调节的离子通道(NMDA 通道)而抑制谷氨酸的作用,从而减少谷氨酸的兴奋性毒性作用。

口服吸收迅速、完全。单次口服剂量为 10～40 mg,3.0～7.7 小时达峰浓度,其曲线下面积和达峰浓度与剂量呈线性关系。在体内分布广泛,对肺、肝、肾脏有特殊亲和力,能透过血-脑屏障,脑脊液浓度是血浆浓度的 1/20。血浆蛋白结合率为 42%～45%,清除半衰期为 67～104 小时。主要通过肾脏排泄,少量存在粪便中。

动物实验表明,小剂量 NMDA 受体拮抗剂治疗 AD,对改善认知功能有效。近 10 年,美金刚在欧洲用于治疗各种形式、各个阶段的痴呆,临床资料也证实了动物实验。

Pante 等(1993)对 60 例中重痴呆患者进行 4 周随机双盲对照试验,应用美金刚剂量为 20 mg,结果显示认知障碍及动力缺乏治疗有效反应率为 70%。另一项 160 例重度痴呆患者进行 12 周随机双盲对照试验,其中 151 例完成 12 周观察,75 例为治疗组,76 例为对照组。结果治疗组临床总体印象评定反应率为76％,对照组为45％,两组有显著性差异。

有5项双盲、对照的临床研究,应用美金刚4～6周,进行有效性评价。结果均证实,在改善认知功能、驱动力和情感状态,日常生活中的运动功能方面有效,使患者的社会功能、独立能力得到改善。

Reisberg等(2003)用美金刚治疗中度和重度AD患者的双盲对照研究显示,美金刚在改善AD患者认知功能、社会功能方面明显优于安慰剂。

剂量和用法:起始剂量5 mg/d,第2周加量到10 mg/d,第3周为15 mg/d,第4周为20 mg/d,疗程4个月。剂量大时,应分2次服,午后宜在4点前用药,以减少失眠。不宜与抗胆碱能药伍用。

大量临床试验表明,本品无明显毒副作用,耐受性良好,其不良反应轻微,常见有兴奋、激越、失眠、不安和运动增多。

五、雌激素

流行病学调查表明,经绝后妇女AD的发病率比同龄组男性高1.5～3倍。据报道,雌激素能促进胆碱能神经元生长和生存,减少脑内淀粉样蛋白沉积。脑内存在特定神经元有雌激素受体的表达,其分布与AD患者脑内病理改变区一致。AD女性患者雌激素水平较健康同龄妇女低。这说明雌激素缺乏可能与AD有关。

临床试验证实,雌激素可降低绝经期后妇女AD的危险度,并减轻痴呆程度,改善AD的症状。Rice(1997)观察雌激素治疗829例,发现单用雌激素比雌孕激素联合治疗,在改善认知功能效果更好。另有研究应用雌激素替代疗法,治疗3周,AD患者的症状显著好转,以记忆力,时间空间定向力和计算力的提高明显。一旦停药,各项评定指标又恢复治疗前状况,总病程还有恶化。目前认为,雌激素替代治疗,只能减轻症状,延缓疾病进程,不能达到治愈的目的。近期研究表明,长期联合应用雌激素和孕激素存在诸多危险,使乳腺癌、子宫内膜癌、冠心病、卒中和静脉血栓等发生率增高,这些影响不容忽视。因此,雌激素在预防、延缓AD的价值,尚待研究。

六、抗β淀粉样蛋白药

AD病理学特征是脑内存在老年斑、神经纤维缠结及选择性神经元死亡。老年斑的核心成分是β淀粉样蛋白(amyloid β-protein,Aβ)。Aβ由细胞分泌,在细胞基质沉淀聚集后可产生很强的神经毒性。目前认为,Aβ是AD患者脑内老年斑周边神经元变性和死亡的主要原因。研究发现,环境或基因突变可引起β淀粉样前体蛋白(APP)代谢异常。在神经细胞外导致Aβ沉积,形成老年斑,造成神经元损伤。采取抑制与Aβ形成有关的蛋白酶,恢复神经元对APP代谢的正常调节,阻止Aβ形成有毒性的聚合体,保护神经元免遭Aβ的神经毒性,修复损伤的基因,可达到治疗AD的目的。

抗β折叠多肽($iA\beta_{11}$)是一种含有11个氨基酸的多肽,它与Aβ结合的亲和力很高,离体实验中能抑制淀粉样肽形成。有一种$iA\beta_{11}$的5个氨基酸的衍生物,命名为$iA\beta_5$,它对已形成的Aβ具有更强的抑制和灭活作用。新近研制成功Aβ"疫苗",已进入临床试验阶段。Schenk等在美国完成24例剂量效应研究的Ⅰ期临床试验,初步结果提示,"疫苗"安全性好,为AD治疗带来了希望。2001年开始了Ⅱ期临床试验,可能是因免疫引起的中枢神经系统炎症反应,而于2002年停止试验。虽然Aβ肽免疫疗法临床试验受到挫折,但免疫抗体疗法仍然具有重大潜力,是一种新药开发快捷途径。

(金善子)

第四章　呼吸科常用药物

第一节　抗感冒药

感冒是由多种病毒感染引起的一种常见的急性呼吸系统疾病,具有多发性、传染性、季节性等特点,临床表现以鼻塞、咳嗽、头痛、恶寒、发热、全身不适为主要特征。全年均可发病,尤其以春季多见。

抗感冒药泛指用于治疗感冒的各种药物,剂型、种类繁多,目前市场上销售的抗感冒药大多是对症治疗。感冒初期由于病毒的侵入,鼻黏膜腺体分泌亢进,血管通透性增加,出现打喷嚏、流鼻涕现象,此时可根据症状选用抗组胺药物如苯海拉明、氯苯那敏、异丙嗪等。感冒发作期可出现发热、头痛、肌肉痛等症状,可用解热镇痛药如阿司匹林、对乙酰氨基酚、双氯芬酸、贝诺酯等缓解,如症状不能控制可加服抗病毒药物或抗感冒中成药。

一、解热镇痛抗炎药

解热镇痛抗炎药是一类具有解热镇痛,而且大多数还有抗炎、抗风湿作用的药物,在化学结构上与肾上腺皮质激素不同,又称为非甾体抗炎药(NSAIDs)。在抗感冒药物中,这类药物针对的主要是感冒中的发热症状,兼有止痛和减轻炎症反应的作用,其中以阿司匹林、对乙酰氨基酚、双氯芬酸等的解热作用较好,对乙酰氨基酚没有减少炎症反应的作用。

(一)应用原则与注意事项

1.应用原则

(1)用药时限:此类药物用于解热一般限定服用3天,用于止痛限定服用5天,如症状未缓解或消失应及时向医师咨询,不得长期服用。

(2)使用一种解热镇痛药时避免同时服用其他含有解热镇痛药成分的药品,以免造成肝损伤等不良反应。

2.注意事项

(1)应用解热镇痛药属于对症治疗,并不能解除疾病的致病原因,由于用药后改变了体温,可掩盖病情,影响疾病的诊断,应引以重视。

(2)该类药物很多都对胃肠道有不良反应,其中阿司匹林对胃肠道的刺激性最大。为避免药品对胃肠道的刺激,应在餐后服药,不宜空腹服药。

(3)关注特殊人群用药:高龄患者、孕妇及哺乳期妇女、肝肾功能不全的患者、血小板减少症患者、有出血倾向的患者以及有上消化道出血和/或穿孔病史的患者应慎用或禁用本类药物。对有特异体质者,使用后可能发生皮疹、血管性水肿和哮喘等反应,应当慎用。患有胃十二指肠溃疡者应当慎用或不用。

(4)应用本类药物时应严格掌握用量,避免滥用,老年人应适当减量,并注意间隔一定的时间(4～6 小时),同时在解热时多饮水和及时补充电解质。

(5)本类药物中大多数之间有交叉变态反应。

(6)使用本类药物时不宜饮酒或饮用含有乙醇的饮料。

(二)药物特征比较

儿童和青少年在病毒感染时如果使用阿司匹林退热,可能会发生一种罕见但可致死的不良反应(瑞氏综合征表现为严重的肝损害和脑病),因此为孩子选择退热药请避免阿司匹林,而以选择对乙酰氨基酚为好。呼吸系统疾病常用解热镇痛抗炎药的比较见表 4-1。

表 4-1　呼吸系统疾病常用解热镇痛抗炎药的比较

药物	作用和应用			不良反应		
	解热镇痛	抗炎	其他应用	肠道(出血)	过敏	其他
阿司匹林	+++	+++	抑制血小板聚集、抗血栓形成	+++	++	凝血功能障碍、水杨酸反应
对乙酰氨基酚	+++ 缓慢持久	±	感冒发热复方制剂		+	高铁血红蛋白症、肝坏死
吲哚美辛	++++	+++	其他药物不能耐受或疗效不佳的病例、癌性发热	+++	++	中枢神经系统、造血系统
布洛芬	++	+++	风湿性、类风湿关节炎	±		视力模糊、头痛
萘普生	++++	++++	不能耐受阿司匹林、吲哚美辛的病例	++		少而轻

二、减轻鼻黏膜充血药

拟交感神经药被广泛用作普通感冒症状的减轻鼻黏膜充血药,它们通过 α 肾上腺素能效应选择性地收缩鼻黏膜血管,使局部血流重新分配,减轻鼻窦、鼻黏膜血管充血,解除鼻塞症状,有助于保持咽鼓管和窦口通畅,减轻流涕、打喷嚏等症状。麻黄碱和去氧肾上腺素、羟甲唑啉、萘甲唑啉和赛洛唑啉等拟交感神经药能局部以滴鼻或喷雾形式给药,伪麻黄碱等可以口服。

(一)应用原则与注意事项

1.应用原则

(1)禁使用所有含有盐酸苯丙醇胺(PPA)的药物。

(2)伪麻黄碱属于"兴奋剂类管制品种""易制毒类化学品",生产、经营和使用按有关规定执行。

(3)局部用药应限制在 7 天以内。

2.注意事项

(1)关注不良反应:这种药物的不良反应主要表现在心脑血管系统,如头痛、心悸、血压升高等。大剂量可引发期前收缩、心动过速,甚至心室颤动,故患有甲状腺功能亢进、器质性心脏病、高血压、心绞痛者的患者禁用含此成分的抗感冒药。

(2)关注不适宜人群:婴幼儿不宜使用;心血管疾病患者慎用。

(二)伪麻黄碱

1.别称

假麻黄碱,异麻黄碱,伪麻黄素。

2.药理作用

本品通过促进去甲肾上腺素的释放,间接发挥拟交感神经作用;能选择性地收缩上呼吸道毛细血管,消除鼻咽部黏膜充血、肿胀,减轻鼻塞症状,对全身其他脏器的血管无明显的收缩作用,对心率、心律、血压和中枢神经无明显影响。

3.药动学

服药后2~3小时血药浓度达高峰。部分代谢为无活性的代谢产物,55%~75%以原形从尿中排泄。其半衰期随尿液 pH 的改变而异。

4.适应证

用于减轻感冒、鼻炎(包括过敏性鼻炎)及鼻窦炎引起的鼻充血症状。

5.用法用量

口服,成人1次 0.12 g,1天2次。

6.不良反应

有较轻的兴奋作用、失眠、头痛。

7.禁忌证

严重的高血压、冠心病、服用单胺氧化酶抑制剂及对盐酸伪麻黄碱敏感或不能耐受的患者禁用。

8.药物相互作用

(1)本品可加强肾上腺素的作用,如用本品后需用肾上腺素,则应减量。

(2)本品可增加糖皮质激素的代谢。

(3)与洋地黄合用可致心律失常。

(4)与多沙普仑合用,两者的加压作用均增强。

9.注意事项

避免与其他拟交感神经药和减轻鼻黏膜充血药同时使用。

10.特殊人群用药

孕妇、哺乳期妇女、老年患者慎用。

(三)药物特征比较

口服和局部用药在药效上无明显差异,但局部用药可能会有充血症状反弹的情况,特别是长时间应用后,而口服给药没有反弹情况出现,但更有可能出现全身性的不良反应,并且在药物相互作用方面有更高的风险。

三、抗组胺药

抗组胺药是指能选择性地阻断组胺 H_1 受体、拮抗组胺的作用而产生抗组胺效应的一类药物,主要用于治疗过敏性鼻炎、过敏性结膜炎及过敏性皮肤病等。按其化学结构可分为烃胺类、乙醇胺类、乙二胺类、吩噻嗪类、哌嗪类及其他类。

感冒初期感冒病毒刺激机体释放出组胺,造成流涕、咳嗽和痰多等症状,所以常用的感冒药中多含有抗组胺成分,如氯苯那敏、苯海拉明、氯雷他定和西替利嗪等。本类药物通过阻断组胺受体抑制小血管扩张,降低血管通透性,有助于消除或减轻普通感冒患者的打喷嚏和流涕等症状。

(一)应用原则与注意事项

1.应用原则

(1)根据临床疾病的特点选择用药:变态反应紧急阶段有生命威胁时应首先用生理性拮抗剂,如肾上腺素;重度变态反应可选用高效、速效的第二代抗组胺药,如西替利嗪、咪唑斯汀等;一般,变态反应且非驾驶或高空作业者可选用第一代抗组胺药,如氯苯那敏、异丙嗪等;慢性变态反应可选用高效、长效的抗组胺药,如阿司咪唑、酮替芬、曲尼司特和多塞平等。

(2)抗组胺药治疗慢性过敏性皮肤病宜交替或联合应用,以增强抗过敏效果,如同时应用两种或几种抗组胺应选择不同类者。

(3)白天宜用新型的无嗜睡作用的药物;睡前服用传统的抗组胺药,使夜间睡眠良好。

(4)从抗组胺的不良反应选择用药:不应与红霉素、克拉霉素、交沙霉素和伊曲康唑等多种药物合用,因其降低了抗组胺药的代谢,增加室性心律失常的危险,尤其是出现尖端扭转。

(5)老年人应使无抗胆碱作用的药物,应避免使用苯海拉明、赛庚啶和异丙嗪等,可选用酮替芬、桂利嗪、氯雷他定和咪唑斯汀等。儿童宜使用对中枢系统作用轻、不良反应少和服药方便的糖浆类较好,如可用曲普利啶、氯苯那敏和酮替芬等。

2.注意事项

(1)抗组胺药能减少支气管分泌,继而可能形成黏稠的痰液栓,因此不能治疗排痰性咳嗽。

(2)关注不良反应:抗组胺药的常见不良反应包括中枢抑制作用,传统的抗组胺药可通过血-脑屏障进入中枢,有明显的中枢抑制作用,所以驾驶员、高空作业人员、机械操作者及参赛前的运动员不宜服用本类药物。

(3)应用此类药物剂量不要过大,否则可出现中枢神经系统抑制症状;尽可能避免与复方感冒制剂同时使用,因为许多复方感冒制剂中含有氯苯那敏等抗组胺药。

(4)避免与对中枢神经系统有抑制作用的饮料(如酒)、镇静催眠抗惊厥药(如地西泮)和抗精神失常药(如氯丙嗪)同用,否则有可能引起头晕、全身乏力、运动失调、视力模糊和复视等中枢神经过度抑制症状,儿童、老年人和体弱者更易发生。

(5)关注药物相互作用:避免与抗胆碱类(如阿托品)、三环类抗抑郁药(如阿米替林)同用,否则可出现口渴、便秘、排尿困难、心动过缓、青光眼症状加重和记忆功能障碍等有不良反应。

(6)关注不适宜人群:患闭角型青光眼、尿潴留、前列腺增生、幽门十二指肠梗阻和癫痫的患者,以及孕妇和哺乳期妇女慎用。新生儿和早产儿对本类药物抗胆碱作用的敏感性较高,不宜使用。

(二)异丙嗪

1.别称

非那根,茶氯酸异丙嗪,茶异丙嗪。

2.药理作用

本品具有抗组胺、止吐、抗晕动症、镇静催眠作用。

3.药动学

本品肌内注射或口服吸收良好,用药后2~3小时血药浓度达峰值,肝脏首关代谢显著,生物利用度较低,体内分布广泛,可透过血-脑屏障和胎盘屏障,并可经乳汁分泌。血浆蛋白结合率高(76%~93%),代谢机制多样,主要以代谢物的形式经尿及胆汁缓慢排泄,消除半衰期为5~14小时。

4.适应证

(1)抗过敏,适用于各种过敏性症(如哮喘、荨麻疹等)。

(2)用于晕动病,防治晕车、晕船、晕飞机。

(3)用于麻醉和手术前后的辅助治疗,包括镇静、催眠、镇痛、止吐。

(4)用于防治放射病性或药源性恶心、呕吐。

5.用法用量

(1)口服。①成人:1次12.5 mg,1天4次,餐后及睡前服用,必要时睡前可增至25 mg。②儿童:常用量为按体重1次0.125 mg/kg体重或按体表面积3.75 mg/m²,每4~6小时1次。

(2)肌内注射。

成人:①抗过敏,1次25 mg,必要时2~4小时后重复;严重过敏时可肌内注射25~50 mg,最高量不得超过100 mg。在特殊紧急的情况下,可用灭菌注射用水稀释至0.25%,缓慢静脉注射。②止吐,12.5~25.0 mg,必要时每4小时重复1次。③镇静催眠,1次25~50 mg。

小儿:①抗过敏,按体重1次0.125 mg/kg体重或按体表面积3.75 mg/m²,每4~6小时1次。②止吐,按体重1次0.25~0.50 mg/kg体重或按体表面积7.5~15.0 mg/m²,必要时每4~6小时重复;或1次12.5~25.0 mg,必要时每4~6小时重复。③镇静催眠,必要时按体重1次0.5~1.0 mg/kg体重或1次12.5~25 mg。④抗眩晕,睡前可按需给予,按体重0.25~0.5 mg/kg体重或按体表面积7.5~15 mg/m²;或1次6.25~12.5 mg,1天3次。

6.不良反应

常见嗜睡、视物模糊或色盲(轻度)、眩晕、口鼻咽干燥、耳鸣、皮疹、胃痛或胃部不适感、反应迟钝(儿童多见)、低血压、恶心或呕吐,甚至出现黄疸。还可增加皮肤光敏性、噩梦、易兴奋、易激动、幻觉、中毒性谵妄,儿童易发生锥体外系反应。少见血压增高、白细胞减少、粒细胞减少症及再生障碍性贫血。

7.禁忌证

对本品过敏者禁用。

8.药物相互作用

(1)与其他中枢神经抑制药(特别是麻醉药、巴比妥类、单胺氧化酶抑制药或三环类抗抑郁药)同用时可相互增强效应,用量要另行调整。

(2)与抗胆碱类药物(特别是阿托品类药)同用时,本药的抗毒蕈碱样效应可增强。

(3)与溴苄胺、异喹胍或胍乙啶等同用时,后者的降压效应增强;与肾上腺素同用时,后者的

α肾上腺素能作用可被阻断,使β肾上腺素能作用占优势。

(4)顺铂、水杨酸制剂、万古霉素、巴龙霉素及其他氨基糖苷类抗生素等具有耳毒性的药物与本药同用时,以上药物的耳毒性症状可被掩盖。

(5)不宜与茶碱及生物碱类药物同时配伍注射。

9.注意事项

(1)对吩噻嗪类药高度过敏者对本品也过敏。

(2)下列情况应慎用:肝功能不全和各类肝脏疾病患者,肾衰竭患者,急性哮喘,膀胱颈部梗阻,骨髓抑制,心血管疾病,昏迷,闭角型青光眼,高血压,胃溃疡,前列腺肥大症状明显者,幽门或十二指肠梗阻,呼吸系统疾病(尤其是儿童服用本品后痰液黏稠,影响排痰,并可抑制咳嗽反射),癫痫患者(注射给药时可增加抽搐的严重程度),黄疸,瑞氏综合征(异丙嗪所致的锥体外系症状易与瑞氏综合征相混淆)。

(3)应用异丙嗪时,应特别注意有无肠梗阻或药物过量、中毒等问题,因其症状体征可被异丙嗪的镇吐作用所掩盖。

10.特殊人群用药

(1)孕妇、哺乳期妇女:孕妇在临产前1～2周应停用此药;哺乳期妇女慎用。

(2)老年人:老年人使用本药后易发生头晕、呆滞、精神错乱和低血压,还可出现锥体外系症状(特别是帕金森病、静坐不能和持续性运动障碍),这种情况在用量过大或胃肠道外给药时更易发生。

(3)儿童:一般的抗组胺药对婴儿特别是新生儿和早产儿有较大的危险性;<3个月的婴儿体内的药物代谢酶不足,不宜应用本品。

(三)苯海拉明

1.别称

苯那君、苯那坐尔、二苯甲氧乙胺和可他敏。

2.药理作用

本品具有抗组胺、中枢抑制、镇咳、抗M胆碱样作用,以及降低毛细血管渗出、消肿、止痒等作用。

3.药动学

本品可口服或注射给药,吸收快而完全。口服的生物利用度为50%,15～60分钟起效,3小时达血药峰浓度,作用可维持4～6小时。本品在体内分布广泛,蛋白结合率高,代谢机制多样,主要经尿以代谢物的形式排出,原形药很少。

4.适应证

(1)急性重症变态反应,可减轻输血或血浆所致的变态反应。

(2)手术后药物引起的恶心、呕吐。

(3)帕金森病和锥体外系症状。

(4)牙科局麻,当患者对常用的局麻药高度过敏时,1%苯海拉明液可作为牙科用局麻药。

(5)其他变态反应病不宜口服用药者。

5.用法用量

(1)口服:一般1次25～50 mg,1天2～3次,餐后服用。

(2)深部肌内注射:1次20 mg,1天1～2次。

6.不良反应

常见中枢神经抑制作用、共济失调、恶心、呕吐、食欲缺乏等;少见气急、胸闷、咳嗽、肌张力障碍等;有报道给药后可发生牙关紧闭并伴喉痉挛;偶可引起皮疹、粒细胞减少、贫血及心律失常。

7.禁忌证

对本品过敏或对其他乙醇胺类药物高度过敏者;重症肌无力者;驾驶车船、从事高空作业、机械作业者工作期间禁用。新生儿和早产儿禁用。

8.药物相互作用

(1)本品可短暂影响巴比妥类药和磺胺醋酰钠等的吸收。

(2)和对氨基水杨酸钠同用可降低后者的血药浓度。

(3)可增强中枢神经抑制药的作用。

9.注意事项

(1)肾衰竭时,给药的间隔时间应延长。

(2)本品的镇吐作用可给某些疾病的诊断造成困难。

10.特殊人群用药

(1)孕妇慎用,哺乳期妇女不宜使用。

(2)老年人慎用。

(3)新生儿和早产儿禁用。

(四)氯苯那敏

1.别称

扑尔敏,氯苯吡胺,氯屈米通,马来那敏。

2.药理作用

本药为烃烷基胺类抗组胺药。其特点是抗组胺作用强,用量少,具有中等程度的镇静作用和抗胆碱作用。

3.药动学

可口服或注射给药,口服吸收快而完全,生物利用度为 25%～50%,血浆蛋白结合率为72%。口服后 15～60 分钟起效,肌内注射后 5～10 分钟起效,消除相半衰期为 12～15 小时,作用维持 4～6 小时。主要经肝脏代谢,其代谢物经尿液、粪便及汗液排泄。本品亦可随乳汁分泌。

4.适应证

(1)皮肤过敏症如荨麻疹、湿疹、皮炎、药疹、皮肤瘙痒症、神经性皮炎、虫咬症、日光性皮炎。

(2)过敏性鼻炎。

(3)药物和食物过敏。

5.用法用量

(1)口服:成人 1 次 4 mg,1 天 3 次。

(2)肌内注射:1 次 5～20 mg,1 天 1～2 次。

6.不良反应

主要有嗜睡、口渴、多尿、咽喉痛、困倦、虚弱感、心悸、皮肤瘀斑、出血倾向。

7.禁忌证

对本品过敏者,高空作业者、车辆驾驶人员、机械操作人员工作时间禁用。

8.药物相互作用

(1)同时饮酒或服用中枢神经抑制药可使抗组胺药的药效增强。

(2)本品可增强金刚烷胺、抗胆碱药、氟哌啶醇、吩噻嗪类以及拟交感神经药等的作用。

(3)奎尼丁和本品同用,其类似于阿托品样的效应加剧。

(4)本品和三环类抗抑郁药物同用时可使后者增效。

9.注意事项

(1)注射剂有刺激性,静脉注射过快可致低血压或中枢神经兴奋。

(2)不宜与氨茶碱混合滴注。

10.特殊人群用药

(1)孕妇、哺乳期妇女慎用。

(2)老年人较敏感,应适当减量。

(3)新生儿、早产儿不宜使用。

(五)阿司咪唑

1.别称

息斯敏、阿司唑、安敏、吡氯苄氧胺和苄苯哌咪唑。

2.药理作用

本品为长效的 H_1 受体阻滞剂,作用强而持久,每天服用 1 次即可抑制变态反应症状 24 小时,无中枢镇静作用及抗毒蕈碱样胆碱作用。

3.药动学

口服吸收迅速,1 小时左右达血药浓度峰值,血浆蛋白结合率为 97%,不易通过血-脑屏障。大部分在肝中经 CYP450 酶系统代谢,代谢产物去甲基阿司咪唑仍具有抗组胺活性。本品及代谢产物均具有肝肠循环。本品及其代谢产物均自尿排出,但原形药物极少。本品及代谢产物的半衰期长达 19 天,故达到稳态血药浓度需 4~8 周。

4.适应证

治疗常年性和季节性过敏鼻炎、过敏性结膜炎、慢性荨麻疹和其他过敏性反应症状。

5.用法用量

(1)成人:口服,1 次 3~6 mg,1 天 1 次,于空腹时服。1 天内最多用至 10 mg。

(2)儿童:口服,6 岁以下按 0.2 mg/kg 体重,6~12 岁每天 5 mg,12 岁以上剂量同成人。

6.不良反应

(1)偶有嗜睡、眩晕和口干等现象。长期服用可增加食欲而使体重增加。

(2)服用过量可引起心律失常。

7.禁忌证

对本品过敏者禁用。

8.药物相互作用

(1)本品不能与抑制肝脏代谢酶的药物合用,如抗真菌药氟康唑、伊曲康唑、酮康唑和咪康唑,大环内酯类抗生素克拉霉素、红霉素,以及特非那定、5-羟色胺再摄取抑制药和 HIV 蛋白酶抑制药等,以免引发严重的室性心律失常。

(2)避免与其他可能导致心律失常的药物合用,如抗心律失常药、三环类抗抑郁药、抗疟药卤泛群、奎宁、抗精神病药、西沙必利和索他洛尔等。

(3)与利尿药合用时,应注意电解质失衡引起的低血钾。

9.注意事项

(1)应避免与影响肝脏代谢酶,易致电解质紊乱如低血钾的药物合用。

(2)因阿司咪唑广泛地经肝脏代谢,患有显著的肝功能障碍的患者应尽量避免服用。

(3)服用过量可引起严重的心律失常,本品给药不宜超过推荐剂量。药用炭可有效地减少本品在胃肠道的吸收,中毒后应尽快服用,也可催吐或洗胃,血液透析不能增加本品的清除。

(4)应在饭前 1～2 小时或饭后 2 小时服用。

10.特殊人群用药

(1)孕妇、哺乳期妇女慎用。

(2)老年患者用量酌减。

(六)依巴斯汀

1.别称

开思亭,苏迪。

2.药理作用

本药为哌啶类长效非镇静性第二代组胺 H_1 受体阻滞剂,能抑制组胺释放,对中枢神经系统的 H_1 受体拮抗作用和抗胆碱作用弱。

3.药动学

口服吸收较完全,极难通过血-脑屏障,大部分在肝脏代谢为活性代谢产物卡瑞斯汀,2.6～4 小时体内达峰值。依巴斯汀和卡瑞斯汀有较高的血浆蛋白结合率(＞95%),卡瑞斯汀的半衰期长达 15～19 小时,66% 以结合的代谢产物由尿排出。

4.适应证

荨麻疹、过敏性鼻炎、湿疹、皮炎、皮肤瘙痒症等。

5.用法用量

(1)成人:口服,1 次 10 mg,1 天 1 次。

(2)儿童:口服,2～5 岁 1 次 2.5 mg,1 天 1 次;6～11 岁 1 次,5 mg,1 天 1 次。

6.不良反应

有时困倦,偶见头痛、头晕、口干、胃部不适、嗜酸性粒细胞增多、ALT 及 ALP 升高。罕见皮疹、水肿、心动过速。

7.禁忌证

对本品及其辅料过敏者禁用。

8.药物相互作用

(1)与具有 CYP450 肝药酶抑制作用的抗真菌药如酮康唑、伊曲康唑、氟康唑、咪康唑合用时应慎重。

(2)大环内酯类抗生素如红霉素等可使本品代谢物卡巴斯汀的血药浓度升高 1～2 倍。

(3)与丙卡巴肼、氟哌利多等合用时应注意中枢抑制和心脏毒性的发生。

9.注意事项

(1)对其他 H_1 受体阻滞剂有不良反应者慎用。

(2)已确定有心电图 Q-T 间期延长或心律失常患者慎用。

(3)哮喘和上呼吸道感染患者慎用。

（4）驾驶或操纵机器期间慎用。

（5）肝肾功能不全者慎用。

10.特殊人群用药

（1）孕妇慎用，哺乳期妇女用药期间应暂停哺乳。

（2）适用于2岁以上的儿童，对2岁以下儿童用药的安全性有待于进一步验证。

（3）老年患者通常生理功能减退，应注意减小剂量，以1天1次，1次5 mg开始服药。

（七）氯雷他定

1.药品名称

开瑞坦、克敏能、华畅、百为哈和百为坦。

2.药理作用

本药为哌啶类抗组胺药，具有选择性的拮抗外周组胺 H_1 受体的作用，其抗组胺作用起效快、效强、持久。本品无镇静作用，无抗毒蕈碱样胆碱作用，对乙醇无强化作用。

3.药动学

口服吸收迅速、良好，血药浓度达峰时间（t_{max}）为1.5小时，与血浆蛋白的结合率为98%。大部分在肝中被代谢，代谢产物去羧乙氧基氯雷他定仍具有抗组胺活性。本品及其代谢物均自尿和粪便排出，半衰期约为20小时。

4.适应证

用于过敏性鼻炎、急性或慢性荨麻疹、过敏性结膜炎、花粉症及其他过敏性皮肤病。

5.用法用量

（1）成人及>12岁的儿童：口服，1次10 mg，1天1次。

（2）2～12岁儿童：口服，体重>30 kg者1次10 mg，1天1次；体重≤30 kg者1次5 mg，1天1次。

6.不良反应

常见的不良反应有乏力、头痛、嗜睡、口干、胃肠道不适（包括恶心、胃炎）以及皮疹等；偶见健忘及晨起面部、肢端水肿；罕见的不良反应有视物模糊、血压降低或升高、晕厥、癫痫发作、乳房肿大、脱发、变态反应、肝功能异常、心动过速、心悸、运动功能亢进、黄疸、肝炎、肝坏死和多形红斑等。

7.禁忌证

具有变态反应或特异体质的患者禁用。

8.药物相互作用

（1）大环内酯类抗生素、抗真菌药酮康唑等可减缓本品的代谢，增加本品的血药浓度，有可能导致不良反应增加。

（2）与其他中枢抑制药、三环类抗抑郁药合用或饮酒可引起严重嗜睡。

（3）单胺氧化酶抑制药可增加本品的不良反应。

9.注意事项

（1）对肝功能不全者，消除半衰期有所延长，可按1次10 mg，隔天1次服用。肾功能不全者慎用。

（2）本品对心脏功能无影响，但偶有心律失常报道，有心律失常病史者应慎用。

（3）抗组胺药能清除或减轻皮肤对所有变应原的阳性反应，因此在做皮试前约48小时应停止使用氯雷他定。

10.特殊人群用药

(1)孕妇、哺乳期妇女慎用。

(2)2岁以下儿童服用本药的安全性及疗效尚未确定。

(八)药物特征比较

1.药理作用比较

该类药物中大部分具有抗外周组胺 H_1 受体、镇静、抗乙酰胆碱、局部麻醉和奎尼丁样作用,但因结构、剂型不同,药理作用也不尽相同。详见表4-2。

表 4-2　常用的 H_1 受体阻滞剂的作用特点比较

药物	抗组胺	镇静催眠	抗晕动止吐	抗胆碱	作用持续时间
苯海拉明	++	+++	++	+++	4~6 小时
异丙嗪	++	+++	++	+++	6~12 小时
氯苯那敏	+++	—	—	++	4~6 小时
西替利嗪	+++	—	—	—	7~10 小时
左卡巴斯汀	+++	—	—	—	12 小时
阿司咪唑	+++	—	—	—	10 天
特非那定	+++	—	—	—	12~24 小时
依巴斯汀	+++	—	—	—	24 小时

注:强+++;中++;弱+;无—。

2.主要不良反应比较

(1)苯海拉明:常见中枢神经抑制作用、共济失调;少见气急、胸闷;偶可引起皮疹、粒细胞减少、贫血;常见恶心、呕吐、食欲缺乏。

(2)氯苯那敏:嗜睡、困倦、虚弱感;心悸;出血倾向;口渴、多尿。

(3)阿司咪唑:嗜睡、眩晕;超量服用本品可能发生 Q-T 间期延长或室性心律失常;口干,偶见体重增加。

(4)咪唑斯汀:偶见困意和乏力;与某些抗组胺药物合用时,曾观察到 Q-T 间期延长的现象;偶见食欲增加并伴有体重增加。

(5)依巴斯汀:有时困倦,偶见头痛、头晕;罕见心动过速;嗜酸性粒细胞增多;口干、胃部不适、ALT 及 ALP 升高。

(6)氯雷他定:常见乏力、头痛、嗜睡;罕见心动过速及心悸;常见口干、恶心、胃炎,罕见肝功能异常;常见皮疹,罕见脱发、变态反应。

(7)非索非那定:常见头痛、嗜睡、头昏、疲倦;常见恶心。

(8)左西替利嗪:头痛、嗜睡、口干、疲倦、衰弱;腹痛。

(王慧延)

第二节　呼吸兴奋药

呼吸兴奋药与抢救呼吸系统危重症密切相关。目前的观点认为保持气道通畅是抢救呼吸衰竭的首要和最有效的措施。因重症患者使用中枢兴奋药只会消耗体内有效的能源,组织缺氧可更严重,弊多利少,因此呼吸兴奋药的应用已逐步减少。

目前常用的有尼可刹米、洛贝林、二甲弗林等,这些药物作用时间一般较短,口服可吸收,主经肝代谢。主要用于以中枢抑制为主、通气不足引起的呼吸衰竭,对于肺炎、肺气肿、弥漫性肺纤维化等病变引起的以肺换气功能障碍为主所导致的呼吸衰竭不宜使用呼吸兴奋药。

一、应用原则与注意事项

(一)应用原则

呼吸兴奋药的使用需根据呼吸衰竭的轻重、意识障碍的深浅而定。若病情较轻、意识障碍不重,应用后多能收到加深呼吸幅度、改善通气的效果;对病情较重、支气管痉挛、痰液引流不畅的患者,在使用呼吸兴奋药的同时必须强调配合其他有效的改善呼吸功能的措施,如建立人工气道、清除痰液并进行机械通气等,一旦有效改善通气功能的措施已经建立,呼吸兴奋药则可停用。

(二)注意事项

(1)应用呼吸兴奋药的目的是兴奋呼吸、增加通气、改善低氧血症及二氧化碳潴留等,否则不必应用,应用中达不到上述目的则应停用,改为其他措施。

(2)应在保持呼吸道通畅、减轻呼吸肌阻力的前提下使用,否则不仅不能纠正低氧血症和二氧化碳潴留,且会因增加呼吸运动而增加耗氧量。

(3)应用在抢救呼吸衰竭时,除针对病因外应采取综合措施,包括控制呼吸道感染、消除呼吸道阻塞、适当给氧、纠正酸碱失衡及电解质紊乱、人工呼吸机的应用。

(4)大部分呼吸兴奋药的兴奋呼吸作用的剂量与引起惊厥的剂量相近,在惊厥之前可有不安、自口周开始的颤抖、瘙痒、呕吐、潮红等,所以应用此药时应密切观察。

(5)部分呼吸兴奋药持续应用时会产生耐药现象,所以一般应用3～5天,或给药12小时、间歇12小时。

(6)为了克服呼吸兴奋药的不良反应,发挥其兴奋剂的作用,可采用联合两种药物的交替给药的方法。

二、药物各论

(一)尼可刹米

1.别称

二乙烟酰胺,可拉明,烟酸二乙胺,烟酸乙胺。

2.药理作用

本药能直接兴奋延髓呼吸中枢,使呼吸加深加快。也可通过刺激颈动脉窦和主动脉体的化学感受器,反射性地兴奋呼吸中枢,并提高呼吸中枢对二氧化碳的敏感性。对大脑皮质、血管运动中枢及脊髓也有较弱的兴奋作用。本药对阿片类药物中毒的解救效力较戊四氮强,而对巴比妥类药中毒的解救效力较印防己毒素、戊四氮弱。

3.药动学

本药易吸收,起效快,作用时间短暂。单次静脉注射作用只能维持5～10分钟,经肾排泄。

4.适应证

(1)用于中枢性呼吸功能不全、各种继发性呼吸抑制、慢性阻塞性肺疾病伴高碳酸血症。

(2)也用于肺源性心脏病引起的呼吸衰竭,以及麻醉药或其他中枢抑制药的中毒解救。

5.用法用量

(1)成人。①皮下、肌内及静脉注射:1次0.25～0.50 g,必要时每1～2小时重复用药;极量为1次1.25 g。②静脉滴注:3.00～3.75 g本品加入500 mL液体中,滴速为25～30滴/分。如出现皮肤瘙痒、烦躁等不良反应,须减慢滴速;若经4～12小时未见效,或出现肌肉抽搐等严重不良反应,应停药。

(2)儿童:6个月以下的婴儿1次0.075 g,1岁1次0.125 g,4～7岁1次0.175 g。

6.不良反应

(1)常见烦躁不安、抽搐、恶心等。

(2)较大剂量时可出现打喷嚏、呛咳、心率加快、全身瘙痒、皮疹。

(3)大剂量时可出现多汗、面部潮红、呕吐、血压升高、心悸、心律失常、震颤、惊厥,甚至昏迷。

7.禁忌证

抽搐、惊厥患者,小儿高热而无中枢性呼吸衰竭时禁用。

8.药物相互作用

(1)与其他中枢神经兴奋药合用有协同作用,可引起惊厥。

(2)本药与鞣酸、有机碱的盐类及各种金属盐类配伍均可能产生沉淀;遇碱类物质加热可水解,并脱去乙二胺基生成烟酸盐。

9.注意事项

(1)本药对呼吸肌麻痹者无效。

(2)本药的作用时间短暂,应视病情间隔给药,且用药时须配合人工呼吸和给氧措施。

(3)出现血压升高、心悸、多汗、呕吐、震颤及肌僵直时,应立即停药以防出现惊厥。

(4)过量的处理:出现惊厥时,可静脉注射苯二氮䓬类药或小剂量的硫喷妥钠、苯巴比妥钠等;静脉滴注10%葡萄糖注射液,促进药物排泄;给予对症和支持治疗。

10.特殊人群用药

(1)孕妇及哺乳期妇女用药的安全性尚不明确。

(2)6个月以下的婴儿1次0.075 g,1岁1次0.125 g,4～7岁1次0.175 g。

(二)洛贝林

1.别称

半边莲碱,芦别林,祛痰菜碱,山梗菜碱。

2.药理作用

本药为呼吸兴奋药,可刺激颈动脉窦和主动脉体的化学感受器(均为N_1受体),反射性地兴奋延髓呼吸中枢而使呼吸加快,但对呼吸中枢无直接兴奋作用。本药对迷走神经中枢和血管运动中枢也有反射性兴奋作用,对自主神经节先兴奋后阻断。

3.药动学

静脉注射后作用持续时间短,通常为 20 分钟。

4.适应证

主要用于各种原因引起的中枢性呼吸抑制。常用于新生儿窒息、一氧化碳中毒、吸入麻醉药或其他中枢抑制药(如阿片、巴比妥类)中毒、传染病(如肺炎、白喉等)引起的呼吸衰竭。

5.用法用量

(1)成人:皮下、肌内注射,1 次 10 mg,极量为 1 次 20 mg,1 天 50 mg;静脉注射,1 次 3 mg,极量为 1 次 6 mg,1 天 20 mg。

(2)儿童:皮下或肌内注射,1 次 1～3 mg;静脉注射,1 次 0.3～3 mg,必要时 30 分钟后可重复 1 次;新生儿窒息可注入脐静脉内,用量为 3 mg。

6.不良反应

(1)可见恶心、呕吐、呛咳、头痛、心悸等。

(2)大剂量用药可出现心动过缓(兴奋迷走神经中枢);剂量继续增大可出现心动过速(兴奋肾上腺髓质和交感神经)、传导阻滞、呼吸抑制、惊厥等。

7.禁忌证

尚不明确。

8.药物相互作用

(1)用药后吸烟可导致恶心、出汗及心悸。

(2)本药禁止与碘、鞣酸以及铅、银等盐类药配伍;与碱性药物配伍可产生山梗素沉淀。

9.注意事项

(1)静脉给药应缓慢。

(2)用药过量可引起大汗、心动过速、低血压、低体温、呼吸抑制、强直性阵挛性惊厥、昏迷、死亡。

10.特殊人群用药

可用于婴幼儿、新生儿;妊娠与哺乳期、老年人,尚无实验数据。

(三)多沙普仑

1.别称

佳苏仑,吗啉吡咯酮,吗乙苯吡酮,吗乙苯咯,盐酸多普兰。

2.药理作用

本药为呼吸兴奋药,作用比尼可刹米强。小剂量时可刺激颈动脉窦化学感受器,反射性地兴奋呼吸中枢;大剂量时可直接兴奋延髓呼吸中枢、脊髓及脑干,使潮气量增加,也可使呼吸频率有限增快,但对大脑皮质可能无影响。本药还有增加心排血量的作用。

3.药动学

静脉给药后 20～40 秒起效,1～2 分钟达到最大效应,药效持续 5～12 分钟。主要在肝脏代谢,可能会产生多种代谢产物(其中酮多沙普仑有药理活性)。0.4%～4.0% 经肾脏排泄,母体化合物的清除半衰期在成人、早产儿体内分别为 3.4 小时、6.6～9.9 小时。

4.适应证

(1)用于全麻药引起的呼吸抑制或呼吸暂停(排除肌松药的因素),也用于自发呼吸存在但通气量不足的患者。

(2)用于药物过量引起的轻、中度中枢神经抑制。

(3)可用于急救给氧后动脉血氧分压低的患者。

(4)也可用于慢性阻塞性肺疾病引起的急性呼吸功能不全、呼吸窘迫、潮气量低等。

(5)还可用于麻醉术后,加快患者苏醒。

5.用法用量

(1)中枢抑制催醒:1次1～2 mg/kg体重,必要时5分钟后可重复1次。维持剂量为每1～2小时注射1～2 mg/kg体重,直至获得疗效。总量不超过1天3 000 mg。

(2)呼吸衰竭:1次0.5～1.0 mg/kg体重,必要时5分钟后可重复1次,1小时内的用量不宜超过300 mg。或用葡萄糖氯化钠注射液稀释静脉滴注,1次0.5～1 mg/kg体重,滴注直至获得疗效。总量不超过1天3 000 mg。

6.不良反应

(1)可见头痛、乏力、呼吸困难、心律失常、恶心、呕吐、腹泻、尿潴留、胸痛、胸闷、血压升高,以及用药局部发生血栓性静脉炎(红、肿、痛)等。

(2)少见呼吸频率加快、喘鸣、精神紊乱、呛咳、眩晕、畏光、感觉奇热、多汗等。

(3)有引起肝毒性的个案报道。

(4)大剂量时可引起喉痉挛。

7.禁忌证

甲状腺功能亢进、嗜铬细胞瘤、重度的高血压或冠心病、颅内高压、脑血管病、脑外伤、脑水肿、癫痫或惊厥发作、严重的肺部疾病患者及对本药过敏者(国外资料)禁用。

8.药物相互作用

(1)与碳酸氢钠合用时本药的血药浓度升高,毒性明显增强,有因此导致惊厥的报道。

(2)与咖啡因、哌甲酯、匹莫林、肾上腺素受体激动药等有协同作用,合用时应注意观察紧张、激动、失眠、惊厥或心律失常等不良反应。

(3)与单胺氧化酶抑制药及升压药合用可使升压效应更显著,与单胺氧化酶抑制药合用须谨慎。

(4)肌松药可使本药的中枢兴奋作用暂不体现。

9.注意事项

(1)用于急救给氧后动脉血氧分压低的患者时,应同时在2小时内解除其症状的诱因。

(2)对于麻醉后或药物引起的呼吸抑制,用药前应确保气道通畅和氧气充足。

(3)用药前后及用药时应当检查或监测:①常规测血压、脉搏,检查肌腱反射,以防用药过量;②给药前和给药后半小时测动脉血气,以便及早发现气道堵塞者或高碳酸血症患者是否有二氧化碳蓄积或呼吸性酸中毒。

(4)过量时的处理:无特殊解毒药,主要是进行支持、对症治疗。可短期静脉给予巴比妥类药,必要时可给氧和使用复苏器。透析无明显效果。

10.特殊人群用药

(1)孕妇及哺乳期妇女:国内的资料建议孕妇慎用本药。美国FDA对本药的妊娠安全性分级为B级。本药是否经乳汁分泌尚不清楚,哺乳期妇女应慎用。

(2)儿童:12岁以下儿童使用本药的有效性和安全性尚未确定,用药应谨慎。

(四)二甲弗林

1.别称

回苏灵。

2.药理作用

本药为中枢兴奋药,对呼吸中枢有较强的兴奋作用,其作用强度比尼可刹米强约100倍,促苏醒率高。用药后可见肺换气量明显增加,二氧化碳分压下降。

3.药动学

口服吸收迅速、完全,起效快,作用维持时间为2~3小时。

4.适应证

(1)用于各种原因引起的中枢性呼吸衰竭,以及麻醉药、催眠药引起的呼吸抑制。

(2)也可用于创伤、手术等引起的虚脱和休克。

5.用法用量

(1)口服:1次8~16 mg,1天2~3次。

(2)肌内注射:1次8 mg,1天1~2次。

(3)静脉注射:1次8~16 mg,临用前用5%葡萄糖注射液稀释。

(4)静脉滴注:常规用法为1次8~16 mg,用于重症患者时1次16~32 mg。临用前用氯化钠注射液或5%葡萄糖注射液稀释。

6.不良反应

可出现恶心、呕吐、皮肤烧灼感等。

7.禁忌证

有惊厥病史或痉挛病史者、吗啡中毒者、肝肾功能不全者、孕妇、哺乳期妇女禁用。

8.药物相互作用

尚不明确。

9.注意事项

(1)给药前应准备短效巴比妥类药物,作为惊厥时的急救用药。

(2)用药过量可引起肌肉震颤、惊厥。过量的处理:①洗胃、催吐;②静脉滴注10%葡萄糖注射液,促进排泄;③出现惊厥时可用短效巴比妥类药(如异戊巴比妥)治疗;④给予相应的对症治疗。

10.特殊人群用药

(1)孕妇及哺乳期妇女禁用。

(2)儿童大剂量用药易发生抽搐、惊厥,应谨慎。

三、药物特征比较

(一)药理作用比较

上述呼吸兴奋药物的药理作用特征各异,具体药物的药理作用特点详见表4-3。

表4-3　呼吸兴奋药物的药理作用比较

药理作用	尼可刹米	洛贝林	多沙普仑	二甲弗林
兴奋延髓呼吸中枢	++	−	+++	++++
颈动脉窦化学感受器	++	++	+++	−

续表

药理作用	尼可刹米	洛贝林	多沙普仑	二甲弗林
主动脉体化学感受器	++	++	-	-
兴奋大脑皮质	+	-	-	-
兴奋血管运动中枢及脊髓	+	++	++	-

注:+代表作用强度;-代表未有相应的药理作用。

(二)主要不良反应比较

呼吸兴奋类药物多作用于中枢神经系统,故精神神经类不良反应多见。

1.尼可刹米

烦躁不安、抽搐,大剂量时可出现震颤、惊厥,甚至昏迷;恶心、呕吐;心率加快,大剂量时可出现血压升高、心悸、心律失常;全身瘙痒、皮疹。

2.洛贝林

头痛;恶心、呕吐、呛咳;心悸,大剂量用药可出现心动过缓,剂量继续增大可出现心动过速、传导阻滞;呼吸抑制。

3.多沙普仑

头痛、乏力,眩晕、畏光、感觉奇热;恶心、呕吐、腹泻;心律失常、血压升高;呼吸困难、胸痛、胸闷,少见呼吸频率加快、喘鸣;尿潴留。

4.二甲弗林

恶心、呕吐;皮肤烧灼感。

(徐卫卫)

第三节　镇咳药及祛痰药

一、镇咳药

咳嗽动作是因各种刺激作用于不同的感受器,主要通过迷走神经及运动神经传入中枢神经系统,再经迷走神经及运动神经将信息传向至喉头肌及参与咳嗽动作的骨骼肌等,以完成咳嗽动作。一般把抑制咳嗽反射活动中枢环节的药物称为中枢性镇咳药,如咖啡因、福尔可定及右美沙芬;抑制中枢以外的其他环节者称为外周性镇咳药;有的药物兼有中枢和外周两种作用,如苯丙哌林、喷托维林及复方甘草合剂等。

(一)应用原则与注意事项

1.应用原则

(1)因过敏引起的咳嗽应选用抗过敏药物,如苯海拉明、氯雷他定、西替利嗪等。

(2)因普通感冒、咽喉炎引起的咳嗽,如果咳嗽较轻、干咳、痰量少,可选复方甘草合剂等;如咳嗽剧烈、频繁、夜间加重或已经影响睡眠,可选可待因、右美沙芬等。

2.注意事项

(1)对轻度的咳嗽一般无须应用镇咳药。对于无痰而剧烈的干咳,或有痰且过于频繁的剧烈咳嗽,可适当地应用镇咳药,以缓解咳嗽。

(2)选用镇咳祛痰复方制剂进行治疗时,最好只选一种药物。

(3)含可待因或其他阿片类的镇咳制剂一般不宜给儿童应用,1岁以下的儿童更应完全不用。

(4)当肺癌出现异常痛苦的咳嗽时,可应用吗啡、美沙酮等吗啡受体激动药;但在其他原因所致的咳嗽因可引起痰液潴留、抑制呼吸以及成瘾性,则属禁忌。

(5)妊娠3个月内的妇女忌用右美沙芬,另外磷酸可待因可透过胎盘,使胎儿成瘾,应慎用;磷酸可待因还可自乳汁中排出,哺乳期妇女慎用。

(6)肝功能不全时因肝脏不能将铵离子转化为尿素而容易中毒,此时禁用氯化铵;肾功能不全时也禁用。

(二)可待因

1.别称

甲基吗啡,克斯林,新泰洛其,可非,奥亭。

2.药理作用

本药具有镇咳、抑制支气管腺体的分泌、中枢性镇痛、镇静作用。

3.药动学

本药口服后较易经胃肠道吸收,吸收后主要分布于肺、肝、肾和胰脏中,血浆蛋白结合率约为25%。易透过血-脑屏障,也能透过胎盘屏障。本药在体内经肝脏代谢,半衰期为2.5~4小时,其代谢产物主要经肾随尿液排出。

4.适应证

(1)用于各种原因引起的剧烈干咳和刺激性咳嗽(尤其适合于伴有胸痛的剧烈干咳)。

(2)用于中度以上疼痛时镇痛。

(3)用于局麻或全麻时镇静。

5.用法用量

(1)成人:口服,1次15~30 mg,1天2~3次;极量为1次100 mg,1天250 mg。

(2)儿童:口服,镇痛时1次0.5~1 mg/kg体重,1天3次;镇咳时用量为镇痛剂量的1/3~1/2。

(3)肾功能不全患者:口服,肌酐清除率(Ccr)不低于50 mL/min者不必调整剂量;Ccr为10~50 mL/min者给予常规剂量的75%;Ccr低于10 mL/min者给予常规剂量的50%。

(4)肝功能不全患者:口服,本药的吗啡样作用时间延长,需要调整剂量,但目前尚无具体的剂量调整方案。

6.不良反应

常见幻想,呼吸微弱、缓慢或不规则,心率或快或慢;少见惊厥,耳鸣,震颤或不能自控的肌肉运动,荨麻疹、瘙痒、皮疹或脸肿等变态反应;长期应用产生依赖性,常用量引起依赖性的倾向较其他吗啡类弱,典型症状为食欲缺乏、腹泻、牙痛、恶心、呕吐、流涕、寒战、打喷嚏、打哈欠、睡眠障碍、胃痉挛、多汗、衰弱无力、心率增速、情绪激动或原因不明的发热。

7.禁忌证

对本药或其他阿片衍生物类药物过敏者、呼吸困难者、昏迷患者、痰多的患者禁用。

8.药物相互作用

(1)与解热镇痛药合用有协同镇痛作用,可增强止痛效果。

(2)与抗胆碱药合用可加重便秘或尿潴留等不良反应。

(3)与美沙酮或其他吗啡类药合用可加重中枢性呼吸抑制作用。

(4)在服用本药的 14 天内若同时给予单胺氧化酶抑制药,可导致不可预见的、严重的不良反应。

(5)与西咪替丁合用能诱发精神错乱、定向力障碍和呼吸急促。

9.注意事项

(1)本药属麻醉药,使用应严格遵守国家麻醉药品管理条例。

(2)本药不能静脉给药。口服给药宜与食物或牛奶同服,以避免胃肠道反应。

(3)由于本药能抑制呼吸道腺体分泌和纤毛运动,故对有少量痰液的剧烈咳嗽宜合用祛痰药。

(4)药物过量的处理:①对呼吸困难者应给予吸氧,对呼吸停止者应给予人工呼吸;②经诱导呕吐或洗胃使胃内药物排出;③给予阿片拮抗药(如纳洛酮单剂量 400 μg,静脉给药);④给予静脉补液和/或血管升压药。

10.特殊人群用药

本药可透过胎盘,使胎儿成瘾,引起新生儿的戒断症状(如过度啼哭、打喷嚏、打哈欠、腹泻、呕吐等)。美国 FDA 对本药的妊娠安全性分级为 C 级,如果长时期或高剂量使用则为 D 级。本药可经乳汁分泌,有导致新生儿肌力减退和呼吸抑制的危险,哺乳期妇女应慎用。

(三)福尔可定

1.别称

奥斯灵,澳特斯,福必安,福可定,吗啉吗啡。

2.药理作用

本药为中枢性镇咳药,可选择性地作用于延髓咳嗽中枢,并有镇静和镇痛作用。

3.药动学

口服吸收良好,生物利用度约为 40%,血浆蛋白结合率约为 10%。代谢及消除缓慢,消除半衰期约为 37 小时。

4.适应证

用于剧烈干咳和中等程度的疼痛。

5.用法用量

口服,成人每次 5～10 mg,每天 3 次。儿童 5 岁以上的儿童每次 2.5～5.0 mg,每天 3 次;1～5 岁的儿童每次 2.0～2.5 mg,每天 3 次。极量为每天 60 mg。

6.不良反应

偶见恶心、嗜睡等;大剂量可引起烦躁不安及运动失调。

7.禁忌证

对本药有耐受性者,痰多及患有严重的高血压、冠心病的患者禁用。

8.药物相互作用

与单胺氧化酶抑制剂合用可致血压升高,故两药禁止合用。

9.注意事项

(1)避免将本药与其他拟交感神经药(如食欲抑制药、苯丙胺、抗高血压药及其他抗组胺药)

合用。

(2)长期使用可致依赖性。

(3)严重的肝肾功能损害者需调整剂量。

10.特殊人群用药

妊娠期间服用本药的安全性尚未确立,故孕妇慎用。

(四)右美沙芬

1.别称

洛顺,普西兰,瑞凯平,双红灵,可乐尔。

2.药理作用

本药通过抑制延髓咳嗽中枢而发挥中枢性镇咳作用。无镇痛作用,长期应用未见耐受性和成瘾性。治疗剂量不抑制呼吸。

3.药动学

口服吸收良好,15~30分钟起效,作用持续3~6小时;皮下或肌内注射后吸收迅速,镇咳作用的平均起效时间为30分钟。本药在肝脏代谢,原形药及代谢物主要由肾脏排泄。

4.适应证

用于干咳,适用于感冒、咽喉炎以及其他上呼吸道感染时的咳嗽。

5.用法用量

(1)成人:1次10~15 mg,1天3~4次。

(2)儿童:①一般用法,2岁以下儿童的剂量未定;2~6岁1次2.5~5 mg,1天3~4次;6~12岁1次5~10 mg,1天3~4次。②咀嚼片,1天1 mg/kg体重,分3~4次服用。③糖浆剂,2~3岁1次4.5~5.25 mg,1天3次;4~6岁1次6~7.5 mg,1天3次;7~9岁1次7.5~9 mg,1天3次;10~12岁1次10.5~12 mg,1天3次。

6.不良反应

头晕、头痛、嗜睡、易激动、嗳气、食欲缺乏、便秘、恶心、皮肤过敏,停药后上述反应可自行消失。过量可引起神志不清、支气管痉挛、呼吸抑制。

7.禁忌证

对本药过敏者、有精神病病史者、正服用单胺氧化酶抑制剂的患者、妊娠早期妇女禁用。

8.药物相互作用

(1)胺碘酮可提高本药的血药浓度。

(2)与氟西汀、帕罗西汀合用可加重本药的不良反应。

(3)与单胺氧化酶抑制药合用时可出现痉挛、反射亢进、异常发热、昏睡等症状。

(4)与阿片受体阻滞剂合用可出现戒断综合征。

(5)乙醇可增强本药的镇静及中枢抑制作用。

9.注意事项

(1)本药的缓释片不要掰碎服用,缓释混悬液服用前应充分摇匀。

(2)用药后的患者应避免从事高空作业和汽车驾驶等操作。

(3)毒性剂量会引起嗜睡、共济失调、眼球震颤、惊厥、癫痫发作等。对此可采取吸氧、输液、排出胃内容物等,必要时静脉注射盐酸纳洛酮0.005 mg/kg体重以对抗抑郁,癫痫发作时可用短效巴比妥类药物。

10.特殊人群用药

(1)孕妇及哺乳期妇女:有资料表明本药可影响早期胎儿的发育,故妊娠早期妇女禁用,妊娠中、晚期孕妇慎用。美国 FDA 对本药的妊娠安全性分级为 C 级。哺乳期妇女慎用。

(2)老年人:剂量酌减。

(五)苯丙哌林

1.别称

咳快好,科福乐,咳哌宁,可立停,刻速清。

2.药理作用

本品为非麻醉性镇咳药,主要阻断肺及胸膜感受器的传入感觉神经冲动,同时也直接对镇咳中枢产生抑制作用,并具有罂粟碱样平滑肌解痉作用。

3.药动学

口服易吸收,服后 15～20 分钟生效,作用持续 4～7 小时。本药缓释片吸收进入血液的速度与体内代谢的速度相当,且释放速度与吸收同步。

4.适应证

用于治疗感染(包括急、慢性支气管炎)、吸烟、刺激物、过敏等原因引起的咳嗽,对刺激性干咳效佳。

5.用法用量

口服,1 次 20～40 mg(以苯丙哌林计),1 天 3 次;缓释片为 1 次 40 mg(以苯丙哌林计),1 天 2 次。

6.不良反应

服药后可出现一过性口、咽部发麻的感觉,偶有口干、头晕、嗜睡、食欲缺乏、胃部烧灼感、全身疲乏、胸闷、腹部不适、皮疹等。

7.禁忌证

对本药过敏者禁用。

8.药物相互作用

尚不明确。

9.注意事项

(1)因本药对口腔黏膜有麻醉作用,故服用片剂时宜吞服或用温水冲溶后口服,切勿嚼碎。

(2)服药期间若出现皮疹,应停药。

10.特殊人群用药

(1)动物实验虽未发现致畸作用,但本药在妊娠期间的用药安全性尚未确定,孕妇应慎用。虽未见本药在乳汁中排出的报道,但哺乳期妇女应慎用。

(2)儿童用药时酌情减量。

(六)喷托维林

1.别称

咳必清,鲁明贝宁,托克拉斯,枸橼酸维静宁,维静宁。

2.药理作用

本药为人工合成的非成瘾性中枢性镇咳药,对咳嗽中枢有选择性抑制作用。除对延髓的呼吸中枢有直接抑制作用外,还有微弱的阿托品样作用和局麻作用,吸收后可轻度抑制支气管内感应器,减弱咳嗽反射,并可使痉挛的支气管平滑肌松弛,降低气道阻力,故兼有末梢镇咳作用。其镇咳作用的强度约为可待因的 1/3。

3.药动学

口服易吸收,在 20～30 分钟内起效,1 次给药作用可持续 4～6 小时。药物吸收后部分由呼吸道排出。

4.适应证

适用于多种原因(如急、慢性支气管炎等)引起的无痰干咳,也可用于百日咳。

5.用法用量

(1)成人:口服,1 次 25 mg,1 天 3～4 次。

(2)儿童:5 岁以上 1 次 6.25～12.50 mg,1 天 2～3 次。

6.不良反应

药物的阿托品样作用偶可导致轻度头晕、头痛、嗜睡、眩晕、口干、恶心、腹胀、便秘及皮肤过敏等不良反应。

7.禁忌证

呼吸功能不全者、心力衰竭患者、因尿道疾病而致尿潴留者、孕妇、哺乳期妇女禁用。

8.药物相互作用

马来酸醋奋乃静、异戊巴比妥、溴哌利多、溴苯那敏、布克力嗪、丁苯诺啡、丁螺环酮、水合氯醛等可增加本药的中枢神经系统和呼吸系统抑制作用。

9.注意事项

(1)痰多者使用本药宜与祛痰药合用。

(2)服药后禁止驾车及操作机器。

(3)药物过量可出现阿托品中毒样反应,如烦躁不安、癫痫样发作、精神错乱等,还可见面部及皮肤潮红、瞳孔散大、对光反射消失、腱反射亢进等症状。

10.特殊人群用药

(1)儿童用药时酌情减量。

(2)孕妇、哺乳期妇女禁用。

(七)复方甘草合剂

1.别称

复方甘草(合剂),布拉崭,阿片酊,甘草流浸膏,八角茴香油。

2.药理作用

本品中的甘草流浸膏为保护性祛痰剂;酒石酸锑钾为恶心性祛痰药;复方樟脑酊为镇咳药;甘油、浓氨溶液、乙醇均为辅料,可保持制剂稳定,防止沉淀生成及析出。

3.药动学

尚不明确。

4.适应证

用于上呼吸道感染、支气管炎和感冒时所产生的咳嗽及咳痰不爽。

5.用法用量

口服,1 次 5～10 mL,1 天 3 次,服时振摇。

6.不良反应

有轻微的恶心、呕吐反应。

7.禁忌证

(1)孕妇及哺乳期妇女禁用。

(2)对本品过敏者禁用。

8.药物相互作用

(1)服用本品时注意避免同时服用强力镇咳药。

(2)如正在服用其他药品,使用本品前请咨询医师或药师。

9.注意事项

(1)若本品服用1周症状未缓解,请咨询医师。

(2)胃炎及胃溃疡患者慎用。

(3)如服用过量或发生严重不良反应时应立即就医。

(4)慢性阻塞性肺疾病(COPD)合并肺功能不全者慎用。

(5)请将此药品放在儿童不能接触的地方。

10.特殊人群用药

(1)孕妇及哺乳期妇女禁用。

(2)儿童用量请咨询医师或药师,儿童必须在成人的监护下使用。

(八)药物特征比较

1.药理作用比较

上述镇咳药物因结构和剂型不同,其药理作用特征各异,具体药物的药理作用特点详见表4-4。

表 4-4　镇咳药物的药理作用比较

药理作用	可待因	福尔可定	右美沙芬	苯丙哌林	喷托维林
延髓咳嗽中枢	+++	+++	+++	++++ (可待因的2~4倍)	+
支气管内感应器	−	−	−	+	++
支气管腺体	+	+	+	−	−
支气管平滑肌	−	−	−	++	−
呼吸中枢	++	+	−	−	+
镇痛	++ (吗啡的1/10~1/7)	++	−	−	−

注:+代表作用强度;−代表未有相应的药理作用。

2.主要不良反应比较

镇咳药物的中枢神经系统不良反应多见,如亢奋、眩晕、嗜睡、头痛、神志模糊、疲劳等;消化系统症状也较多见,如胃部不适、恶心、便秘等。

(1)可待因:心理变态或幻想,长期应用可引起药物依赖性;呼吸微弱、缓慢或不规则;恶心、呕吐,大剂量服药后可发生便秘;心律失常;瘙痒、皮疹或颜面肿胀。

(2)福尔可定:嗜睡,大剂量可引起烦躁不安及运动失调,长期使用可致依赖性;恶心。

(3)右美沙芬:常见亢奋,有时出现头痛、头晕、失眠,偶见轻度嗜睡;偶有抑制呼吸现象;常见胃肠道紊乱,少见恶心、呕吐、便秘、口渴;皮疹。

(4)苯丙哌林：头晕、嗜睡；口干、食欲缺乏、胃部灼烧感、腹部不适；皮疹。

(5)喷托维林：轻度头晕、头痛、嗜睡、眩晕；口干、恶心、腹胀、便秘；皮肤过敏。

二、祛痰药

在正常情况下，呼吸道内不断有小量分泌物生成，形成一薄层黏液，起到保护作用，并参与呼吸道的清除功能。在呼吸道炎症等病理情况下，分泌物发生质和量的改变，刺激黏膜下感受器使咳嗽加重；大量痰液还可阻塞呼吸道引起气急，甚至窒息；由于痰液是良好的培养基，有利于病原体滋生引起继发性感染，此时促使痰液排出就是重要的治疗措施之一。

祛痰药主要包括黏液溶解药及刺激性祛痰药（又称恶心性祛痰药）。前者使痰液中的黏性成分分解或黏度下降，使痰易于排出，如溴己新、氨溴索、乙酰半胱氨酸、羧甲司坦等；后者刺激胃黏膜反射性引起气道分泌较稀的黏液稀化痰液，使痰易于排出，如氯化铵、远志等。

(一)应用原则与注意事项

1.应用原则

普通感冒、喉炎引起的咳嗽一般以干咳多见，即使有痰，也一般为透明、白色或水样痰；如痰液为黄、棕色和绿色则表明存在细菌感染；咳粉红色泡沫痰则表明可能存在心脏病，咳嗽伴咯血或痰中带血可能为支气管扩张、肺结核或肺癌。应根据不同疾病的痰液特点选择祛痰药，如黏稠痰或痰量较多可选氨溴索或桃金娘油，如有脓性痰则应选用乙酰半胱氨酸或糜蛋白酶。

2.注意事项

(1)祛痰药大多仅对咳痰症状有一定作用，在使用时还应注意咳嗽、咳痰的病因。

(2)黏液溶解药不可与强镇咳药合用，因为会导致稀化的痰液堵塞气道。

(3)祛痰药基本都对胃黏膜有刺激作用，胃炎及胃溃疡患者应慎用。

(二)溴己新

1.别称

必咳平，赛维，必消痰，傲群，亿博新。

2.药理作用

本药是从鸭嘴花碱得到的半合成品，具有减少和断裂痰液中黏多糖纤维的作用，使痰液黏度降低、痰液变薄、易于咳出。还能抑制黏液腺和杯状细胞中酸性糖蛋白的合成，使痰液中的唾液酸(酸性黏多糖的成分之一)含量减少，痰液黏度下降，有利于痰咳出。此外，本药的祛痰作用尚与其促进呼吸道黏膜的纤毛运动及具有恶心性祛痰作用有关。

3.药动学

本药口服吸收迅速而完全，1小时血药浓度达峰值，并在肝脏中广泛代谢，消除半衰期为6.5小时。口服本药后的24小时内和5天内，经尿液排出的药量大约分别为口服量的70%和88%，其中大部分为代谢物形式，仅少量为原形。另有少许经粪便排出。

4.适应证

主要用于急、慢性支气管炎，肺气肿，哮喘，支气管扩张，硅沉着病等痰液黏稠而不易咳出的症状。

5.用法用量

(1)成人。①口服给药：1次8～16 mg，1天3次。②肌内注射：1次4～8 mg，1天2次。③静脉注射：1次4～8 mg，加入25%葡萄糖注射液20～40 mL中缓慢注射。④静脉滴注：1次

4～8 mg,加入 5% 葡萄糖注射液 250 mL 中滴入。⑤气雾吸入:0.2% 溶液 1 次 0.2 mL,1 天 1～3 次。

(2)儿童:口服给药,1 次 4～8 mg,1 天 3 次。

6.不良反应

(1)轻微的不良反应有头痛、头昏、恶心、呕吐、胃部不适、腹痛、腹泻,减量或停药后可消失。

(2)严重的不良反应有皮疹、遗尿。

(3)使用本药期间可有血清氨基转移酶一过性升高的现象。

7.禁忌证

对本药过敏者禁用。

8.药物相互作用

本药能增加四环素类抗生素在支气管中的分布浓度,合用可增强抗菌疗效。

9.注意事项

(1)本药宜在饭后服用。

(2)国外有多种与抗生素联合制成的复方制剂,对急、慢性支气管炎,肺炎,扁桃体炎,咽炎等呼吸道感染疾病的疗效比单用抗生素好。

10.特殊人群用药

孕妇及哺乳期妇女慎用。

(三)氨溴索

1.别称

沐舒坦,菲得欣,伊诺舒,兰勃素,美舒咳。

2.药理作用

本药为溴已新在人体内的代谢产物,为黏液溶解剂,作用比溴已新强。能增加呼吸道黏膜浆液腺的分泌,减少和断裂痰液中的黏多糖纤维,使痰液黏度降低,痰液变薄,易于咳出。本药还可激活肺泡上皮Ⅱ型细胞合成表面活性物质,降低黏液的附着力,改善纤毛与无纤毛区的黏液在呼吸道中的输送,以利于痰液排出,达到廓清呼吸道黏膜的作用,直接保护肺功能。另外,本药有一定的止咳作用,镇咳作用相当于可待因的 1/2。

3.药动学

本药口服吸收迅速而完全,0.5～3 小时血药浓度达峰值。主要分布于肺、肝、肾中,血浆蛋白结合率为 90%,生物利用度为 70%～80%。本药主要在肝脏代谢,90% 由肾脏清除,半衰期约为 7 小时。

4.适应证

适用于急、慢性呼吸系统疾病(如急、慢性支气管炎,支气管哮喘,支气管扩张,肺结核,肺气肿,肺尘埃沉着症等)引起的痰液黏稠、咳痰困难。本药注射剂亦可用于术后肺部并发症的预防性治疗及婴儿呼吸窘迫综合征(IRDS)的治疗。

5.用法用量

(1)成人。①片剂、胶囊、口服液:1 次 30 mg,1 天 3 次,餐后口服。长期服用可减为 1 天 2 次。②缓释胶囊:1 次 75 mg,1 天 1 次,餐后口服。③雾化吸入:1 次 15～30 mg,1 天 3 次。④静脉注射:1 次 15 mg,1 天 2～3 次,严重病例可以增至 1 次 30 mg。每 15 mg 用 5 mL 无菌注射用水溶解,注射应缓慢。⑤静脉滴注:使用本药的氯化钠或葡萄糖注射液,1 次 30 mg,1 天 2 次。

(2)儿童。

1)口服溶液:12岁以上的儿童1次30 mg,1天3次;5～12岁1次15 mg,1天3次;2～5岁1次7.5 mg,1天3次;2岁以下的儿童1次7.5 mg,1天2次。餐后口服,长期服用者可减为1天2次。

2)缓释胶囊:按1天1.2～1.6 mg/kg计算。

3)静脉注射:①术后肺部并发症的预防性治疗,12岁以上1次15 mg,1天2～3次,严重病例可以增至1次30 mg;6～12岁1次15 mg,1天2～3次;2～6岁1次7.5 mg,1天3次;2岁以下1次7.5 mg,1天2次。以上注射均应缓慢。②婴儿呼吸窘迫综合征,1天30 mg/kg,分4次给药,应使用注射泵给药,静脉注射时间至少为5分钟。

4)静脉滴注:12岁以上的儿童1次30 mg,1天2次。

6.不良反应

(1)中枢神经系统:罕见头痛及眩晕。

(2)胃肠道:可见上腹部不适、食欲缺乏、腹泻,偶见胃痛、胃部灼热、消化不良、恶心、呕吐。

(3)变态反应:极少数患者有皮疹,罕见血管性水肿,极少数病例出现严重的急性变态反应。

(4)其他:本药通常有良好的耐受性,有报道显示快速静脉注射可引起腰部疼痛和疲乏无力感。

7.禁忌证

对本药过敏者禁用。

8.药物相互作用

(1)本药与抗生素(如阿莫西林、阿莫西林/克拉维酸、氨苄西林、头孢呋辛、红霉素等)合用可升高后者在肺组织内的分布浓度,有协同作用。

(2)本药与β$_2$肾上腺素受体激动剂、茶碱等支气管扩张药合用时有协同作用。

9.注意事项

(1)本药注射液不宜与碱性溶液混合,在pH>6.3的溶液中可能会导致产生氨溴索游离碱沉淀。

(2)避免同服阿托品类药物。

(3)避免联用强力镇咳药,因咳嗽反射受抑制时易出现分泌物阻塞。

10.特殊人群用药

建议妊娠早期的妇女不予采用,妊娠中、晚期的妇女慎用。本药可进入乳汁中,哺乳期妇女慎用。

(四)乙酰半胱氨酸

1.别称

富露施,美可舒,莫咳,痰易净,易咳净。

2.药理作用

本药为黏液溶解剂,具有较强的黏液溶解作用。其分子中所含的巯基(—SH)能使痰液中糖蛋白多肽链的二硫键(—S—S—)断裂,从而降低痰液的黏滞性,并使痰液化而易咳出。本药还能使脓性痰液中的DNA纤维断裂,因此不仅能溶解白色黏痰,也能溶解脓性痰。对于一般祛痰药无效的患者,使用本药仍可有效。

3.药动学

本药喷雾吸入后在1分钟内起效,5～10分钟作用最大。吸收后在肝内经脱乙酰基代谢生成半胱氨酸。

4.适应证

(1)用于大量黏痰阻塞而引起的呼吸困难,如急性和慢性支气管炎、支气管扩张、肺结核、肺炎、肺气肿以及手术等引起的痰液黏稠、咳痰困难。

(2)还可用于对乙酰氨基酚中毒的解救。

(3)也可用于环磷酰胺引起的出血性膀胱炎的治疗。

5.用法用量

(1)喷雾吸入:用于黏痰阻塞的非急救情况下,以 0.9%氯化钠溶液配成 10%溶液喷雾吸入,1 次 1~3 mL,1 天 2~3 次。

(2)气管滴入:用于黏痰阻塞的急救情况下,以 5%溶液经气管插管或直接滴入气管内,1 次 1~2 mL,1 天 2~6 次。

(3)口服给药。①祛痰:1 次 200~400 mg,1 天 2~3 次。②对乙酰氨基酚中毒:应尽早用药,在中毒后的 10~12 小时内服用最有效。开始 140 mg/kg 体重,然后 1 次 70 mg/kg 体重,每 4 小时 1 次,共用 17 次。

6.不良反应

对呼吸道黏膜有刺激作用,可引起呛咳、支气管痉挛;水溶液的硫化氢臭味可致恶心、呕吐;偶可引起咯血。

7.禁忌证

对本药过敏者、支气管哮喘、严重的呼吸道阻塞、严重的呼吸功能不全的老年患者禁用。

8.药物相互作用

(1)与异丙肾上腺素合用或交替使用时可提高本药疗效,减少不良反应的发生。

(2)与硝酸甘油合用可增加低血压和头痛的发生。

(3)酸性药物可降低本药的作用。

(4)本药能明显增加金制剂的排泄。

(5)本药能减弱青霉素、四环素、头孢菌素类药物的抗菌活性,因此不宜与这些药物合用,必要时可间隔 4 小时交替使用。

9.注意事项

(1)本药与碘化油、糜蛋白酶、胰蛋白酶有配伍禁忌。

(2)避免同时服用强力镇咳药。

(3)用药后如遇恶心、呕吐可暂停给药,支气管痉挛可用异丙肾上腺素缓解。

(4)本药不宜与金属(铁、铜等)、橡皮、氧化剂及氧气接触,因此喷雾器应用玻璃或塑料制作。

10.特殊人群用药

(1)孕妇及哺乳期妇女:孕妇慎用,尤其是妊娠早期妇女。美国 FDA 对本药的妊娠安全性分级为 B 级。对哺乳的影响尚不明确。

(2)儿童:依年龄酌情增减。

(五)羧甲司坦

1.别称

贝莱,卡立宁,康普利,美咳,强利痰灵。

2.药理作用

本药为黏液稀化药,作用与溴己新相似,主要在细胞水平上影响支气管腺体分泌,可使黏液中黏蛋白的双硫链($-S-S-$)断裂,使低黏度的涎黏蛋白分泌增加,而高黏度的岩藻黏蛋白产生减少,从而使痰液的黏滞性降低,有利于痰液排出。

3.药动学

本药口服起效快,服后4小时即可见明显疗效。广泛分布到肺组织中,最后以原形和代谢产物的形式经尿液排出。

4.适应证

(1)用于慢性支气管炎、慢性阻塞性肺疾病及支气管哮喘等疾病引起的痰液稠厚、咳痰或呼吸困难以及痰阻气管所致的肺通气功能不全等。亦可用于防治手术后咳痰困难和肺部并发症。

(2)还可用于小儿非化脓性中耳炎,有一定的预防耳聋的效果。

5.用法用量

(1)成人:口服,片剂、口服液1次250~750 mg,1天3次;糖浆1次500~600 mg,1天3次;泡腾片1次500 mg,1天3次。用药时间最长为10天。

(2)儿童:2~4岁1次100 mg,1天3次;5~8岁1次200 mg,1天3次。

6.不良反应

偶有轻度头晕、食欲缺乏、恶心、腹泻、胃痛、胃部不适、胃肠道出血和皮疹等。

7.禁忌证

对本药过敏者、消化性溃疡活动期患者禁用。

8.药物相互作用

与强镇咳药合用会导致稀化的痰液堵塞气道。

9.注意事项

本药的泡腾散或泡腾片宜用温开水溶解后服用。

10.特殊人群用药

(1)孕妇及哺乳期妇女:孕妇用药应权衡利弊,哺乳期妇女不宜使用。

(2)儿童:2岁以下儿童用药的安全性尚未确定,应慎用。

(六)糜蛋白酶

1.别称

α糜蛋白酶,胰凝乳蛋白酶。

2.药理作用

本药是由牛胰中分离制得的一种蛋白分解酶类药,作用与胰蛋白酶相似,能促进血凝块、脓性分泌物和坏死组织等的液化清除。本药具有肽链内切酶及脂酶的作用,可将蛋白质大分子的肽链切断,成为分子量较小的肽,或在蛋白分子肽链端上作用,使氨基酸分离,并可将某些脂类水解。通过此作用能使痰中的纤维蛋白和黏蛋白等水解为多肽或氨基酸,使黏稠的痰液液化,易于咳出,对脓性或非脓性痰都有效。

3.药动学

未进行该项实验且无可靠的参考文献。

4.适应证

(1)用于眼科手术以松弛睫状韧带,减轻创伤性虹膜睫状体炎。

（2）也用于创伤或手术后伤口愈合、抗炎及防止局部水肿、积血、扭伤血肿、乳房手术后水肿、中耳炎、鼻炎等。

（3）还用于慢性支气管炎、支气管扩张、肺脓肿等。

5.用法用量

喷雾吸入,用于液化痰液,可制成 0.05％溶液雾化吸入。

6.不良反应

（1）血液:可造成凝血功能障碍。

（2）眼:眼科局部用药一般不引起全身性不良反应,但可引起短期眼压增高,导致眼痛、眼色素膜炎和角膜水肿,这种青光眼症状可持续 1 周后消退;还可导致角膜线状浑浊、玻璃体疝、虹膜色素脱落、葡萄膜炎及创口裂开或延迟愈合等。

（3）其他:①肌内注射偶可致过敏性休克。②可引起组胺释放,导致局部注射部位疼痛、肿胀。

7.禁忌证

（1）对本药过敏者禁用。

（2）20 岁以下的患者（因晶状体囊膜玻璃体韧带相连牢固,眼球较小,巩膜弹性强,应用本药可致玻璃体脱出）禁用。

（3）眼压高或伴有角膜变性的白内障患者,以及玻璃体有液化倾向者禁用。

（4）严重的肝肾疾病、凝血功能异常及正在应用抗凝药者禁用。

8.药物相互作用

尚不明确。

9.注意事项

（1）本药肌内注射前需做过敏试验,不可静脉注射。

（2）本药对视网膜有较强的毒性,由于可造成晶状体损坏,应用时勿使药液透入玻璃体内。

（3）本药遇血液迅速失活,因此在用药部位不得有未凝固的血液。

（4）对本药引起的青光眼症状,于术后滴用 β 肾上腺素受体阻滞剂（如噻吗洛尔）或口服碳酸酐酶抑制药（如乙酰唑胺）可能会缓解。

（5）由于超声雾化后本药的效价下降明显,因此超声雾化的吸入时间以控制在 5 分钟内为宜。

10.特殊人群用药

孕妇及哺乳期妇女用药的安全性尚不明确。

（七）标准桃金娘油

1.别称

吉诺通,稀化黏素。

2.药理作用

本药为桃金娘科树叶的标准提取物,是一种脂溶性挥发油,具有溶解黏液、刺激腺体分泌、促进呼吸道黏膜纤毛摆动、加速液体流动、促进分泌物排出等作用。可改善鼻黏膜的酸碱环境,促进鼻黏膜上皮组织结构的重建和功能的恢复。此外,本药还具有消炎作用,能通过减轻支气管黏膜肿胀而起到舒张支气管的作用。亦有抗菌和杀菌作用。

3.药动学

口服后从小肠吸收,大部分由肺及支气管排出。

4.适应证

(1)用于急、慢性气管炎,支气管扩张,肺气肿,硅沉着病,鼻窦炎等痰液黏稠或排痰困难者。

(2)还可用于支气管造影术后,以利于造影剂的排出。

5.用法用量

(1)胶囊:口服,1次300 mg,1天2～3次,7～14天为1个疗程。若疗效不佳,观察3天后停药。

(2)肠溶胶囊:口服。①急性病患者:1次300 mg,1天3～4次;②慢性病患者:1次300 mg,1天2次,最后1次剂量最好在晚上临睡前服用,以利于夜间休息;③支气管造影后:服用240～360 mg可帮助造影剂的咳出。

6.不良反应

偶有恶心、胃部不适等不良反应。

7.禁忌证

对本药过敏者禁用。

8.药物相互作用

尚不明确。

9.注意事项

(1)本药不可用热水送服,应用温凉水于餐前半小时空腹服用。

(2)本药的肠溶胶囊不可打开或嚼碎后服用。

10.特殊人群用药

(1)孕妇及哺乳期妇女:孕妇慎用;对哺乳的影响尚不明确。

(2)儿童:4～10岁的儿童服用儿童用剂型,用法同成人。

(八)药物特征比较

1.药理作用比较

祛痰药物因种类不同,其药理作用特征各异,具体药物的药理作用特点详见表4-5。

表4-5　祛痰药的药理作用比较

药理作用	溴己新	氨溴索	乙酰半胱氨酸	羧甲司坦	氯化铵	糜蛋白酶	标准桃金娘油
减少和断裂痰液中的黏多糖纤维	+++	+++	++++	++	－	+++	++
抑制黏液腺分泌	++	+++	－	+++	++	－	－
促进呼吸道黏膜的纤毛运动	+	+	－	－	－	－	++
刺激胃黏膜迷走神经末梢	+	－	－	－	++	－	－
激活肺泡上皮Ⅱ型细胞合成表面活性物质	－	+	－	－	－	－	－
镇咳	－	++(可待因的1/2)	－	－	－	－	－
脓性痰	－	－	++	－	－	++	－
抗炎	－	－	－	－	－	－	+

注:＋代表作用强度;－代表未有相应的药理作用。

2.主要不良反应比较

(1)溴己新:恶心、呕吐、胃部不适、腹痛、腹泻,头痛、头昏,遗尿,皮疹。

(2)氨溴索:上腹部不适、食欲缺乏、腹泻,偶见胃痛、胃部灼热、消化不良、恶心、呕吐;罕见头痛及眩晕;皮疹,罕见血管性水肿。

(3)乙酰半胱氨酸:恶心、呕吐、胃炎;可引起呛咳、支气管痉挛,偶可引起咯血;国外有引起眩晕、癫痫等的报道;皮疹。

(4)羧甲司坦:食欲缺乏、恶心、腹泻、胃痛、胃部不适、胃肠道出血;偶有轻度头晕;皮疹。

(5)氯化铵:恶心、呕吐;头痛、进行性嗜睡、精神错乱、定向力障碍、焦虑;偶见暂时性多尿和酸中毒。

(6)糜蛋白酶:凝血功能障碍;肌内注射偶可致过敏性休克。

(7)标准桃金娘油:恶心、胃部不适。

(仲伟彬)

第五章　心血管科常用药物

第一节　降血压药

一、雷米普利

(一)剂型规格
片剂:1.25 mg、2.5 mg、5 mg、10 mg。

(二)适应证
(1)用于原发性高血压,可单用或与其他降压药合用。

(2)用于充血性心力衰竭,可单用或与强心药、利尿药合用。

(3)急性心肌梗死(2~9天)后出现的轻至中度心力衰竭(NYHAⅡ和NYHAⅢ)。

(三)用法用量
1.成人常规剂量

口服给药。

(1)原发性高血压:开始剂量为1次2.5 mg,1天1次晨服。根据患者的反应,如有必要在间隔至少3周后将剂量增至1天5 mg。维持量为1天2.5~5.0 mg,最大用量为20 mg。如本药5 mg的降压效果不理想,应考虑合用利尿药等。

(2)充血性心力衰竭:开始剂量为1次1.25 mg,1天1次,根据需要1~2周后剂量加倍,1天1次或分2次给药。1天最大用量不超过10 mg。

(3)急性心肌梗死后(2~9天)轻到中度心力衰竭患者:剂量调整只能在住院的情况下对血流动力学稳定的患者进行。必须非常严密监测合并应用抗高血压药的患者,以免血压过度降低。起始剂量常为1次2.5 mg,早晚各1次。如果该起始剂量患者不能耐受(如血压过低),应采用1次1.25 mg,早晚各1次。随后根据患者的情况,间隔1~2天剂量可加倍,至最大日剂量10 mg,早晚各1次。本药应在心肌梗死后2~9天内服用,建议用药时间至少15个月。

2.肾功能不全时剂量

开始剂量为1天1.25 mg,最大日剂量为5 mg。

3.肝功能不全时剂量

肝功能不全者对本药的反应可能升高或降低,在治疗初始阶段应密切监护。1天最大用量为2.5 mg。

4.老年人剂量

老年患者(大于 65 岁)应考虑采用低起始剂量(1 天 1.25 mg),并根据血压控制的需要仔细调整用量。

5.其他疾病时剂量

有血压大幅度降低危险的患者(如冠状血管或者脑血供血管狭窄者)应考虑采用低起始剂量(1 天 1.25 mg)。

(四)注意事项

1.禁忌证

(1)对本药或其他 ACEI 过敏者。

(2)血管神经性水肿,包括:①使用其他 ACEI 曾引起血管神经性水肿。②遗传性血管性水肿。③特发性血管性水肿。

(3)孕妇。

(4)哺乳期妇女。

(5)孤立肾、移植肾、双侧肾动脉狭窄而肾功能减退者。

(6)原发性醛固酮增多症患者。

(7)血流动力学相关的左心室流入流出障碍(如主动脉或二尖瓣狭窄)或肥厚型心肌病患者。

(8)急性心肌梗死后出现轻至中度心力衰竭,伴有以下情况时禁用本药:①持续的低血压[收缩压低于 12.0 kPa(90 mmHg)]。②直立性低血压[坐位 1 分钟后收缩压降低≥2.7 kPa(20 mmHg)]。③严重心力衰竭(NYHAⅣ)。④不稳定型心绞痛。⑤威胁生命的室性心律失常。⑥肺源性心脏病。

(9)因缺乏治疗经验,本药还禁用于下列情况:①正接受甾体、非甾体抗炎药物,免疫调节剂和/或细胞毒化合物治疗的肾病患者。②透析患者。③原发性肝脏疾病或肝功能损害患者。④未经治疗的、失代偿性心力衰竭患者。⑤儿童。

2.慎用

(1)多种原因引起的粒细胞减少(如中性粒细胞减少症、发热性疾病、骨髓抑制、使用免疫抑制药治疗、自身免疫性疾病如胶原性血管病、系统性红斑狼疮等引起者)。

(2)高钾血症。

(3)脑或冠状动脉供血不足(血压降低可加重缺血,血压如大幅度下降可引起心肌梗死或脑血管意外)。

(4)肾功能障碍(可致血钾增高、白细胞减少,并使本药潴留)。

(5)严重心力衰竭或血容量不足。

(6)肝功能不全。

(7)严格饮食限制钠盐或进行透析治疗者(首剂可能出现突然而严重的低血压)。

(8)主动脉瓣狭窄或肥厚型心肌病。

(9)缺钠的患者(应用本药可能突然出现严重低血压与肾功能恶化)。

(10)外科手术/麻醉。

3.药物对儿童的影响

未对本药进行儿童用药的研究,故本药禁用于儿童患者。

4.药物对老年人的影响

老年患者(大于 65 岁)对 ACEI 的反应较年轻人明显,同时使用利尿药、有充血性心力衰竭或肝肾功能不全的老年患者,应慎用本药。

5.药物对妊娠的影响

孕妇(尤其是妊娠中晚期)可能导致胎儿损伤甚至死亡,故孕妇禁用本药。美国 FDA 对本药的妊娠安全性分级为 C 级(妊娠早期)和 D 级(妊娠中晚期)。

6.药物对哺乳的影响

本药可通过乳汁分泌,哺乳期妇女禁用。

7.用药前后及用药时应当检查或监测

(1)建议短期内检查血清电解质、肌酸酐浓度和血常规(尤其是白细胞计数),尤其是在治疗开始时,以及处于危险中的患者(肾功能损害和结缔组织疾病患者),或者使用其他可能引起血常规变化的药物治疗的患者(如免疫抑制药、细胞抑制药、别嘌醇、普鲁卡因胺)。肾功能障碍或白细胞缺乏者,在最初 3 个月内应每 2 周检查白细胞计数及分类计数 1 次,此后定期检查。用药期间,如有发热、淋巴结肿大和/或咽喉疼痛症状,应立即检查白细胞计数。

(2)尿蛋白检查,每月 1 次。

(3)用药前和用药期间,应定期检查肝功。

(4)在较高肾素-血管紧张素系统活性患者,由于 ACE 的抑制,存在突然明显血压下降和肾功能损害的危险。在这种情况下,如果第 1 次使用本药或者增加剂量,应严密监测血压,直到预期不会出现进一步的急性血压下降。

(五)不良反应

在使用本药或其他 ACEI 治疗期间,可能发生下列不良反应。

1.心血管系统

当本药和/或利尿药增量时,偶可见血压过度降低(低血压、直立性低血压),表现为头晕、注意力丧失、出汗、虚弱、视觉障碍等症状,尤其是在使用本药治疗的初始阶段和伴有盐和/或体液流失的患者(如已采用利尿治疗)、心力衰竭患者(尤其是急性心肌梗死后)和严重高血压患者;罕见晕厥。可能与血压明显下降相关的不良反应还有心动过速、心悸、心绞痛、心肌梗死、短暂性脑缺血(TIA)发作、缺血性脑卒中。可能出现心律失常或心律失常加重。血管狭窄引起的循环紊乱可以加重。还可能出现血管炎。

2.泌尿生殖系统

偶见肾损害或肾损害加重,个别病例可出现急性肾衰竭。罕见蛋白尿及蛋白尿伴肾功能恶化。有肾血管疾病(如肾动脉狭窄)、肾移植或伴有心力衰竭的患者容易出现这种情况。原来有蛋白尿的患者尿蛋白可能增加,但糖尿病肾病患者蛋白的排泄也可能减少。本药也有出现勃起功能障碍和性欲降低的报道。

3.代谢/内分泌系统

偶见血钠降低及血钾升高,后者主要发生在肾功能不全者或使用保钾利尿药的患者。在糖尿病患者可观察到血钾浓度的升高。本药极少引起男子乳腺发育。

4.呼吸系统

可出现刺激性干咳,夜间和平卧时加重,在妇女和非吸烟者中更常见。少见支气管痉挛、呼吸困难、支气管炎、鼻窦炎或鼻炎、血管神经性水肿所致喉、咽和/或舌水肿(黑种人 ACEI 治疗期间血管水肿的发生率较非黑种人高)。还可能出现支气管痉挛(特别是刺激性咳嗽的患者)。

5.消化系统

可见胃痛、恶心、呕吐、上腹部不适(某些病例胰酶升高)和消化功能紊乱。少见呕吐,腹泻,便秘,食欲丧失,口腔黏膜、舌或消化道炎症,口腔发干,口渴,肝功能异常(包括急性肝功能不全)、肝炎、胰腺炎和肠梗阻(不全梗阻)。罕见致命性肝坏死。如果出现黄疸或显著的肝功能升高,必须停药并进行监护治疗。

6.皮肤

可见皮疹(个别病例为斑丘疹或苔癣样疹或黏膜疹)、风疹、瘙痒症,或者累及唇、面部和/或肢体的血管神经性水肿,此时需停药。也可能发生较轻微的非血管神经性的水肿,如踝关节周围水肿。少见多形性红斑、Stevens-Johnson综合征或者中毒性表皮坏死溶解。罕见天疱疮、银屑病恶化、银屑病样或天疱疮样皮肤或者黏膜病损、皮肤对光过敏、颜面潮红、脱发、甲癣及加重或诱发雷诺现象。某些皮肤反应可能伴有发热、肌肉痉挛、肌痛、关节痛、关节炎、血管炎、嗜酸粒细胞增多和/或抗核抗体滴度增加。如发生严重的皮肤反应则应立即停药。

7.精神神经系统

少见头痛和疲劳,罕见困倦和嗜睡、抑郁、睡眠障碍、性欲减退、感觉异常、平衡失调、意识模糊、焦虑、神经质、疲乏、颤抖、听力障碍(如耳鸣)、视物模糊和味觉紊乱或者短暂丧失。

8.血液

可出现红细胞计数和血红蛋白浓度或血小板计数偶有下降,尤其在肾功能损害,结缔组织病或同时服用别嘌醇、普鲁卡因胺或一些抑制免疫反应的药物的患者。罕见贫血、血小板减少、中性粒细胞减少、嗜酸性粒细胞增多,个别患者出现粒细胞减少症或全血细胞减少(可能为骨髓抑制所致)、葡萄糖-6-磷酸脱氢酶缺乏症(G-6-PD)H缺乏相关的溶血及溶血性贫血。

9.其他

尚未发现本药有致突变或致癌作用。

(六)药物相互作用

1.药物-药物相互作用

(1)与其他降压药合用时降压作用加强。其中,与引起肾素释放或影响交感活性的药物同用,较两者的相加作用大;与β受体阻滞药合用,较两者的相加作用小。

(2)与催眠药、镇静药、麻醉药合用血压明显下降。

(3)与其他扩血管药合用可能导致低血压,如合用,应从小剂量开始。

(4)与钾盐或保钾利尿药(如螺内酯、氨苯蝶啶、阿米洛利)合用可能引起血钾过高,合用时须严密监测血钾浓度。

(5)本药能增强口服降糖药(如磺胺类及双胍类)和胰岛素的降糖效果,应注意有可能引起血糖过度降低。

(6)与锂盐合用可降低锂盐的排泄,由此增强锂的心脏和神经毒性,故应密切监测血锂浓度。

(7)非甾体抗炎药物、镇痛药(如吲哚美辛、阿司匹林):可能减弱本药的降压效果,还可能增加肾功能损害和血清钾浓度升高的危险。

(8)麻黄含麻黄碱和伪麻黄碱,可降低抗高血压药的疗效。使用本药治疗的高血压患者应避免使用含麻黄的制剂。

(9)本药与地高辛、醋硝香豆素无明显相互作用。

(10)氯化钠可减弱本药的降压作用和缓解心力衰竭症状的效果。

(11)拟交感类血管升压药(如肾上腺素):可能减弱本药的降压效果(推荐严密监测血压)。

(12)与别嘌醇、普鲁卡因胺、细胞生长抑制药、免疫抑制药(如硫唑嘌呤)、有全身作用的皮质醇类和其他能引起血常规变化的药物合用,增加血液学反应的可能性,尤其血液白细胞计数下降,白细胞减少。

(13)与环孢素合用可使肾功能下降。

(14)与别嘌醇合用可引起超敏反应。

(15)与肝素合用,可能升高血清钾浓度。

(16)服用本药同时使用昆虫毒素脱敏治疗,存在严重过敏样反应的危险(如威胁生命的休克)。

2.药物-乙醇-尼古丁相互作用

乙醇可提高本药的降压能力,本药可加强乙醇的效应。

3.药物-食物相互作用

从饮食中摄取过量的盐可能会减弱本药的降压效果。

二、缬沙坦

(一)剂型规格

胶囊:40 mg、80 mg、160 mg。

(二)适应证

用于治疗各类轻至中度高血压,尤其适用于对 ACEI 不耐受的患者。可单独或与其他抗高血压药物(如利尿药)联合应用。

(三)用法用量

1.成人常规剂量

口服给药:推荐剂量为 1 次 80 mg,1 天 1 次,可以在进餐时或空腹服用,建议每天在同一时间用药(如早晨)。降压作用通常在服药 2 周内出现,4 周时达到最大疗效。对血压控制不满意的患者,2～4 周后可增至 1 次 160 mg,1 天 1 次,也可加用利尿药。维持量为 1 次 80～160 mg,1 天1 次。

2.肾功能不全时剂量

轻至中度肾功能不全患者无须调整剂量。

3.肝功能不全时剂量

非胆管源性及胆汁淤积性肝功能不全患者无须调整剂量。轻至中度肝功能不全患者本药剂量不应超过 1 天 80 mg。

4.老年人剂量

老年患者不需调整给药剂量。

(四)注意事项

(1)禁忌证:①对本药或其他血管紧张素受体拮抗药过敏者。②孕妇。③对严重肾衰竭(肌酐清除率<10 mL/min)患者(尚无用药经验)。

(2)慎用:①肝肾功能不全者。②单侧或双侧肾动脉狭窄者。③低血钠或血容量者。④胆汁淤积或胆管阻塞者。⑤主动脉瓣或左房室瓣狭窄患者。⑥血管神经性水肿患者。⑦冠状动脉疾病患者。⑧肥厚型心肌病患者。⑨需要全身麻醉的外科手术患者。

（3）药物对儿童的影响：本药在小儿中的用药安全性和疗效尚不明确。尚无儿童用药的经验。

（4）药物对老年人的影响：尽管本药对老年人的全身性影响多于年轻人，但并无任何临床意义。

（5）药物对妊娠的影响：动物试验本药可致胎仔发育损害和死亡。尽管目前尚无人类用药经验，鉴于 ACEI 的作用机制，不能排除对胎儿的危害：胎儿从妊娠中期开始出现肾灌注，后者依赖于肾素-血管紧张素-醛固酮系统（RAAS）的发育，妊娠中、晚期应用本药，风险增高。因此，同任何直接作用于 RAAS 的药物一样，本药不能用于孕妇。美国 FDA 对本药的妊娠安全性分级为 C 级（妊娠早期）和 D 级（妊娠中、晚期）。

（6）药物对哺乳的影响：动物试验本药可经乳汁排泌，但尚不明确在人体是否如此，故哺乳期妇女不宜用药。

（7）用药前后及用药时应当检查或监测血压、肾功能。

（五）不良反应

患者对本药耐受良好，不良反应较少且短暂、轻微，一般不需中断治疗。与 ACEI 比较，本药很少引起咳嗽。

（1）发生率大于 1％的不良反应：头痛、头晕、病毒感染、上呼吸道感染、疲乏、眩晕、腹泻、腹痛、恶心、关节痛等。

（2）发生率小于 1％的不良反应：水肿、虚弱无力、失眠、皮疹、性欲减退，尚不知这些反应是否与本药治疗有因果关系。

（3）罕见血管神经性水肿、皮疹、瘙痒及其他超敏反应（如血清病、血管炎等过敏性反应）。

（4）实验室检查发现，极个别患者发生血红蛋白和血细胞比容降低、中性粒细胞减少，偶见血清肌酐、血钾、总胆素和肝功能指标升高。

（5）尚未观察到本药有致突变、致畸或致癌作用。在临床试验中，极少数患者可出现关节炎、乏力、肌肉痛性痉挛、肌肉痛。

（6）其他：少数患者可导致病毒感染。

（六）药物相互作用

（1）与利尿药合用可增强降压作用。

（2）与保钾利尿药（如螺内酯、氨苯蝶啶、阿米洛利）、补钾药或含钾盐代用品合用时，可使血钾升高。

（3）本药可增加锂剂的毒性反应，可能是增加锂剂在肾脏近曲小管的重吸收所致。

（4）麻黄含有麻黄碱和伪麻黄碱，可降低抗高血压药的疗效。使用本药治疗的高血压患者应避免使用含麻黄的制剂。

（5）尽管本药有较高血浆蛋白结合率，但体外实验表明，本药与其他血浆蛋白结合率高的药物（如双氯芬酸、呋塞米和华法林）之间无血浆蛋白结合方面的相互作用。

（6）与地高辛、西咪替丁、阿替洛尔、氨氯地平、吲哚美辛、氢氯噻嗪、格列本脲等联合用药时，未发现有临床意义的相互作用。

（7）由于本药基本不被代谢，所以它与细胞色素 P450 酶系统的诱导剂或抑制药通常不会发生有临床意义的相互作用。

（徐同生）

第二节 硝酸酯类药

硝酸酯类药是临床上应用的最古老的心血管药物之一,问世 100 多年以来广泛应用于临床。1867 年,英国爱丁堡的一名医师 Lauder Brunton 发现亚硝酸戊酯有扩张小血管的作用,建议用于抗心肌缺血治疗。1879 年 William Murrell 首次将硝酸甘油用于缓解心绞痛发作,并首先在 Lancet 上发表了硝酸酯类药物缓解心绞痛的文章,这一年也因此被确立为硝酸酯的首次临床应用年,迄今已有 130 多年的历史。随着时间的推移,人们对硝酸酯类药的作用机制不断有了新的认识,如扩张冠状动脉血管的作用、扩张静脉血管的作用和抑制血小板聚集作用。近年来随着内皮源性舒张因子(EDRF)的研究进展,一氧化氮的形成在硝酸酯类作用机制中的地位日益受到重视,从而使硝酸酯成为与其他抗心绞痛药物有不同作用机制的一类药物。

随着对其作用机制的逐步认识,硝酸酯类药的临床应用也越来越广泛。最初仅用于心绞痛的防治,后来扩大到心力衰竭和高血压的治疗。现在临床上硝酸酯类药主要应用于心肌缺血综合征——心绞痛、冠状动脉痉挛、无痛性心肌缺血、急性心肌梗死等;充血性心力衰竭——急性或慢性;高血压——高血压急症,围术期高血压,老年收缩期高血压等。迄今为止,硝酸酯类药仍是治疗冠心病中应用最广泛,疗效最可靠的一线药物。

硝酸酯类药的常用剂型包括口服剂、舌下含化剂、吸入剂、静脉注射剂、经皮贴膜及贴膏等。目前国内外仍不断有新的不同的硝酸酯剂型的研制,硝酸酯在临床的应用仍大有前途。

目前将一氧化氮和不含酯键的硝普钠称为无机硝酸盐,而将含有酯键的硝酸酯类药称为有机硝酸盐。

一、硝酸酯的作用机制

(一)血管扩张作用

硝酸酯能扩张心外膜狭窄的冠状动脉和侧支循环血管,使冠脉血流重新分布,增加缺血区域尤其是心内膜下的血流供应。在临床常用剂量范围内,不引起微动脉扩张,可避免"冠脉窃血"现象的发生。同时硝酸酯能降低肺静脉压力和肺毛细血管楔压,增加左心衰竭患者的每搏输出量和心排血量,改善心功能。

不同剂量的硝酸酯类药物作用于血管可产生不同的效应。

1.小剂量

扩张容量血管(静脉),使静脉回流减少,左心室舒张末压(LVEDP)下降。

2.中等剂量

扩张传输动脉(如心外膜下的冠状动脉)。

3.大剂量

扩张阻力小动脉,可降低血压。

(二)血管受体作用

硝酸酯是非内皮依赖性的血管扩张剂,无论内皮细胞功能是否正常,均可发挥明确的血管平滑肌舒张效应。因此,"硝酸酯受体"可能位于平滑肌细胞而不是在内皮细胞。硝酸酯进入血液循环后,通过特异性的代谢酶转化为活性的一氧化氮分子(NO),与血管平滑肌细胞膜上 NO 受体结合后,激活细胞内鸟苷酸环化酶(sGC),使环磷酸鸟苷(cGMP)浓度增加,Ca^{2+} 水平下降,引起血管平滑肌舒张。

(三)降低心肌氧耗量

硝酸酯扩张静脉血管,使血液贮存于外周静脉血管床,从而减少回心血量,降低心脏前负荷和室壁张力;扩张外周阻力小动脉,使动脉血压和心脏后负荷下降,从而降低心肌氧耗量。

(四)抗血小板作用

硝酸酯具有抗血小板聚集、抗栓、抗增殖、改善冠脉内皮功能和主动脉顺应性、降低主动脉收缩压等机制,亦可能在硝酸酯的抗缺血和改善心功能等作用中发挥协同效应。

新近研究表明,以治疗剂量静脉滴注硝酸甘油可在健康志愿者、不稳定型心绞痛及急性心肌梗死中抑制血小板聚集,但临床并未能证实其改善了心肌梗死患者的预后,说明硝酸酯这种抗血栓的作用临床意义十分有限。除静脉滴注给药途径外,硝酸甘油贴片亦可有效抑制血小板聚集,但口服硝酸甘油给药途径未能证实有抑制血小板聚集的作用。

二、硝酸酯类药的分类与特点

(一)硝酸酯的生物利用度和半衰期

不同的硝酸酯剂型有不同的特点,因区别很大必须区别对待。作为一类药物,硝酸酯可以从黏膜、皮肤和胃肠道吸收。其基本剂型硝酸甘油的药代动力学特点很独特,半衰期仅有几分钟,可迅速从血液中消失,大部分在肝脏外转化为更长效的活性二硝基硝酸酯——二硝基异山梨醇酯。但是后者必须首先在肝脏转化为单硝基硝酸酯,其半衰期变为 4～6 小时并最终经肾脏排泄。因此单硝基硝酸酯制剂没有肝脏首过效应,生物利用度完全,目前被临床广泛应用。

(二)硝酸酯的分类与药代动力学特点

1.硝酸甘油

硝酸甘油经皮肤和口腔黏膜吸收,较少从消化道吸收。有舌下含片、静脉、口腔喷剂和透皮贴片等多种剂型。口服硝酸甘油,药物在肝脏内迅速代谢("首关效应"),生物利用度极低,约为10%,因此口服硝酸甘油无效。舌下含服该药吸收迅速完全,生物利用度可达80%,2～3分钟起效,5分钟达最大效应,作用持续 20～30 分钟,半衰期仅数分钟。硝酸甘油在肝脏迅速代谢为几乎无活性的两个中间产物 1,2-二硝酸甘油和 1,3-二硝酸甘油经肾脏排出,血液透析清除率低。

硝酸甘油含片性质不稳定,有效期约 3 个月,需避光保存于密闭的棕色小玻璃瓶中,每 3 个月更换一瓶新药。如舌下黏膜明显干燥需用水或盐水湿润,否则含化无效。含服时应尽可能取坐位,以免加重低血压反应。对心绞痛发作频繁者,应在大便或用力劳动前 5～10 分钟预防性含服。

硝酸甘油注射液须用 5% 的葡萄糖注射液或生理盐水稀释混匀后静脉滴注,不得直接静脉注射,且不能与其他药物混合。由于普通的聚氯乙烯输液器可大量吸附硝酸甘油溶液,使药物浓度损失达 40%～50%,因而需适当增大药物剂量以达到其血药浓度,或选用玻璃瓶及其他非吸附型的特殊输液器,静脉给药时须同时尽量避光。静脉滴注硝酸甘油起效迅速,清除代谢快,剂量易于控制和调整,加之直接进入血液循环,避免了肝脏首关清除效应等优点,因此在急性心肌缺血发作,急性心力衰竭和肺水肿等治疗中占据重要地位,但大量或连续使用可导致耐药,因而需小剂量、间断给药。长期使用后需停药时,应逐渐减量,以免发生反跳性心绞痛等。因药物过量而导致低血压时,应抬高双下肢,增加静脉回流,必要时可补充血容量及加用升高血压药物。

硝酸甘油贴膏是将硝酸甘油储在容器或膜片中经皮肤吸收向血中释放,给药 60～90 分钟达最大血药浓度,有效血药浓度可持续 2～24 小时或更长。尽管贴膏中硝酸甘油含量不一样,但 24 小时内释放的硝酸甘油量取决于贴膏覆盖的面积而不是硝酸甘油的含量。无论其含量如何,在 24 小时内所释放的硝酸甘油总量是 0.5 mg/cm²。

硝酸甘油喷雾剂释放量为每次 0.4 mg,每瓶含 200 次用量。

2.硝酸异山梨酯

硝酸异山梨酯的常用剂型包括口服平片、缓释片,舌下含片以及静脉制剂等。口服吸收完全,肝脏的首关清除效应明显,生物利用度为 20%～25%,平片 15～40 分钟起效,作用持续 2～6 小时;缓释片约 60 分钟起效,作用可持续 12 小时。舌下含服生物利用度约 60%,2～5 分钟起效,15 分钟达最大效应,作用持续 1～2 小时。硝酸异山梨酯母药分子的半衰期约 1 小时,活性弱,主要的药理学作用源于肝脏的活性代谢产物 5-单硝酸异山梨酯,半衰期 4～5 小时,而另一个代谢产物 2-单硝酸异山梨酯几乎无临床意义。代谢产物经肾排出,不能经血液透析清除。其静脉注射、舌下含服和口服的半衰期分别为 20 分钟、1 小时和 4 小时。

3. 5-单硝基异山梨醇酯

5-单硝酸异山梨酯是晚近研制的新一代硝酸酯药物,临床剂型有口服平片和缓释片,在胃肠道吸收完全,无肝脏首关清除效应,生物利用度近乎 100%。母药无须经肝脏代谢,直接发挥药理学作用,平片 30～60 分钟起效,作用持续 3～6 小时,缓释片 60～90 分钟起效,作用可持续约 12 小时,半衰期为 4～5 小时。在肝脏经脱硝基为无活性产物,主要经肾脏排出,其次为胆汁排泄。肝病患者无药物蓄积现象,肾功能受损对本药清除亦无影响,可由血液透析清除。

由于 5-单硝酸异山梨酯口服无肝脏首关清除效应,静脉滴注的起效、达峰和达稳态的时间亦与同等剂量的口服片相似,因此 5-单硝酸异山梨酯静脉剂型缺乏临床应用前景,欧美国家亦无该剂型用于临床。

三、硝酸酯的应用范围与选用原则

(一)冠状动脉粥样硬化性心脏病

1.急性冠状动脉综合征

硝酸酯在急性 ST 段抬高型、非 ST 段抬高型心肌梗死以及不稳定型心绞痛中的使用方法相似。对无禁忌证者应立即舌下含服硝酸甘油 0.3～0.6 mg,每 5 分钟重复 1 次,总量不超过 1.5 mg,同时评估静脉用药的必要性。在最初 24～48 小时内,进行性缺血、高血压和肺水肿可静脉滴注硝酸甘油,非吸附性输液器起始剂量 5～10 μg/min(普通聚氯乙烯输液器 25 μg/min),每 3～5 分钟以 5～10 μg/min 递增剂量,剂量上限一般不超过 200 μg/min。剂量调整主要依据缺血症状和体征的改善以及是否达到血压效应。缺血症状或体征一旦减轻,则无须增加剂量,否则逐渐递增剂量至血压效应,既往血压正常者收缩压不应降至 14.7 kPa(110 mmHg)以下,基础为高血压者,平均动脉压的下降幅度不应超过 25%。连续静脉滴注 24 小时,即可产生耐药,临床若需长时间用药,应小剂量间断给药,缺血一旦缓解,即应逐渐减量,并向口服药过渡。在应用硝酸酯抗缺血治疗的同时,应尽可能加用改善预后的 β 受体阻滞剂和/或 ACEI。当出现血压下降等限制上述药物合用的情况时,应首先减停硝酸酯,为 β 受体阻滞剂或 ACEI 的使用提供空间。

在溶栓未成为急性心肌梗死常规治疗前的 10 个随机临床试验结果显示,硝酸酯可使急性心肌梗死病死率降低 35%。而 GISSI-3 和 ISIS-4 两项大规模溶栓临床研究结果显示,在溶栓的基础上,加用硝酸酯没有进一步显著降低急性心肌梗死的病死率。PCI 围术期应用硝酸酯能否降低心肌梗死的病死率尚需更多临床研究证实。但因硝酸酯抗缺血、缓解心绞痛症状、改善心功能等作用明确,因此仍是目前急性心肌梗死抗缺血治疗不可或缺的药物之一。

2.慢性稳定性心绞痛

在慢性稳定性心绞痛的抗缺血治疗中,应首选 β 受体阻滞剂,当其存在禁忌证,或单药疗效欠佳时,可使用硝酸酯及或钙通道阻滞剂。临床实践中,通常采用联合用药进行抗心绞痛治疗。β 受体阻滞剂与硝酸酯联合可相互取长补短。硝酸酯降低血压和心脏后负荷后,可反射性增加交感活性,使心肌收缩力增强、心率增快,削弱其降低心肌耗氧量的作用,而 β 受体阻滞剂可抵消这一不良反应;β 受体阻滞剂通过抑制心肌收缩力、减慢心室率等,可显著降低心肌做功和耗氧量,但心率减慢,伴随舒张期延长,回心血量增加,使左室舒张末期容积和室壁张力增加,部分抵消了其降低心肌氧耗的作用,硝酸酯扩张静脉血管,使回心血量减少,可克服 β 受体阻滞剂的这一不利因素。因此,两者合用较单独使用其中的任何一种可发挥更大的抗缺血效应。表 5-1 列出了用于心绞痛治疗的常用硝酸酯药物及剂量。

表 5-1　常用硝酸酯的抗心绞痛剂量

药物名称	常用剂量(mg)	起效时间(min)	作用持续时间
硝酸甘油			
舌下含服	0.3~0.6 mg	2~3	20~30 分钟
喷剂	0.4 mg	2~3	20~30 分钟
透皮贴片	5~10 mg	30~60	8~12 小时
硝酸异山梨酯			
舌下含服	2.5~15 mg	2~5	1~2 小时
口服平片	5~40 mg,2~3 次/天	15~40	4~6 小时
口服缓释制剂	40~80 mg,1~2 次/天	60~90	10~14 小时
5-单硝酸异山梨酯			
口服平片	10~20 mg,2 次/天	30~60	3~6 小时
口服缓释制剂	60~120 mg,1 次/天	60~90	10~14 小时
	或 50~100 mg,1 次/天	同上	同上

3.无症状性心肌缺血

无症状性心肌缺血亦称隐匿性心肌缺血,是指患者存在明确的缺血客观依据而无相应的临床症状,广泛存在于各类冠心病中。有典型心绞痛症状的心肌缺血仅是临床缺血事件的一小部分,大部分缺血事件均为隐匿性的,尤其以老年、糖尿病、女性和合并心力衰竭时多见。大量研究证明,频繁发作的一过性缺血(大部分为隐匿性)是急性冠脉综合征近期和远期不良预后的一个显著独立预测因素,可使死亡、再梗和再次血管重建术的危险增加 3~5 倍。因而,在临床实践中,尤其针对高危患者制定诊断和治疗策略时,只要缺血存在,无论是有症状的,还是隐匿性的,都应使用 β 受体阻滞剂、硝酸酯和/或钙通道阻滞剂等进行长期的抗缺血治疗。

预防和控制缺血发作是各类冠心病治疗的重要目标,硝酸酯是其中的重要组成部分,与改善生活方式,积极控制危险因素,合并使用抗血小板药、他汀、β 受体阻滞剂和 ACEI 或 ARB 等药物,以及在高危患者中实施血管重建手术等综合措施联合应用,可明确改善冠心病患者的生活质量和预后。

(二)心力衰竭

1.慢性心力衰竭

在β受体阻滞剂、ACEI 或 ARB 及利尿剂等标准治疗的基础上,对仍有明显充血性症状的慢性收缩性心力衰竭患者可加用硝酸酯,以减轻静息或活动时的呼吸困难症状,改善运动耐量。临床研究证实肼屈嗪与硝酸异山梨酯联合应用(H-ISDN)可降低非洲裔美国慢性收缩性心力衰竭患者的病死率。因而目前指南推荐,左心室射血分数≤40%的中重度非洲裔美国心力衰竭患者,在β受体阻滞剂、ACEI 或 ARB 和利尿剂等标准治疗的基础上,如仍然存在明显临床症状,可加用 H-ISDN 改善预后。对于因低血压或肾功能不全无法耐受 ACEI 或 ARB 的有症状性心力衰竭患者,可选用 H-ISDN 作为替代治疗。但对于既往未使用过 ACEI 或 ARB,或对其可良好耐受者,不应以 H-ISDN 取而代之。硝酸酯亦可减轻左心室射血分数正常的舒张性心功能不全患者的呼吸困难等症状。

2.急性心力衰竭

硝酸甘油对不同原因包括 AMI 引起的急性肺水肿,有显著的疗效,但也含有加重血压下降及引起心动过速或过缓的危险。静脉硝酸甘油主要通过扩张静脉血管,降低心脏前负荷而迅速减轻肺瘀血,是治疗急性心力衰竭最为广泛的血管扩张药物之一,尤其适宜于合并高血压、冠状动脉缺血和重度二尖瓣关闭不全者。静脉应用硝酸甘油可以迅速根据临床和血流动力学反应增加或减少滴入量,常以 $10\sim20~\mu g/min$ 作为起始剂量,最高可增至 $200~\mu g/min$。硝酸酯与常规方法联合应用治疗急性肺水肿已经成为临床常规疗法。

(三)高血压危象和围术期高血压

静脉硝酸甘油是指南推荐的为数不多的治疗高血压危象的静脉制剂之一,从 $5~\mu g/min$ 起始,用药过程中持续严密监测血压,逐渐递增剂量,上限一般为 $100~\mu g/min$,尤其适用于冠状动脉缺血伴高血压危象者,但切忌使血压急剧过度下降。静脉硝酸甘油亦常用于围术期的急性高血压治疗,尤其是实施冠状动脉旁路移植术者。

(四)不良反应与硝酸酯耐药性

1.不良反应及硝酸酯治疗无效

无效的原因很多,或因心绞痛严重性增加;或由于患者对硝酸酯治疗心肌缺血产生耐药性;也可能由于药片失效;或用法不当(有些含化剂不能口服,有些口服剂不能含化);动脉低氧血症,特别是在慢性肺部疾病(由于静脉血混入增加引起);以及不能耐受(通常由于头痛)。也可能因口腔黏膜干燥影响药物吸收。硝酸酯若能在预计心绞痛发作前给予则更有效。当由于心动过速而影响硝酸酯疗效时,加用β受体阻滞剂结果更佳。在预防性应用长效作用硝酸酯时,耐受性往往是失效的原因。硝酸酯的常见不良反应见表 5-2。

使用长效硝酸酯失效的两个主要原因如下。

(1)出现耐药性:处理办法是逐渐减少给药剂量和次数直到造成没有硝酸甘油的间期。

(2)病情加重:处理办法是在去除诱因如高血压、房颤或贫血的同时联合用药,以及考虑介入或手术治疗。

2.硝酸酯耐药性

硝酸酯的耐药性是指连续使用硝酸酯后血流动力学和抗缺血效应的迅速减弱乃至消失的现

象。可分为假性耐药、真性耐药亦称血管性耐药以及交叉性耐药三类。假性耐药发生于短期(1天)连续使用后,可能与交感-肾素-血管紧张素-醛固酮系统等神经激素的反向调节和血管容量增加有关。血管性耐药最为普遍,发生于长期(3天以上)连续使用后引起血管结构和功能的改变。交叉性耐药是指使用一种硝酸酯后,抑制或削弱其他硝酸酯或 NO 供体性血管扩张剂及内源性 NO 等的作用,两者发生机制相似,可能与血管内过氧化物生成过多以及生物活化/转化过程异常等有关,如巯基耗竭可导致硝酸酯在血管内的生物转化异常而引发耐药。硝酸酯一旦发生耐药不仅影响临床疗效,而且可能加剧内皮功能损害,对预后产生不利影响,因此长期使用硝酸酯时必须采用非耐药方法给药。

表 5-2　硝酸酯应用中的不良反应与禁忌证

项目	分类	内容
不良反应		
	严重不良反应	前后负荷减少可引起晕厥和低血压;若饮酒或与其他血管扩张剂合用尤甚,须平卧治疗。心动过速常见,但偶在 AMI 时见到意外的心动过缓。低血压可引起脑缺血。长期大剂量应用可引起罕见正铁血红蛋白症,须用静脉亚甲蓝治疗。大剂量静脉硝酸酯,可引起对肝素的耐药性。
	其他不良反应	头痛、面潮红等,舌下用药可引起口臭,少见的皮疹
	产生耐受性	连续性疗法及大剂量频繁疗法可导致耐受性,低剂量间断疗法可避免,不同类型的硝酸酯之间存在交叉耐受性
	减药综合征	已见于军火工人,减去硝酸酯后可加重症状及猝死,临床也可见到类似证据因此,长期硝酸酯治疗必须逐渐停药。用偏心剂量法时,停药间期心绞痛复发率很低。
禁忌证		
	绝对禁忌证	对硝酸酯过敏;急性下壁合并右室心肌梗死;收缩压<12.0 kPa(90 mmHg)的严重低血压状态;肥厚性梗阻型心肌病伴左室流出道重度固定梗阻;重度主动脉瓣和二尖瓣狭窄;心脏压塞或缩窄性心包;已使用磷酸二酯酶抑制剂者;颅内压增高
	相对禁忌证	循环低灌注状态;心室率<50 次/分,或>110 次/分;青光眼;肺心病合并动脉低氧血症;重度贫血

　　任何剂型的硝酸酯使用不正确均可导致耐药,如连续 24 小时静脉滴注硝酸甘油,或不撤除透皮贴剂,以非耐药方式口服几个剂量的硝酸异山梨酯或 5-单硝酸异山梨酯等。早在 1888 年这一现象即被报道,随着硝酸酯的广泛应用,这一问题日益突出,但确切机制目前仍未明确。已有大量的证据说明,如果持续维持血液中高浓度硝酸酯则必定出现对硝酸酯的耐药性,因此偏心剂量法间歇治疗已成为标准治疗法。

　　3.硝酸酯耐药性的预防

　　预防硝酸酯耐药性的常用方法如下。

　　(1)小剂量、间断使用静脉硝酸甘油及硝酸异山梨酯,每天提供 10～12 小时的无药期。

　　(2)每天使用 12 小时硝酸甘油透皮贴剂后及时撤除。

　　(3)偏心方法口服硝酸酯,保证 10～12 小时的无硝酸酯浓度期或低硝酸酯浓度期,给药方法可参考表 5-3。上述方法疗效确切,在临床中使用最为广泛。

　　(4)有研究表明,巯基供体类药物、β受体阻滞剂、他汀、ACEI 或 ARB 以及肼屈嗪等药物可能对预防硝酸酯的耐药性有益,同时这些又多是改善冠心病和心力衰竭预后的重要药物,因此提倡合并使用。在无硝酸酯覆盖的时段可加用β受体阻滞剂,钙通道阻滞剂等预防心绞痛和血管效应,心绞痛一旦发作可临时舌下含服硝酸甘油等终止发作。

表 5-3 避免硝酸酯耐药性的偏心给药方法

药物名称	给药方法
硝酸甘油	
静脉滴注	连续点滴 10~12 小时后停药,空出 10~12 小时的无药期
透皮贴片	贴敷 10~12 小时后撤除,空出 10~12 小时的无药期
硝酸异山梨酯	
静脉滴注	连续点滴 10~12 小时后停药,空出 10~12 小时的无药期
口服平片	1 天 3 次给药,每次给药间隔 5 小时;如 8 AM,1 PM,6 PM
	1 天 4 次给药,每次给药间隔 4 小时;如 8 AM,12 AM,4 M,8 PM
口服缓释制剂	1 天 2 次给药;8 AM,2 PM
5-单硝酸异山梨酯	
口服平片	1 天 2 次给药间隔 7~8 小时;如 8 AM,3 PM
口服缓释制剂	1 天 1 次给药;如 8 AM

* AM:上午,PM:下午。

四、药物间的相互作用

(一)药代动力学相互作用引起低血压

硝酸酯的药物相互作用主要是药代动力学方面的,如心绞痛三联疗法(硝酸酯、β阻滞剂和钙通道阻滞剂)的合用疗效可能因其降压作用相加导致低血压而减弱,这种反应的个体差异很大。有时仅用两种抗心绞痛药如地尔硫䓬和硝酸酯就可以引起中度低血压。另外常见的低血压反应是在急性心肌梗死,如发病早期 ACEI 与硝酸酯合用时,在下壁心肌梗死或与β阻滞剂或溶栓剂合用时。

(二)与西地那非(伟哥)相互作用

硝酸酯与西地那非合用可引起严重的低血压,以至于西地那非的药物说明书中将其合用列为禁忌证。西地那非的降低血压作用平均可以达到 1.1/0.7 kPa(8.4/5.5 mmHg),当与硝酸酯合用时下降更多。性交的过程本身对心血管系统是增加负荷,若同时应用两药导致低血压时,偶可引起急性心肌梗死的发生。慎用西地那非的患者包括有心梗史、卒中史、低血压、高血压以及心力衰竭或不稳定心绞痛史者。当硝酸酯与西地那非合用发生低血压反应时,α受体阻滞剂或甚至肾上腺素的应用都有必要。近期服用西地那非的患者发生急性冠脉综合征包括不稳定心绞痛时,24 小时内最好不要用硝酸酯以防止低血压不良反应的发生。

(三)大剂量时与肝素相互作用

在不稳定心绞痛硝酸酯与肝素合用时,肝素的用量有可能会加大,原因是静脉硝酸酯制剂常含有丙二醇,大剂量应用可引起肝素抵抗。如静脉硝酸甘油$>350\ \mu g/min$ 时,会见到上述反应,而低剂量如 $50\sim60\ \mu g/min$ 或用二硝酸异山梨酯时,均未见到肝素抵抗现象。

(四)与 tPA 的相互作用

有报道应用 tPA 溶栓的过程中,如果静脉应用较大剂量硝酸甘油($>100\ \mu g/min$)时,tPA 疗效下降,再灌注率减低,临床事件增多,但尚需要更多的临床资料证实。   **(徐同生)**

第三节 强 心 苷

强心苷主要包括洋地黄类制剂,以及从其他植物提取的强心苷,如毒毛花苷 K、羊角拗苷、羚羊毒苷、黄夹苷和福寿草总苷等,是一类具有选择性作用于心脏的强心苷,在临床上已经使用了 200 多年,积累了丰富的经验。虽然仍有许多问题有待进一步研究,但临床实践和研究表明,洋地黄类制剂仍是目前治疗心力衰竭的最常用、最有效的药物之一。尽管新的增强心肌收缩力的药物不断问世,但没有任何一种强心药物能取代洋地黄的位置。洋地黄类强心苷不仅能减轻心力衰竭患者的症状,改善患者的生活质量,而且能降低心力衰竭患者的再住院率,对死亡率的影响是中性的,这是儿茶酚胺类和磷酸二酯酶类强心剂所不能比拟的。

洋地黄类制剂现已有 300 余种,但临床上经常使用的只有 5～6 种。在临床实践中,如果能掌握好一种口服制剂和一种静脉制剂,就能较好地处理充血性心力衰竭。为此,应掌握好洋地黄的负荷量、维持量、给药方法、适应证、特殊情况下的临床应用、中毒的临床表现及处理方法。

洋地黄类制剂是通过增强心肌收缩力的药理作用而发挥其治疗心力衰竭作用的,因此,它不能治疗那些只有心力衰竭症状和体征,但并非因心肌收缩力减低所致病状的患者,它也不能用于治疗因舒张功能障碍所致心力衰竭的患者,特别是那些心腔大小和射血分数正常的患者;也就是说,使用洋地黄类制剂治疗心力衰竭只适用于那些心腔增大和射血分数降低的心力衰竭患者。使用洋地黄类制剂治疗室上性心动过速、心房扑动和心房纤颤时,必须除外预激综合征和室性心动过速,否则可能招致致命性后果。

本节重点介绍临床上常用、疗效肯定的一些制剂。

一、药理作用

(一)正性肌力作用

洋地黄的正性肌力作用是由其抑制心肌细胞膜上的 Na^+,K^+-ATP 酶,阻抑 Na^+ 和 K^+ 的主动转运,结果使心肌细胞内 K^+ 减少,Na^+ 增加。细胞内 Na^+ 增加能刺激 Na^+,Ca^{2+} 交换增加。结果,进入细胞的 Ca^{2+} 增加,Ca^{2+} 具有促进心肌细胞兴奋-收缩偶联的作用,故心肌收缩力增强。已知心肌耗氧量主要取决心肌收缩力、心率和室壁张力这 3 个因素。虽然洋地黄使心肌收缩力增强可导致心肌耗氧量增加,但同时又使衰竭的心脏排空充分,室腔内残余的血量减少,心脏容积随之缩小,室壁张力下降,这又降低了心肌耗氧量。而且,心肌收缩力增强,心排血量增加,又能反射性地使心率下降和降低外周血管阻力,使心排血量进一步增加,这都有利于进一步降低心肌耗氧量。因此,对心力衰竭来说,使用洋地黄后心肌总的耗氧量不是增加而是减少,心脏工作效率提高。

(二)电生理影响

治疗剂量的洋地黄略降低窦房结的自律性、减慢房室传导、降低心房肌的应激性及缩短心房肌的不应期而延长房室结的不应期。中毒剂量的洋地黄使窦房结的自律性明显降低、下级起搏点的自律性增强、普肯耶纤维的舒张期除极坡度变陡,形成后电位震荡幅度增大,窦房、房室间以及心房内传导减慢,心房肌、房室结和心肌不应期延长。中毒剂量的洋地黄所引起的电生理改变,为冲动形成或传导异常所致的心律失常创造了条件。

(三)自主神经系统效应

洋地黄可通过自主神经系统作用于心肌,具有拟迷走和拟交感作用。其拟迷走神经系统作用使窦性心律减慢、房室传导减慢、心房异位起搏点自律性降低,心房不应期缩短。洋地黄的拟交感作用使心肌收缩力增强。大剂量的洋地黄还能兴奋中枢神经系统,并可因交感神经冲动增强而诱发异位性心律失常。

鉴于不同的洋地黄制剂的拟迷走和拟交感神经作用不同,故提出了极性和非极性洋地黄的概念。极性洋地黄的拟迷走作用较强,如毒毛花苷 K、毛花苷 C、地高辛等。非极性强心苷的拟交感作用较强,具有较强的正性肌力作用,但易诱发或加重异位激动形成,如洋地黄叶、洋地黄毒苷等。

(四)外周血管作用

洋地黄本身具有增加外周阻力的作用。但心力衰竭患者使用洋地黄后心肌收缩力增强,心排血量增加,故反射性地使交感神经活性降低,小动脉和小静脉扩张,外周阻力反较使用洋地黄前下降,因而有助于使心排血量进一步增加。

(五)对肾脏的作用

心力衰竭患者使用洋地黄后尿量增加。洋地黄对肾脏的作用可能是通过:①心排血量增加而使肾血流量增加,肾小球滤过率增加。②肾血流量增加后,肾素-血管紧张素-醛固酮系统活性下降,这既可以使外周阻力进一步下降,又可使尿量增加;尿量增加可能不是洋地黄对肾脏直接作用的结果。

(六)对心率的影响

治疗剂量的洋地黄可使心力衰竭患者的心率下降,其主要机制有洋地黄的拟迷走神经作用使窦房结的自律性降低;在心肌收缩力增加的同时,心排血量增加,通过颈动脉窦、主动脉弓的压力感受器的反射机制,使交感神经紧张性下降;心排血量增加使肾血流量增加,因而肾素-血管紧张素-醛固酮系统的活性降低。

二、临床应用

(一)常用强心苷简介

临床上经常使用的强心苷有洋地黄叶、洋地黄毒苷、地高辛、毛花苷 C 和毒毛花苷 K。

使用上述任何一种洋地黄制剂,都需熟练掌握其剂量、负荷量、给药方法及维持量的补充方法,及时判断洋地黄的体存量是否不足或过量;这就要求用药医师随时观察心脏病患者用药后的治疗反应,必要时测定血液中洋地黄的浓度,以供用药时参考。

(二)有关强心苷的基本概念

近年来药代动力学研究表明,任何一种药物,只要用药剂量和时间间隔不变,那么经过该药的 5~6 个半衰期以后,该药在体内的血药浓度就会达到一个稳态水平,称之为"坪值"水平,即坪值浓度。此后,即使继续用药,体内的总药量也不会再改变。"坪值"是一个随着用药剂量和时间间隔变化的量。例如,每天用药剂量较大或用药间隔较短,坪值就高;反之则低。以地高辛为例,其半衰期为 36 小时,每天服用 0.25 mg,经过 7 天就会达到坪值水平,此时地高辛的血清浓度为 1~1.5 ng/mL,是发挥强心作用的最佳水平。但是,药物的吸收、代谢、排泄受体内多种因素的影响;因此,药物的血浓度或坪值也不是绝对不变的。因此,在定时定量服用地高辛一段时间后,有可能发生地高辛用量不足或过量中毒的情况。这就要求用药过程中密切观察患者的治疗反应,监测地高辛的血药浓度。

以往过分强调在短时间内给患者较大剂量的洋地黄,以达到最大疗效而不出现中毒反应,此时体内蓄积的洋地黄的量称之为"化量""饱和量"或"全效量"。近年来研究表明,洋地黄的作用与其血浓度的关系并非"全和无"的关系,而是小剂量(低浓度)小作用,大剂量(较高浓度)大作用,即两者呈线性关系。为此,又提出"负荷量"的概念和"每天维持量"疗法,以达到有效血浓度的给药方法。

(1)体存量:指患者体内洋地黄的蓄积量。

(2)化量、饱和量、全效量:三者含义基本相似,指达到最大或最好疗效时洋地黄的体存量。

(3)有效治疗量、负荷量:两者含义相近,指发挥较好疗效时最小的洋地黄体存量,相当于洋地黄总量的 $1/2\sim2/3$。临床上采用负荷量的概念后,大大减少了洋地黄中毒的发生率,而治疗心力衰竭的疗效并未降低。负荷量概念及用药方法尤其适用于慢性充血性心力衰竭的患者。

(4)维持量及维持量疗法:维持量是指每天必须给适当剂量的洋地黄,以补充药物每天在体内代谢及排泄的量,从而保持洋地黄的有效血浓度相对稳定。

洋地黄的维持量疗法是指每天给予维持量的洋地黄剂量,经过该药的 5 个半衰期后,其体内的洋地黄浓度便达到有效治疗水平。然后继续给予维持量,以补充每天的代谢和排泄量。显而易见,每天维持量疗法只适用于半衰期较短(如地高辛)的洋地黄制剂,而不适用于半衰期较长(如洋地黄叶)的洋地黄制剂;因为若采用地高辛每天维持量疗法,达到有效治疗浓度 7 天,而洋地黄毒苷则需要 28 天。每天维持量疗法只适用于那些轻、中度慢性充血性心力衰竭的患者。

(三)给药方法

1.速给法

在 24 小时内达到负荷量,以静脉注射为好,亦可采用口服途径。适用于急危重患者,如急性左心衰竭,阵发性室上性心动过速和快速性心房纤颤等。

2.缓给法

在 $2\sim3$ 天内达到负荷量,以口服为好,适用于轻症和慢性患者。

3.每天维持量疗法

每天服用维持量的洋地黄,经过该药的 5 个半衰期以后,即可达到该药的有效治疗浓度。地高辛的半衰期短,所以每天口服 0.25 mg,$5\sim7$ 天即可达到负荷量的要求;而洋地黄毒苷的半衰期长,需经 1 个月才能达到负荷量的要求;故每天维持量疗法只适用于地高辛,而不适用于洋地黄毒苷。慢性或轻度心功能不全患者用这种方法较好。

4.补充维持量

每一例患者每天补充多少以及维持给药多长时间,应根据患者的治疗反应来决定。例如,地高辛的维持量,有的患者只需要 0.125 mg,而个别患者可达 0.5 mg。

(四)制剂的选择

1.根据病情轻重缓急选

病情紧急或危重者,易选用起效快,经静脉给药的制剂,如毛花苷 C、毒毛花苷 K;反之,可选用地高辛或洋地黄毒苷口服。

2.根据洋地黄的极性非极性特点选

极性强心苷包括毒毛花苷 K、毛花苷 C 和地高辛,其拟迷走神经作用较强,容易引窦性心动过缓,房室传导阻滞及恶心呕吐等反应,因而适用于阵发性室上性心动过速、快速性心房纤颤或房扑等。非极性强心苷包括洋地黄毒苷、洋地黄叶,其拟交感作用较强,很少引起恶心、呕吐;发生窦性心动过缓或房室传导阻滞也较少,能更充分地发挥正性肌力作用,使心力衰竭症状得到更好的改善。

(五)适应证和禁忌证

1.适应证

(1)各种原因引起的急、慢性心功能不全。

(2)室上性心动过速。

(3)快速心室率的心房纤颤或心房扑动。

洋地黄是治疗收缩功能障碍所致心功能不全最好的强心药,大系列临床试验研究表明,洋地黄不仅能显著改善心力衰竭的症状和体征,改善患者生活质量,而且能减少住院率,对死亡率的影响为中性的。这是任何其他类别的强心剂所不能比拟的。目前认为,只要患者有心力衰竭的症状和体征,就应长期使用洋地黄治疗。

2.禁忌证

(1)预激综合征合并室上性心动过速、快速性心房纤颤或心房扑动(QRS波群宽大畸形者)。

(2)室性心动过速。

(3)肥厚性梗阻型心肌病。

(4)房室传导阻滞。

(5)单纯二尖瓣狭窄、窦性心律时发生的肺淤血症状。

(6)电复律或奎尼丁复律时。

(六)特殊情况下强心苷的临床应用

(1)高输出量心力衰竭患者,洋地黄的疗效较差,纠正原有的基础病变更为重要。高输出量心脏病常见于甲状腺功能亢进、脚气性心脏病、贫血性心脏病、动静脉瘘、慢性肺心病、急性肾小球肾炎、妊娠、类癌综合征和高动力性心血管综合征。

(2)肺心患者由于慢性缺氧及感染,对洋地黄的耐受性很低,疗效较差,且易发生心律失常,故与处理一般心力衰竭有所不同。强心剂的剂量宜小,一般为常规剂量的 $1/2\sim2/3$,同时宜选用作用快、排泄快的强心剂,如毒毛花苷 K 或毛花苷 C。低氧血症和感染均可使心律增快,故不宜以心率作为衡量强心药疗效的指标。用药期间应注意纠正缺氧,防治低钾血症。应用洋地黄的指征:①感染已控制,呼吸功能已改善,利尿剂不能取得良好疗效而反复水肿的心力衰竭患者;②以右心衰竭为主要表现而无明显急性感染的诱因者;③出现急性左心衰竭者。

(3)预激综合征合并心房颤动或扑动时,由于大部分激动经旁路下传心室,故可引起极快的心室率。若此时使用洋地黄,则可使旁路不应期进一步缩短,使房室传导进一步减慢,心房激动大部分经旁路传到心室,可引起极快的心室率,使 R-R 间期有可能缩小到 $0.2\sim0.25$ 秒,此时室上性激动很容易落在心室易损期上,从而引起室颤。故凡有条件的医院在使用洋地黄以前应常规描记心电图,以排除房颤合并预激的可能。

(4)预激综合征合并室上性心动过速、QRS 波群宽大畸形者,不宜使用洋地黄治疗;因为患者有可能转变为预激合并心房颤动,进而引起心室纤颤。

(5)治疗室性期前收缩一般不选用洋地黄治疗,但若室性期前收缩是由于心力衰竭引起、且的确与洋地黄无关时,则使用洋地黄治疗不但无害,反而有利于消除室性期前收缩。由洋地黄中毒引起的室性期前收缩应立即停用洋地黄。

(6)急性心肌梗死合并心房纤颤或室上性心动过速者,一般不首选洋地黄治疗,因洋地黄增加心肌耗氧量和心肌应激性,不仅可能引起梗死面积扩大,而且还可能引起室性心律失常或猝死。但急性心肌梗死合并心房纤颤及充血性心力衰竭时,仍可慎用洋地黄制剂。

(7)急性心肌梗死合并充血性心力衰竭时,若无快速性心房纤颤或阵发性室上性心动过速,头24小时内不主张使用洋地黄。还有的学者认为急性心肌梗死前6小时内为使用洋地黄的绝对禁忌证,12小时内为相对禁忌证,24小时后在其他治疗无效的情况下才考虑使用洋地黄。还有的学者认为,心肌梗死1周内使用洋地黄也不能发挥有益作用。急性心肌梗死后早期使用洋地黄治疗其合并的心力衰竭,疗效不佳的主要原因:心室尚未充分重塑,心室腔尚未扩大,此时心力衰竭的主要原因系由心室舒张功能障碍所致,因此,使用洋地黄治疗无效,反而有害。

(8)室性心动过速是使用洋地黄的禁忌证,但若室性心动过速确是由心力衰竭引起的,并且与洋地黄中毒无关,使用多种抗心律失常药物无效者,仍可使用洋地黄治疗。

(9)二尖瓣狭窄患者在窦性心律情况下发生心力衰竭,是由二尖瓣口过小,导致肺淤血所致。此时使用洋地黄对二尖瓣口的大小无影响,却使右室心肌收缩力增强,右室排血量增多,故肺淤血更为严重。二尖瓣狭窄合并快速性心房纤颤时使用洋地黄,是为了控制心室率、延长心室充盈期,故心排血量增加。

(10)病窦综合征合并心功能不全的患者是否使用洋地黄治疗仍有争议。近年来的研究表明,洋地黄并不抑制窦房传导,反而促进其传导,缩短窦房结恢复时间,并可防治心力衰竭;特别是对慢快综合征的防治有重大作用。一般来说,病窦综合征患者发作快速性心律失常时,可使用洋地黄,但剂量宜偏小;如果是病窦综合征合并心力衰竭,应慎用洋地黄,对这种患者可选用非强心苷类正性肌力药物,如多巴胺或多巴酚丁胺,必要时应安置人工心脏起搏器。

(11)房室传导阻滞合并充血性心力衰竭是否可使用洋地黄仍有争议。一般认为一度房室传导阻滞的心力衰竭患者可以慎用洋地黄,二度房室传导阻滞的心力衰竭患者最好不用洋地黄,以防发展为三度房室传导阻滞;三度房室传导阻滞的心力衰竭患者不应使用洋地黄。二、三度房室传导阻滞的心力衰竭患者,可使用多巴胺或多巴酚丁胺治疗;如必需使用洋地黄治疗应先安置人工心脏起搏器。

(12)室内传导阻滞常指左或右束支阻滞,或双束支阻滞。治疗剂量的洋地黄不抑制室内传导;因此,室内传导阻滞不是使用洋地黄的反指征。洋地黄不增加室内传导阻滞发展为三度房室传导阻滞的发生率。

(13)肥厚性梗阻型心肌病患者一般禁忌使用洋地黄,因为洋地黄增强心肌收缩力,加重梗阻症状。但肥厚型心肌病合并快速性心房纤颤或心力衰竭时,可使用洋地黄,因此时心排血量下降,梗阻症状已不突出,故可使用洋地黄治疗,但剂量应减少。

(14)心内膜弹力纤维增生症合并心力衰竭时,强调长期使用洋地黄维持治疗,一直到症状、X线、心电图恢复正常二年后才逐渐停药。不应突然停药,以防死亡。但患者对洋地黄的耐受性较低,易发生洋地黄中毒,故洋地黄的用量应偏小,并应密切观察治疗反应。

(15)法洛四联症患者应慎重使用洋地黄,因洋地黄可以加重右室漏斗部的肌肉痉挛,使右室进入肺动脉的血流进一步减少,加重缺血症状。

(16)心绞痛患者一般不使用洋地黄缓解症状。但夜间心绞痛患者发作前常有血流动力学改变,如肺毛血管嵌压和肺动脉压升高,外周血管阻力增加,心脏指数下降,提示夜间心绞痛可能与夜间心功能不全有关;故夜间心绞痛可试用洋地黄治疗。卧位心绞痛可能与卧位时迷走神经张力增高致冠状动脉痉挛有关;也可能与卧位时回心血量增多致心功能不全有关,故卧位心绞痛仍可试用洋地黄治疗。此外,伴有心脏肥大及左室功能不全的患者,在发生心肌梗死前使用洋地黄能减少心肌缺血程度和减少心肌梗死面积。

(17)高血压病患者发作急性左心衰竭或伴有充血性心力衰竭时,不应首选洋地黄治疗。对这种患者应首先使用血管扩张剂和利尿剂,迅速降低心脏前后负荷。若患者血压降为正常水平以后仍有心力衰竭症状存在时,才考虑使用洋地黄制剂。

(18)电复律及奎尼丁复律前必需停用地高辛1天以上,停用洋地黄毒苷3天以上,以防转复心律过程中发生严重室性心律失常或心室纤颤。

(19)缩窄性心包炎患者使用洋地黄不能缓解症状,但在心包剥离术前使用洋地黄可防止术后发生严重心力衰竭和心源性休克。

(20)无心力衰竭的心脏病患者是否需要使用洋地黄应具体情况具体分析。一般认为心脏病患者处于分娩、输血输液、并发肺炎时,可预防性给予洋地黄。感染性休克患者经补液、纠正酸中毒、合用抗生素和激素后,休克仍未满意纠正时,可给予洋地黄。有的学者认为,心脏增大的幼儿,特别是心胸比例>65%者,应预防性给予洋地黄。

(21)快速性心房纤颤合并或不合并心力衰竭的患者,使用洋地黄控制心室率时,应将心室率控制在休息时70~80次/分,活动后不超过100次/分。单独使用洋地黄控制心室率疗效不好时,可用维拉帕米或普萘洛尔。近年来有的学者提出,维拉帕米与洋地黄合用可引起致命性房室传导阻滞,且维拉帕米有诱发洋地黄中毒的危险,故不主张两药合用;而普萘洛尔与洋地黄合用,有诱发或加重心力衰竭的危险,故提出硫氮䓬酮与洋地黄合用疗效较好。使用洋地黄控制快速性心房纤颤患者的心室率时,洋地黄的用量可以稍大一些,如未使用过洋地黄的患者在头24小时内可分次静脉注射毛花苷C总量达1.2 mg。此外,个别患者在静脉注射毛花苷C 0.2~0.4 mg后,心室率反而较用药前增快,此时应做心电图检查,若除外预激综合征后,再静脉注射毛花苷C 0.2~0.4 mg,可使心率有明显下降。

(22)窦性心律的心力衰竭患者使用洋地黄时,不应单纯以心率的快慢来指导用药,若在使用比较足量的洋地黄以后心率仍减慢不明显时,应注意寻找有无使心率加快的其他诱因,如贫血、感染、缺氧、甲状腺功能亢进、血容量不足、风湿活动、心肌炎、发热等。心力衰竭患者达到洋地黄化的指标应是综合性的,下列指标可供用药时参考:窦性心律者,心率减少到70~80次/分,活动后为80~90次/分。心房纤颤者,心率应减少到70~90次/分。尿量增多,水肿消退,体重减轻;呼吸困难减轻,发绀减轻,肺水肿减轻,肺部啰音减退;肿大的肝脏缩小;患者的一般状况改善,如精神好转、体力增加、食欲增进等。

(23)妊娠心脏病患者,在妊娠期间应避免过劳、保证休息、限盐、避免并治疗心力衰竭的其他诱因。一般认为,风湿性心脏病心功能Ⅱ~Ⅳ级,过去有心力衰竭史、心脏中度扩大或严重二尖瓣狭窄、心房纤颤或心率经常在110次/分以上者,应给予适当剂量的洋地黄。在分娩期,若心率>110次/分,呼吸>20次/分,有心力衰竭先兆者,为防止发生心力衰竭,应快速洋地黄化。孕妇已出现心力衰竭时,如心力衰竭严重,应选择作用快速制剂。使用快速制剂使症状改善后,可改用口服制剂。

(24)甲状腺功能亢进引起的心脏病,绝大多数合并快速性心房纤颤,在使用洋地黄类制剂控制心室率的同时,应特别注意甲亢的治疗。这种患者对洋地黄的耐受性大,如果使用了足量的洋地黄以后,心室率控制仍不满意者,加用β受体阻滞剂可收到良好疗效。如果甲亢合并心房纤颤的患者无心力衰竭,单独使用β受体阻滞剂控制心室率就可获得良效。

三、强心苷中毒

洋地黄的治疗量大是洋地黄中毒量的60%,洋地黄的中毒量大是洋地黄致死量的60%。心力衰竭患者洋地黄中毒的发生率可达20%,并且是患者的死亡原因之一。洋地黄中毒的诱发因素很多,但最重要的是心功能状态和心肌损害的严重程度。有学者报道,正常人1次口服地高辛100片,经治疗后好转,治疗过程中未出现或仅出现一度房室传导阻滞等心脏表现;换言之,在常规使用洋地黄的过程中,若患者出现洋地黄中毒的心脏表现,常提示其心肌损害严重。下面讨论洋地黄中毒的诱因、临床表现及防治方法。

(一)强心苷中毒的诱发因素

1.洋地黄过量

常见于较长期使用洋地黄而剂量未做适当调整的患者。只要剂量及用药间隔不变,其"坪值"应稳定在某一水平上。但洋地黄的吸收、代谢及排泄受许多因素的影响,特别是受肝肾功能状态的影响,故长期服用固定剂量的洋地黄者,可发生洋地黄不足或中毒。也有个别患者在短期内使用过多的洋地黄而引起中毒。

2.严重心肌损害

严重心肌炎、心肌病、大面积心肌梗死及顽固性心力衰竭等严重心肌损害的患者,对洋地黄的耐受性降低,其中毒量与治疗量十分接近,有的患者甚至中毒量小于治疗量,故很容易发生洋地黄中毒,并且其中毒表现几乎都是心脏方面的。健康人对洋地黄的耐受性很强,即使1次误服十几倍常用量的洋地黄(如地高辛),也很少发生心脏方面的毒性表现。

3.肝肾功能损害

洋地黄毒苷、毛花苷C等主要经肝脏代谢;如地高辛、毒毛花苷K等主要经肾脏代谢。故肝肾功能不全的患者仍按常规剂量使用洋地黄时,易发生中毒。肝脏病变时使用地高辛,肾脏病变时使用洋地黄毒苷,可减少中毒的发生率。

4.老年人和瘦弱者

老年人和瘦弱者,身体肌肉总量减少,而肌肉可以结合大量洋地黄,故肌肉瘦弱者易发生洋地黄中毒。肥胖者和瘦弱者,只要他们的肌肉净重相似,则他们的洋地黄治疗量和中毒水平也相似。老年人不仅肌肉瘦弱,而且常有不同程度的肝肾功能减退,故易发生洋地黄中毒。此外,老年人易患病窦综合征,也是容易发生中毒的原因之一。许多学者建议,老年心力衰竭患者服用洋地黄的剂量应减半,如地高辛每天口服0.125 mg。

5.甲状腺功能减退

甲状腺功能减退的患者,对洋地黄的敏感性增高,故易发生中毒。使用洋地黄治疗甲状腺功能减退合并心力衰竭的患者时,应使用1/2~2/3的常规剂量;并且同时加用甲状腺素。甲状腺素应从小剂量开始服用,若剂量过大,反而会诱发或加重心力衰竭。

6.电解质紊乱

低钾、低镁、高钙时易发生洋地黄中毒。故使用洋地黄过程中应避免低钾、低镁和高钙血症。使用排钾性利尿剂时,应注意补钾。只要不是高镁血症,常规静脉补镁还有助纠正心力衰竭。长期使用糖皮质激素的心力衰竭患者,容易发生低钾血症;故这种患者使用洋地黄过程中,一般不易补钙,以防诱发洋地黄中毒,甚至发生心室纤颤。但若患者发生明显的低钙症状,如低钙抽搐,则可以补钙。低钙患者经补钙后还可以提高洋地黄的疗效。补钙途径可经口服、静脉滴注或静脉注射,但应避免同时静脉注射洋地黄和钙剂,如果需要静脉注射这两种药物,则两药间隔应为6小时以上,最好在8小时以上。

7.缺氧

缺氧可使心肌对洋地黄的敏感性增高,从而诱发洋地黄中毒。肺心病患者洋地黄的治疗量应较一般患者减少1/2。

8.严重心力衰竭

严重心力衰竭提示心肌损害严重,故易发生洋地黄中毒。心力衰竭的程度越重,使用洋地黄越要小心谨慎。

9.风湿活动

有风湿活动的患者常合并风湿性心肌炎,使心肌损害进一步加重,故易发生洋地黄中毒。风湿性心脏瓣膜病合并风湿活动常不易诊断,下列各项指标提示合并风湿活动:常患感冒、咽炎并伴有心悸、气短;出现不明原因的肺水肿;血沉增快或右心衰竭时血沉正常,心力衰竭好转时血沉反而增快;有关节不适感;常出现心律失常,如期前收缩、阵发性心动过速、心房纤颤等;低热或体温正常但伴有明显出汗;无任何其他原因的心功能恶化;出现新的杂音或心音改变(需除外感染性心内膜炎);洋地黄的耐受性低,疗效差,容易中毒。

(二)强心苷中毒的表现

1.胃肠道反应

厌食、恶心、呕吐,有的患者表现为腹泻,极少表现为呃逆,上述症状若发生在心力衰竭一度好转后或发生在增加洋地黄剂量后,排除其他药物的影响,应考虑为洋地黄中毒。

2.心律失常

在服用洋地黄过程中,心律突然转变,如由规则转变为不规则、由不规则转变为规则、突然加速或显著减慢,都是诊断洋地黄中毒的重要线索。强心苷中毒可表现为各种心律失常,其中房室传导阻滞的发生率为42%。但具有代表性的心律失常是房性心动过速伴房室传导阻滞及非阵发性交界性心动过速伴房室分离。房室传导阻滞伴异位心律提示与洋地黄中毒有关。心房纤颤患者若出现成对室性期前收缩,应视为洋地黄中毒的特征性表现。多源性室性期前收缩呈二联律及双向性或双重性心动过速也具有诊断意义。

3.心功能再度恶化

经洋地黄治疗后心力衰竭一度好转,但在继续使用洋地黄的过程中,无明显原因的心功能再度恶化,应疑及强心苷中毒。

4.神经系统表现

头痛、失眠、忧郁、眩晕、乏力甚至精神错乱。

5.视觉改变

黄视、绿视及视觉改变。

在服用洋地黄的过程中,心电图可出现鱼钩形的 ST-T 变化,这并不表示为洋地黄中毒的毒性作用,只表示患者已使用过洋地黄。而且,在洋地黄中毒引起心律失常时,心电图上一般不出现这种特征性的 ST-T 改变。

应用洋地黄制剂治疗心力衰竭时,测定其血清浓度,对诊断洋地黄中毒有一定参考价值。一般地高辛治疗浓度在 0.5～2.0 ng/mL。如地高辛浓度 1.5 ng/mL,多表示无中毒。但患者的病情各异,心肌对洋地黄的敏感性和耐受性差异很大。因此,不能单凭测定其血清浓度作出有无中毒的结论,必须结合临床表现进行全面分析。

(三)强心苷中毒的处理

1.停用强心苷

如有低钾、低镁等电解质紊乱,应停用利尿剂。胃肠道反应常于停药后 2～3 天后消失。

2.补钾

洋地黄中毒常伴有低钾,但血清钾正常并不代表细胞内不缺钾,故低钾和血钾正常者都应补钾。心电图上明显 u 波与低钾有关,但低钾并不一定都出现高大 u 波;心电图上 u 波高大者一般提示低钾,故 u 波高大者可以补钾。补钾可采用口服或静脉滴注,静脉补钾的浓度不宜超过5‰,最好不超过 3‰。补钾量应视病情及治疗反应而定。补钾时切忌静脉注射,以防发生严重心律失常而死亡。但有学者报道 2 例患者因低钾(血清钾分别为 2.0 mmol/L 及 2.2 mmol/L)发生心室纤颤,各种治疗措施(包括反复电除颤)均不能终止室颤发作,最后将 10%氯化钾 1～2 mL 加入 5%葡萄糖注射液 20 mL 中静脉注射而终止了心室纤颤发作。

3.补镁

镁是 ATP 酶的激动剂,缺镁时钾不易进入细胞内,故顽固性低钾经补钾治疗仍无效时,常表明患者缺镁,此时应予补镁。有的学者认为洋地黄中毒时,不论血钾水平如何,也不论心律失常的性质如何,只要不是高镁血症,均可补镁。补镁后洋地黄中毒症状常很快消失。补镁还有助于纠正心力衰竭、增进食欲。肾功能不全、神志不清和呼吸功能抑制者应慎重补镁,以防加重昏迷及诱发呼吸停止。补镁方法为 25%硫酸镁 10 mL 稀释后静脉注射或静脉滴注,但以静脉滴注较安全,每天 1 次,7～10 天为 1 个疗程。

4.苯妥英钠

为治疗洋地黄中毒引起的各种期前收缩和快速性心律失常最安全最有效的药物,治疗室速更为适用。服用洋地黄患者必需紧急电复律时,也常在复律前给予苯妥英钠,以防引起更为严重的心律失常。给药方法:首次剂量100～200 mg 溶于注射用水 20 mL 静脉注射。每分钟50 mg。必要时每隔 10 分钟静脉注射 100 mg,但总量不能超过 250～300 mg。继之口服,每次 50～100 mg,每 6 小时 1 次,维持 2～3 天。

5.利多卡因

适用于室性心律失常。常用方法:首次剂量为 50～100 mg 溶于 10%葡萄糖注射液 20 mL 静脉注入;必要时每隔 10～15 分钟重复注射 1 次,但总量不超过 250～300 mg。继之以 1～4 mg 静脉滴注。

洋地黄中毒引起的快速性心律失常也可以选用美西律、普萘洛尔、维拉帕米、普鲁卡因胺、奎尼丁、溴苄胺、阿普林定等治疗。有学者报道使用酚妥拉明、胰高血糖素及氯氮等治疗亦有效。

6.治疗缓慢型心律失常

一般停用洋地黄即可,若心律<50 次/分,可皮下、肌内或静脉注射阿托品 0.5～1.0 mg 或山莨菪碱(654-2)10 mg,或口服心宝等。一般不首选异丙肾上腺素,以防引起或增加室性异位搏动。

7.考来烯胺

在肠道内络合洋地黄,打断洋地黄的肝-肠循环,从而减少洋地黄的吸收和血液浓度。用药方法:每次 4～5 g,每天 4 次。

8.特异性地高辛抗体

用于治疗严重的地高辛中毒,它可使心肌地高辛迅速转移到抗体上,形成失去活性的地高辛片段复合物。虽然解毒效应迅速而可靠,但可致心力衰竭的恶化。

9.电复律和心脏起搏

洋地黄中毒引起的快速性心律失常一般不采用电复律治疗,因为电复律常引起致命性心室纤颤。只有在各种治疗措施均无效时,电复律才作为最后一种治疗手段。在电复律前应静脉注射利多卡因或苯妥英钠,复律应从低能量(5瓦秒)开始,无效时逐渐增加除颤能量。洋地黄中毒引起的严重心动过缓(心室率<40次/分),伴有明显的脑缺血症状或发生晕厥等症状、药物治疗无效时,可考虑安置人工心脏起搏器。为预防心室起搏时诱发严重心律失常,易同时使用利多卡因或苯妥英钠。

四、与其他药物的相互作用

(一)抗心律失常药物

1.奎尼丁

地高辛与奎尼丁合用,可使90%以上患者的血清地高辛浓度升高,有的甚至升高2~3倍,并可由此引起洋地黄中毒的症状及有关心电图表现。奎尼丁引起血清地高辛浓度升高的机制:竞争组织结合部,使地高辛进入血液;减少地高辛经肾脏及肾外的排除;可能增加胃肠道对地高辛的吸收速度。两药合用时,为避免发生地高辛中毒,应将地高辛的剂量减半,或采用替代疗法,即将地高辛改为非糖苷类强心剂,或将奎尼丁改为普鲁卡因胺或丙吡胺等。

2.普鲁卡因胺

两药合用时,血清地高辛浓度无明显改变。普鲁卡因胺可用于治疗洋地黄中毒引起的快速性心律失常。但普鲁卡因胺为负性肌力、负性频率及负性传导药物,与地高辛合用仍应慎重,特别是静脉注射时更应注意。

3.利多卡因

洋地黄与利多卡因合用,无不良相互作用。利多卡因常用于洋地黄中毒引起的快速性室性心律失常。

4.胺碘酮

胺碘酮与洋地黄合用,血清地高辛浓度升高69%,最高可达100%。血清地高辛浓度升高值与胺碘酮的剂量及血药浓度呈线性关系,停用胺碘酮两周,血清地高辛浓度才逐渐降低。胺碘酮使血清地高辛浓度升高的机制:减少肾小管对地高辛的分泌;减少地高辛的肾外排泄;将组织中的地高辛置换出来,减少了地高辛的分布容积。两药合用时,地高辛用量应减少1/3,并密切观察治疗反应1~2周。

5.美西律

美西律对地高辛的血清浓度无明显影响,故美西律常用于治疗已使用地高辛患者发生的室性心律失常。

6.普萘洛尔

地高辛与普萘洛尔合用治疗快速性心房纤颤时有协同作用,但两药合用时可发生缓美西律失常;对心功能不全者可能会加重心力衰竭,两药合用时,普萘洛尔的剂量要小,逐渐增加剂量,并应密切观察治疗反应。

7.苯妥英钠

苯妥英钠是目前治疗地高辛中毒引起的各种快速性心律失常的首选药物。苯妥英钠为肝药酶诱导剂,与洋地黄毒苷合用时可促进洋地黄毒苷的代谢,因地高辛主要经肾脏代谢,故苯妥英钠对其代谢影响较小。

8.丙吡胺

丙吡胺属ⅠA类抗心律失常药物,药理作用与普鲁卡因胺相似,对房室交界区有阿托品样作用,可使不应期缩短。因此,两药合用治疗快速性心房纤颤时,有可能使地高辛失去对心室律的保护作用和使心室律增加的潜在危险,故两药不宜合用,更不适用于老年患者。丙吡胺对地高辛的血清浓度并无明显影响。

9.普罗帕酮

普罗帕酮与地高辛合用,可使地高辛的血清浓度增加31.6%,这是由于普罗帕酮可减低地高辛的肾清除率。

10.溴苄胺

溴苄胺具有阻滞交感神经、提高心肌兴奋阈值的作用,可用于消除地高辛所致的各种快速性心律失常,如室性期前收缩二联律、多源性室性期前收缩、室性心动过速、心室纤颤等。但亦有报道,两药合用引起新的心律失常。

11.阿义马林

地高辛与阿义马林合用,血清地高辛浓度无明显改变。

12.哌甲酯

地高辛与哌甲酯合用,血清地高辛浓度无明显改变。

13.西苯唑林

西苯唑林的药理作用与奎尼丁相似,但西苯唑林与地高辛合用时,血清地高辛浓度改变不明显,两药合用时不必调整剂量。

(二)抗心肌缺血药物

1.硫氮䓬酮

硫氮䓬酮与地高辛合用后,地高辛血清浓度增高22%～30%。这是由于硫氮䓬酮可使地高辛的体内总清除率减低,半衰期延长所致。

2.硝苯地平

硝苯地平与地高辛合用,地高辛的肾清除率减少29%,血清地高辛浓度增加43%。但有人认为硝苯地平对血清地高辛浓度无明显影响。

3.维拉帕米

动物实验和临床观察表明,维拉帕米与地高辛合用7～14天后,地高辛的血清浓度增加70%以上,因而可诱发洋地黄中毒。中毒的主要表现是房室传导阻滞和非阵发性结性心动过速。临床上两药合用的主要适应证是单用地高辛仍不能较好控制快速性心房纤颤的心室率时。为防止两药合用时发生洋地黄中毒,应将这两种药物适当减量。由于维拉帕米抑制肾脏对地高辛的清除率,肾功能不全时两药合用后更易致地高辛浓度显著而持久的升高。维拉帕米和洋地黄毒苷合用,也可使洋地黄毒苷的血药浓度升高,但不如与地高辛合用时那样显著,是因洋地黄毒苷主要经肝脏代谢。

4.硝酸甘油

硝酸甘油与地高辛合用后,肾脏对地高辛的清除率增加50％,血清地高辛浓度下降。故两药合用时应适当增加地高辛的剂量。

5.心可定

心可定属钙通道阻滞剂,具有扩血管作用,与地高辛合用未见不良反应,并且心可定可抵消地高辛对室壁动脉血管的收缩作用。

6.双嘧达莫

双嘧达莫能改善微循环,扩张冠状动脉,有利于改善心功能,增强地高辛治疗心力衰竭的效果。但潘生丁有冠脉窃血作用,故两药合用时应注意心电图变化。

7.马导敏

马导敏又称马多明,具有扩张冠状动脉和舒张血管平滑肌的作用,故能减轻心脏前后负荷;与地高辛合用适用于缺血性心肌病合并心力衰竭的治疗。

（三）抗高血压药物

1.利血平

利血平具有对抗交感神经、相对增强迷走神经兴奋性、减美西律和传导的作用;与地高辛合用时可引起严重心动过缓及传导阻滞,有时还能诱发异位节律。但在单用地高辛控制快速性心房纤颤的心室率不够满意时,加用适量利血平可获得一定疗效。

2.肼屈嗪

肼屈嗪具有扩张小动脉、减轻系统血管阻力和心脏后负荷的作用,与地高辛合用治疗心力衰竭有协同作用。肼屈嗪可增加肾小管对地高辛的总排泄,两药合用后地高辛的总清除率增加50％。但两药长期合用是否需要增加地高辛的剂量尚无定论。

3.利尿剂

氢氯噻嗪不改变地高辛的药代动力学,但非保钾性利尿药与地高辛合用后,可因利尿剂致低钾血症而增加地高辛的毒性。低钾能降低地高辛的清除率,使其半衰期延长,当血钾低至 $2\sim3\ mmol/L$ 时,肾小管几乎停止排泄地高辛。故两药合用时应注意补钾。螺内酯能抑制肾小管分泌地高辛,口服 100 mg 螺内酯,可使血清地高辛浓度平均增高20％,但个体差异很大。

4.卡托普利

卡托普利与地高辛合用治疗充血性心力衰竭具有协同作用。但两药合用两周后血清地高辛浓度增加 1.5 倍,使地高辛中毒的发生率明显增加。这是由于卡托普利抑制地高辛的经肾排泄,并且能把地高辛从组织中置换到血液中。两药合用时应尽量调整地高辛的剂量。

5.胍乙啶

胍乙啶能增强颈动脉窦压力感受器对地高辛的敏感性,两药合用后易发生房室传导阻滞。

（四）血管活性药物

1.儿茶酚胺类

肾上腺素、去甲肾上腺素、异丙肾上腺素与地高辛合用,易引起心律失常。若使用洋地黄的患者发生病窦综合征或房室传导阻滞时,静脉滴注异丙肾上腺素可收到一定疗效,但应密切观察治疗反应。

2.非糖苷类强心剂

多巴胺、多巴酚丁胺与地高辛合用治疗充血性心力衰竭,可取得协同强心作用。低剂量的多巴胺[≤2 μg/(kg·min)]还具有减低外周阻力、增加肾血流量的作用。但两药合用易诱发心律失常。洋地黄与磷酸二酯酶抑制剂(如氨力农、米力农)合用可取得协同强心作用,且氨力农还具有扩张外周血管、减轻心脏负荷作用。胰高血糖素与地高辛合用,不仅可取得治疗心力衰竭的协同作用,并且还可抑制地高辛中毒所致的心律失常。

3.酚妥拉明

酚妥拉明与地高辛合用治疗心力衰竭可取得协同疗效,并且患者心律改变也不明显。但有时可引起快速性心律失常。

4.硝普钠

硝普钠与地高辛合用,可使肾小管排泄地高辛增多,血清地高辛浓度下降。但两药合用是否需补充地高辛的剂量,尚有不同看法。

5.抗胆碱能药物

阿托品、山莨菪碱、东莨菪碱、溴丙胺太林、胃疡平等抗胆碱能药物与地高辛同服,由于前者抑制胃肠蠕动,延长地高辛在肠道内的停留时间,致使肠道吸收地高辛增多,血清地高辛浓度增高。抗胆碱能药物与地高辛合用,治疗急性肺水肿可能有协同作用,但应注意不能使患者心率过于加速。该类药物还用于治疗洋地黄中毒诱发的缓美西律失常。由于该类药物能阻断地高辛的胆碱能反应,故有进一步加强心肌收缩力和增加心排血量的作用。

6.糖皮质激素

糖皮质激素与地高辛合用治疗顽固性心力衰竭所致水肿有一定疗效。这是由于糖皮质激素能反馈性抑制垂体分泌抗利尿激素,从而产生利尿作用;抑制心肌炎性反应,改善心肌对洋地黄的治疗反应。糖皮质激素具有保钠排钾倾向,长期使用可引起低钾血症,增加对洋地黄的敏感性,故两药合用时应注意补钾。

7.氯丙嗪

氯丙嗪能阻断肾上腺素能受体和M-胆碱能受体,具有利尿和减轻心脏负荷的作用,与洋地黄合用,可加强心力衰竭治疗效果。但氯丙嗪可引起血压下降,老年人尤应注意。氯丙嗪可增加肠道对地高辛的吸收,致使血清地高辛浓度升高,以致诱发洋地黄中毒。有人认为两药不宜合用;必须合用强心苷时,可选用毒毛花苷K。

(五)钾、镁、钙盐

1.钾盐

钾离子与洋地黄竞争洋地黄受体,减弱强心苷的作用。低钾时,心肌对洋地黄的敏感性增加,易发生洋地黄中毒,长期使用利尿剂和洋地黄的患者,应注意补钾。已发生洋地黄中毒的患者,只要不是高钾血症或伴有严重肾衰竭者,均应补钾。

2.镁盐

长期心力衰竭患者,易发生缺镁。缺镁是低钾血症不易纠正、洋地黄效果不佳和易发生洋地黄中毒的重要原因之一。洋地黄中毒患者,只要不是高镁血症,无昏迷及严重肾功能障碍者,均可补镁治疗。

3.钙盐

洋地黄的正性肌力作用是通过钙而实现的,低钙可致洋地黄疗效不佳,高钙又能诱发洋地黄中毒。使用洋地黄的患者发生低钙抽搐时应补钙。补钙时应注意:首先测定血钙,明确为低钙血症时再予补钙;补钙以口服最为安全。但口服起效慢,故紧急情况下仍以静脉补钙为好,一般先予静脉注射,继之给以静脉滴注;静脉注射洋地黄和钙剂绝不能同时进行,可于静脉注射洋地黄制剂后 4~6 小时再注射钙制剂,或在静脉注射钙剂 1~2 小时后再使用洋地黄。

(六)洋地黄自身

不同的洋地黄类制剂的用药剂量、用药途径及半衰期不同,但治疗心力衰竭的机制无本质区别。临床上选用洋地黄制剂的种类,主要依据病情的轻重缓急和医师本人的经验。心力衰竭患者对一种洋地黄制剂的治疗反应不佳时,换用另一种制剂或加用另一种制剂并不能提高疗效,反而使问题复杂化。下列情况可出现先后使用两种洋地黄制剂的情况。

(1)长期口服一定剂量的地高辛,但心力衰竭在近期内恶化,估计为地高辛用量不足时,慎重静脉注射毛花苷 C 0.2 mg 或毒毛花苷 K 0.125 mg,若心力衰竭症状好转,则证实为地高辛用量不足,可继续口服地高辛并相应增加剂量。但如果能测定血清地高辛浓度,则应先测定之,证实为地高辛浓度未达到治疗浓度时,再注射上述药物,则更为安全可靠。

(2)2 周内未使用过洋地黄的急性心力衰竭患者,可先予静脉注射毛花苷 C 等快效制剂,待心力衰竭控制后,再给予口服地高辛维持治疗效果。

(3)长期使用地高辛控制快速性心房纤颤的心室率,心室率突然加速,估计地高辛剂量不足者,可静脉注射毛花苷 C 0.2~0.4 mg,常可使心室率满意控制。

(七)其他药物

1.甲巯咪唑

顽固性心力衰竭,经常规治疗效果不佳时可加用甲巯咪唑联合治疗。联合用药时,地高辛的剂量维持不变,甲巯咪唑的用法为每次 10 mg 口服,每天 3 次,连用 2 周。

2.抗凝剂

在使用地高辛治疗心力衰竭的基础上,每天静脉滴注肝素 50~100 mg,对心力衰竭治疗有一定疗效。有人报道,强心苷与口服抗凝剂或肝素合用时,可减弱抗凝剂的作用。故两药合用时应注意监测凝血指标的变化。

3.抗生素

地高辛与青霉素、四环素、红霉素、氯霉素等同服时,由于肠道内菌丛的变化,使地高辛在肠道内破坏减少,吸收增加,生物利用度增高,使血清地高辛浓度升高 1 倍以上。地高辛与新霉素同服,因新霉素损伤肠黏膜,减少肠道对地高辛的吸收,使地高辛的血清浓度下降 25%。

4.甲氧氯普胺

地高辛与甲氧氯普胺等促进胃肠道蠕动的药物合用,因肠蠕动加快,地高辛在肠道内停留时间缩短,减少了地高辛在肠道内的吸收率,故血清地高辛浓度下降,其疗效也随之减弱。

5.考来烯胺

洋地黄毒苷参与肠肝循环,考来烯胺在肠道内与洋地黄结合,干扰其肝肠循环,影响洋地黄毒苷的吸收,使其血药浓度下降,疗效减弱。考来烯胺亦可与地高辛发生络合反应,减少其吸收,降低其生物利用度。两药如需口服,应间隔 2~3 小时。

6.琥珀胆碱

琥珀胆碱能释放儿茶酚胺并引起组织缺氧,与洋地黄制剂合用易发生室性期前收缩。

7.苯巴比妥、保泰松、苯妥英钠

上述三药均为肝药酶诱导剂,与洋地黄制剂合用时血药浓度降低。由于洋地黄毒苷主要经肝脏代谢,地高辛主要经肾脏排泄,故上述三药对洋地黄毒苷的影响远大于对地高辛的影响。

8.抗结核药物

利福平为肝药酶诱导剂,与洋地黄制剂合用后,可加速洋地黄制剂的代谢,使其血药浓度下降、异烟肼和乙胺丁醇也可使洋地黄毒苷的血药浓度下降,但它们对地高辛的影响较小。

9.抗酸剂

氢氧化铝、三硅酸镁、碳酸钙、碳酸铋等抗酸剂与地高辛同服时,均能减少肠道对地高辛的吸收。为避免这种不良的相互影响,两药服用的间隔应在 2 小时以上。

10.西咪替丁

西咪替丁与地高辛合用,对地高辛的血药浓度无明显影响。西咪替丁与洋地黄毒苷合用因前者延缓洋地黄毒苷的经肝代谢,致使洋地黄毒苷的血药浓度升高。故两药合用应减少洋地黄毒苷的剂量。

(徐同生)

第四节 抗 休 克 药

一、概述

休克是由各种有害因素的强烈侵袭作用于机体内而导致的急性循环功能不全综合征,临床主要表现为微循环障碍、组织和脏器灌注不足以及由此而引起的细胞和器官缺血、缺氧、代谢障碍和功能损害。如不及时、不恰当地进行抢救,休克可逐渐发展到不可逆阶段甚至引发死亡。因此,临床必须采取紧急措施进行处理。近年来,随着研究的逐渐深入,对休克复杂的病理生理过程的认识不断提高,尤其是休克病程中众多的体液因子,包括神经递质和体内活性物质、炎症介质及细胞因子等在休克发生发展中作用的确立,使休克的治疗水平跃上了一个崭新的台阶。如今,对休克的治疗已不再单纯局限于改善血流动力学的处理,而是以稳定血压为主、全面兼顾的综合治疗措施。

(一)休克的病理生理与发病机制

休克的发生机制较为复杂,不同原因引起的休克其病理生理变化也不尽一致。然而,无论休克的病因如何,在休克初期均可因心排血量减少、循环血量不足或血管扩张而出现血压降低。于是,机体迅速启动交感肾上腺素能神经系统的应激反应,使体内儿茶酚胺分泌急剧增加而引起细小动、静脉和毛细血管前后括肌痉挛,周围血管阻力增加并促进动静脉短路开放。此外,肾素-血管紧张素-醛固酮系统的兴奋、抗利尿激素分泌增多以及局部缩血管物质的产生,均有助于血压和循环血量的维持以及血流在体内的重新分配,以保证重要脏器供血(此阶段常被冠之为"微循环痉挛期",也称之为"休克代偿期")。若初期情况未能及时纠治,则微循环处于严重低灌注状态,此时,组织中糖的无氧酵解增强,乳酸等酸性代谢产物堆积而引起酸中毒。微动脉和毛细血管前括肌对酸性代谢产物刺激较为敏感呈舒张效应,而微静脉和毛细血管后括肌则对酸性环境耐受性强而仍呈持续性收缩状态,因而毛细血管网开放增加,大量体液淤滞在微循环内,使有效循环血量锐减。随着组织细胞缺血、缺氧的加重,微血管周围的肥大细胞释放组胺增加,ATP 分解产物腺苷以及从细胞内释放出的 K^+ 也增加,机体应激时尚可产生内源性阿片样物质(如内啡肽),这些物质均有血管扩张作用,可使毛细血管通透性增大,加之毛细血管内静水压显著增高,大量体液可渗入组织间隙,由此引起血液流变性能改变;此外,革兰阴性杆菌感染释放内毒素以及机体各种代谢产物也加剧细胞和组织损伤、加重器官功能障碍(此阶段常被冠之为"微循环淤滞期",也称之为"休克进展期")。若此时休克仍未获治疗则继续发展进入晚期,由于持续组织缺氧和体液渗出,可使血液浓缩和黏滞性增高;酸性代谢产物和体液因素,如各种血小板因子激活、血栓素 A_2 释放,均可使血小板和红细胞易于聚集形成微血栓;肠、胰及肝脏的严重缺血可导致休克因子(如心肌抑制因子)的释放,进而加剧组织和器官结构及功能的损伤。此外,损伤的血管内皮细胞使内皮下胶原纤维暴露,进而可激活内源性凝血系统而引起弥散性血管内凝血(DIC),使休克更趋恶化、进入到不可逆阶段(此期被冠之为"微循环衰竭期",也称之为"休克难治期")。

总之,休克是致病因子侵袭与机体内在反应相互作用的结果,机体在抵御这些侵害因素并作出调整、代偿和应激反应的过程中,常常伴发一系列的病理生理变化,同时,在这些病理生理过程中相随产生和释放的许多血管活性物质、炎症介质、休克因子等又反过来作用于机体,进一步加剧循环障碍及组织、器官功能损害,使休克进入恶性循环,这就是休克的发生机制。

(二)休克的治疗原则

1.一般治疗

(1)患者应置于光线充足、温度适宜的房间,尤其冬季病房内必须温暖,或在患者两腋下及足部放置热水袋,但要注意避免烫伤,急性心肌梗死患者应尽可能在冠心病监护病房(CCU)内监测,保持安静并避免搬动。

(2)除气喘或不能平卧者外,应使患者处于平卧位并去掉枕头,以利于脑部供血。

(3)给氧,可低流量鼻导管给氧,或酌情采用面罩吸氧。

(4)镇痛,尤其是急性心肌梗死或严重创伤等并发剧烈疼痛引起休克时应注意止痛,一般可用吗啡5～10 mg 或哌替啶 50～100 mg 肌内注射,必要时可给予冬眠疗法。

(5)昏迷、病情持续时间较长或不能进食的重症患者最好尽早插入胃管,给予清淡饮食或混合奶,能由胃管给药的尽量从胃管给药,为防止呕吐,可给予甲氧氯普胺、吗丁啉或西沙必利。这样,不仅能使患者自然吸收代谢,有利于水电解质平衡,增加患者营养,减低因大量静脉输液而给心脏带来过度负荷以防心力衰竭,同时对保持肺部清晰、预防肺部感染、防止呼吸衰竭也有一定好处。另外,通过胃管给清淡饮食将胃酸或胃肠道消化液冲淡或稀释,对预防消化道应激性溃疡或消化道糜烂以及消化道大出血也有裨益。

2.特殊治疗

某些重要脏器的功能障碍或衰竭,往往成为休克的始动因素或其发展过程中的关键环节,在休克的治疗中,借助于某些特殊方法或在药物治疗难以奏效时将这些方法应用于休克,可能会起到令人满意的治疗效果。这些特殊治疗如下。

(1)机械辅助通气:机械通气给氧并不适于一般的休克患者,因使用机械通气,尤其是应用呼气末正压(PEEP)及持续气道正压(CPAP)时,由于胸腔压力增加,可明显减少回心血量及肺循环血量,从而可能加剧休克和缺氧。但若二氧化碳潴留及缺氧明显,出现顽固性低氧血症(如ARDS)以及由于中毒或药物作用出现呼吸抑制时,则应果断建立人工气道,进行机械通气。应用人工气道时要注意清洁口腔、固定插管、防止管道及气囊压迫造成黏膜损伤,合理选择通气模式及正确调控参数,并做好呼吸道湿化、及时吸除呼吸道分泌物及定时更换或消毒机器管道、插管、气管套管、雾化器等,以防止交叉感染。

（2）机械性辅助循环：对心源性休克或严重休克继发心功能衰竭者，可应用主动脉内气囊反向搏动术（Intra-aortic ballon counterpulsation therapy，IABP）、左室或双室辅助循环，以帮助患者渡过难关、赢得时间治疗疾病。

（3）溶栓及心脏介入性治疗：对急性心肌梗死并心源性休克者尽早行溶栓或经皮冠脉腔内成形术（PTCA）开通闭塞血管、挽救濒死心肌、改善心脏功能，新近应用证明已取得显著效果；单纯二尖瓣狭窄导致急性肺水肿、心源性休克时，可急诊行经皮球囊二尖瓣扩张术（PBMV）；若明确心源性休克由心脏压塞引起时应立即行心包穿刺抽液。

（4）血液净化疗法：休克并发肾衰竭时，除药物治疗外，可采用腹膜透析来纠正肾衰竭。

（5）手术治疗：外科疾病导致的感染性休克，如化脓性胆管炎、肠梗阻、急性胃肠穿孔所致的腹膜炎、深部脓肿等，必须争取尽早手术。出血性休克患者，在经药物治疗难以止血时也应尽快手术；心源性休克由急性心肌梗死、心脏压塞或二尖瓣狭窄引起者，一旦介入性治疗失败或不能介入治疗解决时，宜迅速行冠脉搭桥术（CABG）、心包切开术或二尖瓣闭式分离术。

3.药物治疗

药物治疗是休克处理中比较关键的措施之一，针对不同的休克类型及具体情况选择用药，及时祛除病因，维持适宜的血压水平，在提高血压水平的同时维持好末梢循环，注意保持水、电解质及酸碱平衡，保证心、脑和肾等重要脏器的供血并预防 DIC 和多器官功能衰竭，这是各型休克药物治疗的共同原则，具体治疗措施有以下几项。

（1）祛除病因和预防感染：休克发生后，针对病因及时用药可以阻止休克发展甚或使休克逆转，如失血性休克的止血、止痛，感染性休克的抗感染治疗，过敏性休克的抗过敏等。应该指出，抗生素不仅适用于感染性休克，其他休克患者也应选用适当的抗生素预防感染，尤其是病情较重或病程较长者，在选药中必须注意选择不良反应小、对肾脏无明显影响的抗生素，一般可选用哌拉西林 2～4 g 静脉滴注，1 天 2 次，也可选用其他抗生素。感染性休克则应根据不同的感染原进行抗感染治疗。

（2）提高组织灌流量、改善微循环。

补充血容量：低血容量性休克存在严重的循环血量减少，其他各型休克也程度不同地存有血容量不足问题，这是因为休克患者不仅向体外丢失液体，毛细血管内淤滞和向组织间隙渗出也使体液在体内大量分流，若不在短期内输液，则循环血量难以维持。因而，各型休克均需补充循环血量，心源性休克在补充液体时虽顾虑有加重心脏负荷的可能，但也不能列为补液的禁忌。有条件者最好监测 CVP 和 PCWP 指导补液。一般来说，CVP＜0.4 kPa 或 PCWP＜1.1 kPa（8 mmHg）时，表明液量不足；CVP 在 0.3～0.9 kPa 时可大胆补液，PCWP＜2.0 kPa（15 mmHg）时补液较为安全；但当 PCWP 达 2.0～2.4 kPa（15～18 mmHg）时补液宜慎重，若 CVP＞1.5 kPa、PCWP＞2.7 kPa（20 mmHg）时应禁忌补液。无条件监测血流动力学指标时，可根据患者临床表现酌情补液，若患者感口渴或口唇干燥、皮肤无弹性、尿量少、两下肢不肿，说明液体量不足，应给予等渗液；若上述情况好转，且两肺部出现湿性啰音和/或两小腿水肿，表明患者体内水过多，宜及时给予利尿剂或高渗液，或暂停补液观察，切忌输入等渗或低渗液体。

合理应用血管活性药物：血管活性药物有稳定血压、提高组织灌注、改善微循环血流及增加重要脏器供血作用，包括缩血管药和扩血管药。在实际应用过程中，应注意以下两点：①血管活性药物的浓度不同，作用迥异，应予密切监测，并适时适度调整。例如，血管收缩药去甲肾上腺素及多巴胺高浓度静脉滴注时常引起血管强烈收缩，而低浓度时则可使心排血量增加、外周血管阻力降低。根据多年的临床经验,去甲肾上腺素应低浓度静脉滴注,以防血管剧烈收缩、加剧微循环障碍和肾脏缺血,诱发或加剧心肾功能不全。②血管收缩药与血管扩张药虽作用相反,但在一定条件下又可能是相辅相成的,两者适度联用已广泛用于休克的治疗。多年的临床实践经验证明,单用血管收缩药或血管扩张药疗效不佳以及短时难以明确休克类型和微循环状况的患者,先后或同时应用两类药物往往能取得较好效果。

纠正酸中毒、维持水电平衡:酸中毒是微循环障碍恶化的重要原因之一,纠正酸中毒可保护细胞、防止 DIC 的发生和发展。碱性药物可增强心肌收缩力、提高血管壁张力及增加机体对血管活性药物的反应。扩容时应一并纠正酸中毒。常用碱性药物为 5%碳酸氢钠,一般每次静脉滴注 150～250 mL,或根据二氧化碳结合力和碱剩余(BE)计算用量,先给 1/3～1/2,其余留待机体自身调整,过量则损害细胞供氧、对机体有害无益。此外,尚应注意水电平衡、防止电解质紊乱。

应用细胞保护剂:除糖皮质激素外,细胞保护剂尚包括自由基清除剂、能量合剂、莨菪碱等。其中,莨菪类药物(尤其是山莨菪碱)对感染性休克具有多方面保护作用,可提高细胞对缺氧的耐受性、稳定溶酶体膜、抑制血栓素 A_2 生成及血小板、白细胞聚集等,宜早期足量应用。辅酶 A、细胞色素 C、极化液等可为组织和细胞代谢提供能量,对休克有一定疗效。自由基清除剂也已用于休克治疗,其疗效尚待评价。

纠正 DIC:DIC 一旦确立,应及早给予肝素治疗。肝素用量为 0.5～1.0 mg/kg 静脉滴注,每 4～6 小时 1 次,保持凝血酶原时间延长至对照的 1.5～2.0 倍,DIC 完全控制后可停药。感染性休克患者,早期应用山莨菪碱有助于防治 DIC。此外,预防性治疗 DIC 尚可给予双嘧达莫 25 mg,每天 3 次;或阿司匹林肠溶片 300 mg,每天 1 次;或华法林 2.5 mg,每天 2 次;或噻氯匹定 250 mg,每天 1～2 次。如果出现纤溶亢进时,应加用抗纤溶药物治疗。

(3)防治多器官功能衰竭:休克时如出现器官功能衰竭,除了采取一般治疗措施外,尚应针对不同的器官衰竭采取相应措施,如出现心力衰竭时,除停止或减慢补液外,尚应给予强心、利尿和扩血管药物治疗;如发生急性肾功能不全,则可采用利尿甚或透析治疗;如出现呼吸衰竭时,则应给氧或呼吸兴奋剂,必要时使用呼吸机,以改善肺通气功能;休克合并脑水肿时,则应给予脱水、激素及脑细胞保护剂等措施。

二、抗休克药的分类

抗休克药是指对休克具有防治作用的许多药物的共称,过去常单纯指血管活性药物。所谓血管活性药物,可概括地分为收缩血管抗休克药(血管收缩药)和舒张血管抗休克药(血管扩张药)。目前,休克治疗中除选择性使用上述两类药物外,还常应用强心药物、糖皮质激素、阿片受体阻滞剂等,此外,还有一些药物已试用于临床,初步结果表明效果良好,有的尚处于实验阶段、或疗效不能肯定,距离临床仍有一段距离。

三、舒张血管抗休克药(血管扩张药)

(一)血管扩张药的抗休克作用

(1)扩张阻力血管和容量血管,使血管总外围阻力及升高的中心静脉压下降,心肌功能改善,心搏量及心脏指数增加,血压回升。

(2)可扩张微动脉、解除微循环痉挛,使血液重新流入真毛细血管,增加组织血流供应、减轻细胞缺氧、改善细胞功能,使细胞代谢障碍及酸血症的情况好转。

(3)促进外渗的血浆逆转至血管内,有助于恢复血容量,改善肺水肿,脑水肿及肾脏功能。

(4)使毛细血管内血流灌注量增加,流速增快,血液淤滞解除,血浆外渗减少,且代谢及酸血症状改善。从而使休克时血液浓缩,红细胞凝聚的现象得以纠正,有助于防治 DIC。

(二)血管扩张药的应用指征

(1)冷休克或休克的微血管痉挛期,常有交感神经过度兴奋,体内儿茶酚胺释放过多,毛细血管中的血流减少,组织缺血缺氧。临床表现为皮肤苍白、四肢厥冷、发绀、脉压低、脉细、眼底小动脉痉挛、少尿甚至无尿。

(2)补充血容量后,中心静脉压已达到正常值或升高至 1.47 kPa,无心功能不全的临床表现,且动脉血压仍持续低下,提示有微血管痉挛。

(3)休克并发心力衰竭、肺水肿、脑水肿、急性肾功能不全或发生 DIC 者。

(三)血管扩张药的应用注意事项

(1)用药前必须补足血容量,用药后血管扩张,血容量不足可能再现,此时应再补液。

(2)血管扩张后淤积于毛细血管床的酸性代谢物可较大量地进入体循环,导致 pH 明显下降,应予补碱,适当静脉滴注碳酸氢钠注射液。

(3)用药过程中,应密切注意药物的不良反应,并注意纠正电解质紊乱。

(4)用药过程中如出现心力衰竭,可给予毛花苷 C 0.4 mg,以 25% 葡萄糖注射液 20 mL 稀释后缓慢静脉注射。

(5)如用药后疗效不明显或病情恶化,应及时换用其他药物治疗。

四、收缩血管抗休克药(血管收缩药)

(一)血管收缩药的应用指征

(1)休克早期,限于条件无法补足血容量,而又需维持一定的血压,以提高心、脑血管灌注压力,增加其血流量。

(2)已用过血管扩张药,并采取了其他治疗措施而休克未见好转。

(3)由于广泛的血管扩张,血管容积和血容量间不相适应,全身有效循环血量急剧降低,血压下降,如神经源性休克和过敏性休克。

(二)血管收缩药在各类休克中选择应用

(1)低血容量休克早期,一般不宜应用血管收缩药。但在一些紧急情况下,由于血压急剧下降,而有明显的心、脑动脉血流量不足或伴有心、脑动脉硬化时,在尚未确立有效的纠正休克的措施之前,可应用小剂量血管收缩药如间羟胺或去甲肾上腺素,以提高冠状动脉和脑动脉灌注压,防止因严重供血不足而危及生命。但此仅为一种临时紧急措施,不能依靠其维持血压,否则弊多利少。

(2)心源性休克时,心肌收缩力减弱,心排血量下降,全身有效循环血量减少。小剂量血管收缩药(间羟胺或去甲肾上腺素)对低阻抗型心源性休克,可避免外周阻力过度下降,且能使心排血量增高。但收缩压升至 12.0 kPa 以上,心排血量将降低。因此,收缩压必须控制在 12.0 kPa。对高阻抗型的心源性休克,可并用酚妥拉明治疗。

(3)对感染性休克使用血管收缩药,应注意以下几点:①应在积极控制感染、补充血容量、纠正酸中毒及维持心、脑、肾和肺等主要器官功能的综合治疗基础上适当选用;②除早期轻度休克或高排低阻型休克可单独应用外,凡中、晚期休克或低排高阻型休克,宜采用血管扩张药或将血管收缩药与血管扩张药并用;③血管收缩药单独应用时宜首选间羟胺,但也可以用去甲肾上腺素,两者的剂量均不宜大,以既能维持一定的血压又不使外周阻力过度上升并能保持一定尿量的最低剂量为宜;④血压升高不宜过度,宜将收缩压维持在 12.0～13.3 kPa(指原无高血压者),脉压维持在 2.66～3.99 kPa;⑤当病情明显改善,血压稳定在满意水平持续 6 小时以上,应逐渐减量(可逐渐减慢滴速或逐渐减低药物浓度),不可骤停。

(4)神经源性休克与过敏性休克时,由于小动脉扩张,外周阻力降低,血压下降。给予血管收缩药可得到很好的疗效。神经源性休克可选用间羟胺或去甲肾上腺素,过敏性休克应首选肾上腺素。由于这两类休克均有相对血容量不足,所以同时补充血容量是十分必要的。

五、阿片受体阻滞剂

随着神经内分泌学的发展及对休克病理生理研究的不断深入,内源性阿片样物质在休克发病中的作用越来越受到重视。内源性阿片样物质包括内啡肽和脑啡肽等,前者广泛存在于脑、交感神经节、肾上腺髓质和消化道,休克时其在脑组织及血液内含量迅速增多,作用于 u、k 受体,可产生心血管抑制作用,表现为心肌收缩力减弱,心率减慢,血管扩张和血压下降,进而使微循环淤血加剧,因此,内啡肽已被列为一类新的休克因子。1978 年,Holoday 和 Faden 首次报道阿片受体阻滞剂——纳洛酮治疗内毒素性休克取得较好疗效,其后,Gullo 等(1983 年)将纳洛酮应用于经输液、拟交感胺药物及激素治疗无效的过敏性休克患者也获得显著效果,使纳洛酮已成为休克治疗中重要而应用广泛的药物之一。

(一)治疗学

1.药理作用

(1)阻断内源性阿片肽与中枢和外周组织阿片受体的结合,抑制脑垂体释放前阿皮素和外周组织释放阿片肽。

(2)拮抗内源性阿片肽与心脏阿片受体的直接结合,逆转内阿片肽对心脏的抑制作用,加强心肌收缩力、增加心排血量,提高动脉压及组织灌注,改善休克的血流动力学。

(3)明显改善休克时的细胞代谢,预防代谢性酸中毒,对休克伴发的电解质紊乱(如高血钾)有调节作用、纠正细胞缺血缺氧。

(4)通过稳定组织细胞的溶酶体膜、抑制中性粒细胞释放超氧自由基对组织的脂氧化损伤,从细胞水平上发挥抗休克作用。

(5)纠正微循环紊乱、降低血液黏度,改善休克时细胞内低氧和膜电位,促进胞内 cAMP 增多,有利于心肌细胞的能量代谢。

纳洛酮通过上述机制逆转了 β 内啡肽大量释放产生的低血压效应,并防止低血容量和休克所致的肾功能衰退,增加重要器官的血流量,缩短休克病程,迅速改善休克症状并降低死亡率。

2.临床应用

纳洛酮对各种原因所致的休克均有效,尤其适用于感染中毒性休克,对经其他治疗措施无效的心源性、过敏性、低血容量性、创伤性及神经源性休克也有较好疗效。有研究认为早期、大剂量、重复使用,在休克出现 3 小时内使用效果最好。

3.用法及用量

首剂用 0.4～0.8 mg 稀释后静脉注射,继后可以 4 mg 加入 5% 葡萄糖注射液中持续维持静脉滴注,滴速为每小时 0.25～0.3 μg/kg 体重。

（二）不良反应与防治

治疗剂量无明显的毒性作用，超大剂量应用时尚可阻断 δ 受体，对呼吸和循环系统产生轻微影响。偶见恶心、呕吐、血压升高、心动过速甚或肺水肿等。对于需要麻醉性镇痛药控制疼痛、缓解呼吸困难的病例，不宜使用本品，因为止痛效果可为本品对抗。

（三）药物相互作用

（1）儿茶酚胺类药物如肾上腺素、异丙肾上腺素及卡托普利（ACEI）对纳洛酮有协同效应；布洛芬干扰机体前列腺素合成，可加强纳洛酮的药理作用。

（2）胍乙啶（交感神经节阻滞剂）、普萘洛尔（β 受体阻滞剂）可降低交感神经兴奋性和肾上腺素的作用，拮抗纳洛酮的药理效应；维拉帕米可阻滞细胞膜的钙离子通道而干扰纳洛酮的作用。

（四）制剂

注射剂：0.4 mg：1 mL。

（苏传龙）

第五节　钙通道阻滞剂

钙通道阻滞剂是一类选择性作用于慢通道、抑制 Ca^{2+} 跨膜内流，进而影响 Ca^{2+} 在细胞内作用而使整个细胞功能发生改变的药物。该类药物自 20 世纪 60 年代问世以来，其作用机制、药理及临床应用取得了重大进展，现钙通道阻滞剂已广泛用于高血压、冠心病、心绞痛、心律失常及肥厚型心肌病等心血管疾病的治疗。此外，人们在临床实践中还发现钙通道阻滞剂对多种器官均可产生效应，提示钙通道阻滞剂具有潜在广泛的治疗作用。尽管近年来某些临床资料提出了一些不利于钙通道阻滞剂的观点和证据，从而引发了对钙通道阻滞剂临床应用的争议和再评价，但此类药物仍是心血管疾病治疗中最为常用的药物之一。

一、分类

钙通道阻滞剂物繁多，由于具有共同的钙拮抗作用而被归类在一起，但其化学结构、与慢通道结合程度、相对选择性及对组织器官的药理效应等方面均有所不同甚或差异极大，因而目前尚缺乏令人满意的分类方法。现较常用的分类法如下。

（一）按化学结构分类

1.苯烷胺类

如维拉帕米、盖洛帕米、泰尔帕米、Devapamil、Anipamil、Empoamil、Falipamil、Ronipamil。

2.二氢吡啶类

如硝苯地平、尼群地平、尼卡地平、费乐地平、伊拉地平、达罗地平、尼鲁地平、尼莫地平、尼索地平、尼瓦地平、马尼地平、贝尼地平、拉西地平、巴尼地平、Diperdipine、Oxodipine、Riodipine、Ryosidipine、Flordipine、Foridipine、Iodipine、Mesudip-ine、Tiamdipine、Franidipine、OPC13340、R023-6152。

3.苯噻氮䓬类

如地尔硫䓬、Fostedil。

4.其他

如氟桂利嗪、肉桂苯哌嗪、Lidoflazine、双环己哌啶、双苯吡乙胺、双苯丙胺、特罗地林、苯乙二苯丙胺、Caronerine、哌迷清、五氟利多、氟斯匹灵。

(二)按有无电生理作用分类

分为有电生理作用与无电生理作用两大类。前者具有负性变时、负性变力以及负性变传导作用,可减轻心肌收缩力和降低氧耗量,主要药物有维拉帕米、盖洛帕米、硫氮䓬酮、双苯吡乙胺等,常用于快速性心律失常及伴有心率增快的高血压或冠心病患者;后者无或有轻微电生理作用,对心脏传导系统和心肌收缩力无明显影响,其中某些药物可因扩血管作用而反射性地引起心率增快,主要药物有硝苯地平及其二氢吡啶类药物、氟桂嗪、双环己哌啶等,可用于高血压及血管痉挛性疾病的治疗。此种分类法虽然过于笼统和简单,但对于临床选择用药尚有一定指导意义。

(三)按作用部位及用途分类

(1)主要作用于心肌细胞:如维拉帕米。

(2)主要作用于窦房结和房室结:如维拉帕米、硫氮䓬酮。

(3)主要作用于血管平滑肌:①主要作用于冠状动脉,如硝苯地平、硫氮䓬酮;②主要作用于脑血管,如尼卡地平、尼莫地平;③主要作用于周围血管,如利多氟嗪、氟桂嗪。

(四)按生化及电生理特点分类

1982 年 Fleckenstein 提议分为两类,以后又增补为三类。

A 类:药效及特异性高,对电压依赖性通道选择性强,可抑制 90% Ca^{2+} 内流而不影响 Na^+ 及 Mg^{2+} 内流,包括维拉帕米、甲氧帕米、硫氮䓬酮、硝苯地平及其他二氢吡啶类衍生物。

B 类:选择性稍差,可抑制 $50\% \sim 70\%$ 的 Ca^{2+} 内流,同时可抑制 Na^+、Mg^{2+} 内流,包括心可定、沛心达、异搏静、苯乙二苯丙胺、氟桂嗪、肉桂嗪、特罗地林、双苯丁胺及 Aroverine。

C 类:有轻度钙拮抗作用的某些局麻、除颤及抗心律失常药物,如氯丙嗪及某些 β 受体阻滞剂。

(五)WHO 分类法

1985 年,WHO 专家委员会按钙通道阻滞剂的结合部位及选择性、精确的细胞与药理学作用机制分为两组 6 个亚类,包括以下几种。

(1)对慢通道有选择性作用者 Ⅰ 类为维拉帕米及其衍生物,Ⅱ 类为硝苯地平及其他二氢吡啶衍生物,Ⅲ 类为硫氮䓬酮类。

(2)对慢通道呈非选择性作用者 Ⅳ 类如氟桂嗪、肉桂嗪等二苯哌嗪类,Ⅴ 类如心可定类,Ⅵ 类如沛心达、苄丙咯、Caroverine 等。

(六)其他分类法

1992 年,Spedding 和 Paoletti 又提出如下分类法,将钙通道阻滞剂分为 5 类。

Ⅰ 类:选择性作用于 L 型通道上明确位点的药物,又细分为以下几种。①1,4-二氢吡啶类结合点(受体):硝苯地平、尼群地平、尼卡地平等;②苯噻氮唑类结合位点:硫氮䓬酮等;③苯烷胺类结合位点:维拉帕米、盖洛帕米、泰尔帕米等。

Ⅱ 类:作用于 L 型通道上未知位点的化合物:如 SR33557、HOE166、McN6186 等。

Ⅲ 类:选择性作用于其他亚型电压依赖性通道(Voltage dependent Ca^{2+} channel,VDC)的药物(迄今未发现对此类通道具有高选择性的药物)。①T 型通道:氟桂嗪、粉防己碱等;②N 型通道:ω-conotoxin;③P 型通道:漏斗网型蜘蛛毒素。

Ⅳ类:非选择性通道调节药物如苯乙二苯丙胺、普尼拉明、苄普地尔等。

Ⅴ类:作用于其他类型钙离子通道的药物如下。

(1)肌浆网 Ca^{2+} 释放通道:兰诺丁。

(2)受体控制性钙离子通道(receptor operated Ca^{2+} channel,ROC),可被相应受体拮抗剂阻断:①兴奋性氨基酸通道;②α 受体偶联通道;③血管紧张素偶联通道;④核苷酸/核苷酸偶联通道。

二、作用机制与药理效应

(一)作用机制

钙通道阻滞剂作用的精确部位及机制尚不十分清楚,但它们的化学结构各不相同、立体构型也不一样,提示钙通道阻滞剂之间不可能以任何相同机制或简单的构效关系作用于单一受体部位。钙通道阻滞剂可能对 Ca^{2+} 转运与结合的所有环节与调控机制均有抑制和影响。目前已知细胞内外 Ca^{2+} 的平衡与调节(离子转运)有以下几种方式:①经慢通道发生慢内向离子流(SIC)。慢通道对 Ca^{2+} 的通透性除受 Ca^{2+} 浓度的控制外,还受神经介质的调控,因而慢通道又分为VDC 和 ROC。VDC 有两个闸门,外闸门受电位控制,内闸门则受环磷酸腺苷(cAMP)的调节。当细胞膜去极到一定水平(如在心肌为 $-40\sim+10$ mV)时此通道即被激活开放,产生 SIC 形成动作电位"坪值",激活后由于内向 Ca^{2+} 电流的增加与膜电位降低,随即开始较激活速率更慢的失活过程,即该通道存在"开""关"和"静息"3 种状态。VDC 至少存在 4 个亚型:L、T、N、P,它们的电生理与药理学特征有所不同,其中 L 亚型最受重视,因为该通道是主要对 Ca^{2+} 兴奋或阻滞剂敏感的钙离子通道亚型,其活化阈值高(-10 mV)、灭活慢,与心血管系统、平滑肌、内分泌细胞及某些神经元的兴奋-收缩偶联有关,L 亚型通道又有 α_1、α_2、β、γ、δ 5 个亚单位组成,α_1 亚单位具有钙离子通道及受体结合功能,α_2 及 β 亚单位具通道阻滞作用;ROC 存在于多种细胞尤其是血管平滑肌的胞质膜上,能对去甲肾上腺素、组胺、5-羟色胺等发生反应,产生 Ca^{2+} 内流及细胞内贮存 Ca^{2+} 的释放,ROC 激活后对后者作用更大;②Ca^{2+} 渗入:当胞外 Ca^{2+} 浓度低时,可使胞质膜通透性改变,发生"渗漏",增加 Ca^{2+} 流入,此可能与某些血清 Ca^{2+} 不足所并发的高血压有关;③Na^+/Ca^{2+} 交换:具双向性,取决于细胞内外两种离子浓度梯度,当胞内 Na^+ 浓度高而胞外 Ca^{2+} 浓度高时两者可发生交换,此机制与心肌糖苷的正性肌力作用有关;④ 胞质膜上 Ca^{2+}-ATPase,可利用 ATP 分解的能量将 Ca^{2+} 逆离子梯度由胞内泵出胞外;⑤肌浆网系膜上的 Ca^{2+},Mg^{2+}-ATPase 将 Ca^{2+} 泵入肌浆网,而跨膜 Ca^{2+} 内流可触发肌浆网(SR)按离子浓度释放 Ca^{2+}(SR 内 $Ca^{2+}10^{-4}$M,胞质内为 10^{-7}M),这一过程与心肌纤维的兴奋-收缩偶联有关;⑥线粒体可吸收胞质内 Ca^{2+},而通过 Na^+、Ca^{2+} 交换释放 Ca^{2+}。以上为 Ca^{2+} 的平衡与调控机制,其中①②③④为 Ca^{2+} 细胞内外的跨膜转运,⑤⑥为细胞内转运过程;不同类型的组织,这些机制有不同的重要性。心肌和内脏平滑肌肌浆内 Ca^{2+} 的浓度正是基于上述转运系统的精确调控,才得以发挥正常的心脏血管效应。钙通道阻滞剂也正是通过对 Ca^{2+} 运转的影响,使细胞内 Ca^{2+} 减少,可兴奋细胞电位发生改变或钙与心肌内收缩蛋白、血管平滑肌内钙调蛋白等钙敏蛋白的结合受抑或 Ca^{2+}-蛋白复合物的调节作用减弱,从而发挥一系列的药理学效应。

尽管理论上推测钙通道阻滞剂的作用部位绝非一处,但绝大部分钙通道阻滞剂是通过阻滞慢钙离子通道和慢钙-钠离子通道而减少 Ca^{2+} 进入胞内的,事实上,只有对钙离子通道有阻滞作用的药物也才真正具有治疗价值。现已有足够的证据表明,钙通道阻滞剂实际上具有药理学与治疗学的抑制部位仅是 VDC 中的 L 通道。不同钙通道阻滞剂对通道蛋白的结合位点可能不同,有学者认为硝苯地平等二氢吡啶类衍生物作用于通道外侧的膜孔蛋白,维拉帕米类药物作用于通道内侧的膜孔蛋白而与外侧膜孔蛋白受体的亲和力极低,硫氮草酮则主司通道的变构部位,从而改变钙离子通道的构象等。当然这一学说有待于更进一步证实。

各种不同组织及相同组织的不同部位(如心肌、冠状动脉、脑血管及外周血管)Ca^{2+} 转运途径不同、钙离子通道被活化的途径不一(VDC 或 ROC)、活化机制迥异(有的以 Ca^{2+} 内流为主、有的以胞内贮存 Ca^{2+} 释放为主)、膜稳定性不同(钙离子通道存在"静息""开放"和"灭活"3 种状态)以及与药物的亲和力、离散度的差异,构成了钙通道阻滞剂对不同组织敏感性及临床适应证不同的基础,也是钙通道阻滞剂理效应不一的重要原因。

(二)药理作用

钙不仅为人体生理功能所必需,而且也参与或介导许多病理过程。细胞内 Ca^{2+} 过多(亦称钙"超载"),在高血压起病、心律失常形成、动脉粥样硬化发病以及血管与心肌的脂氧化损伤等病理过程中起着重要作用。钙通道阻滞剂虽然作用不尽相同、作用机制未完全明了,但多种钙通道阻滞剂在不同程度上具有下述作用:①抑制心肌 Ca^{2+} 跨膜 SIC,使胞质内游离 Ca^{2+} 浓度下降、心肌收缩力减弱呈负性肌力作用,降低心肌耗能及耗氧。应当指出,不同的钙通道阻滞剂在整体动物实验中表现出来的负性肌力作用差异甚大,如硝苯地平由于舒张血管作用较强,甚至出现反射性增强心肌收缩力。②抑制窦房结自律性及减慢房室传导,呈现负性变时及负性变传导作用。③防止心肌细胞内 Ca^{2+}"超负荷"、保护心肌免遭脂氧化损伤,对缺血心肌有保护作用。④扩张冠状动脉、脑血管及肾动脉,促进冠状动脉侧支循环形成,改善心、脑、肾等重要脏器供血。⑤扩张肺及周围血管、降低总外周阻力,使血压、肺动脉压降低及心脏前、后负荷减轻;总体来讲,钙通道阻滞剂舒张动脉血管作用强于舒张静脉血管。⑥在某种程度上可减轻血管及心脏的重塑作用,使管壁顺应性增加、靶器官结构改变及功能损害减小。⑦抑制支气管、肠道及泌尿生殖道平滑肌、缓解平滑肌痉挛。⑧抑制血小板聚集,改进低氧血症时血流变异常,改善红细胞开变性。⑨对血脂代谢无不良影响,某些钙通道阻滞剂可升高高密度脂蛋白胆固醇(HDL-ch)或降低低密度脂蛋白胆固醇(LDL-ch)。⑩改善胰岛素抵抗、增加组织对胰岛素的敏感性。⑪可抑制血管平滑肌细胞增殖及向内膜下迁移,此与抑制动脉粥样硬化有关,二氢吡啶类药物有抑制和延缓粥样硬化进程的作用。⑫抑制兴奋-分泌偶联,影响多种腺体的分泌。⑬抑制内皮素分泌、减少前嘌呤物质丧失、维持细胞 Ca^{2+}、Na^+、K^+ 平衡,减轻血管切应力损伤。⑭逆转心室肥厚及有轻度利钠、利尿作用。⑮硝苯地平、硫氮草酮、氨氯地平和维拉帕米对高血压患者的肾功能有短期良好作用。硫氮草酮对胰岛素依赖型和非依赖型糖尿病、肾病患者有减少尿蛋白分泌的作用。

需要指出的是,钙通道阻滞剂的上述作用除因药物不同而表现各异外,其在体内的净效应还取决于各种作用的相对强度以及用药途径、剂量、体内反射机制等影响因素。

三、临床应用

近年来,随着临床与基础研究的不断深入,钙通道阻滞剂的应用范围越来越广,已由最初单纯治疗心血管疾病发展到应用于多个系统的多种疾病。

(一)高血压病

目前,钙通道阻滞剂已广泛用于高血压病的治疗,尤其是二氢吡啶类药物,由于其显效快、效果明显,血压下降平稳,长期使用有效,且对血脂、血糖、尿酸、肌酐及电解质等无不良影响,已被列为高血压治疗的一线药物。与其他降压药相比,钙通道阻滞剂更适合于年龄大、基础血压高、低肾素型及外周血管阻力高者,一般单用钙通道阻滞剂50%～70%患者即可获得满意效果。钙通道阻滞剂与β受体阻滞剂、ACEI及利尿剂配伍应用时其降压效果更好,可根据病情酌情选用。对高血压并发冠心病、心绞痛、心律失常、脑血管疾病及外周血管病者,选用相应的钙通道阻滞剂不仅能降低血压,而且对其并发症治疗也十分有效,但钙通道阻滞剂远期应用能否降低心血管并发症的发生与死亡,国际上尚未取得一致意见,仍有待于前瞻性大规模长效钙通道阻滞剂抗高血压临床试验加以验证。国内近期已结束的一项临床多中心研究观察了尼群地平对老年单纯收缩期高血压的影响,初步表明钙通道阻滞剂对高血压病脑血管并发症有降低发生率作用,但对心血管并发症的发生似乎影响不明显。

近来,有人认为在预防高血压患者主要心血管事件中,钙通道阻滞剂的作用不及β受体阻滞剂或小剂量噻嗪类利尿剂。美国一权威性荟萃资料分析了9个临床试验共27 743例患者,结果发现在降低血压方面,钙通道阻滞剂与β受体阻滞剂、ACEI及噻嗪类利尿剂没有明显差异;但服用钙通道阻滞剂组的患者中,急性心肌梗死和心力衰竭发生的危险性分别增加了26%,主要心血管事件危险增加了11%。因此,Furberger等认为,β受体阻滞剂、ACEI及小剂量噻嗪类利尿剂仍然是治疗高血压的首选药物,只有在这些药物治疗失败或患者不能耐受时,才考虑换用钙通道阻滞剂。然而,2000年公布的NORDIL试验便很快否定此说。NORDIL试验证实,硫氮䓬酮在治疗高血压时与利尿剂、β受体阻滞剂比较,不仅同样具有显著减少心血管事件发生和死亡的效果,而且比利尿剂、β受体阻滞剂减少了20%的脑卒中发生率。硫氮䓬酮的良好疗效,可能与其逆转左室肥厚、交感神经激活作用小及抑制心律失常等发生有关。针对伴有至少一项心血管高危因素的高血压患者进行治疗的INSIGHT试验更进一步证实,拜新同(一种长效的硝苯地平制剂)组和利尿剂(双氢克尿噻和米吡嗪联用)组的终点事件(包括心肌梗死、中风、心血管病死亡和心力衰竭等)发生率没有差别,总的事件的发生率均为12%,且拜新同单药治疗即可有效控制血压,长期用药无增加癌症和严重出血的危险性,从而确立了钙通道阻滞剂用药的安全性。上述资料充分说明,钙通道阻滞剂仍是可供选用的一线抗高血压药物,特别是其价格低廉、疗效可靠,更适合于国内治疗高血压病的应用。

目前,对钙通道阻滞剂降压应用的新趋势:①第3代二氢吡啶类药物如氨氯地平、非洛地平等,降压有效而作用时间长;②非二氢吡啶类药物如维拉帕米,尤其是其缓释型制剂,虽然对心脏的选择性强,但能降低血浆去甲肾上腺素,因此,对应激状态及扩张周围血管,降压有独特作用;③短效的硝苯地平在降压治疗中对无明显并发症的老年人疗效较好,由于其交感激活作用,对大多数中青年患者不适用,已有两项前瞻性的临床试验对短效硝苯地平及利尿剂与ACEI的降压效果进行比较,发现三类药物的降压作用相同,但前者防止心血管事件的发生明显较后两者减少。此外,人们在临床实践中还发现,若二氢吡啶类药物降压无效时通常加服利尿剂不能增强其疗效;相反,高Na^+饮食可加强其疗效,可能与钙通道阻滞剂有内源性钠利尿作用有关,当摄取Na^+增加、体内Na^+增高时也可调节钙通道阻滞剂受体的结合率。

降压谷峰值比例(T∶P)是1988年由美国FDA提出的一项评价降压药优劣的指标,近年来已被作为降压药筛选与审批新药的标准。T∶P亦即降压药最小与最大疗效之比率,提出此概念的目的在于强调稳态给药结束后血压应控制满意且降压作用须平稳维持24小时之久,以避免血压的过大波动。FDA认为,理想的降压药谷值效应至少应为峰值效应的50%,即T∶P≥50%。据报道缓释硝苯地平10～30 mg,每天1次,T∶P为50%;氨氯地平5～

10 mg,每天 1 次,T∶P 为 66%;拉西地平的T∶P 亦≥60%,提示钙通道阻滞剂是一类较为理想的降压药物。

(二)快速型心律失常

目前,用于治疗心律失常的钙通道阻滞剂均为有电生理效应的药物,如维拉帕米、盖洛帕米、硫氮䓬酮及哌克昔林等。其中,维拉帕米可抑制慢反应细胞的 V_{max},延缓房室结慢径路的传导,从而终止房室结双径路的折返激动,已成为目前治疗房室结内折返性心动过速的首选药物。对于房性心动过速、心房扑动和心房颤动患者,钙通道阻滞剂可通过抑制房室传导而减慢其心室率,一部分患者可转复为窦性心律。此外,钙通道阻滞剂尚可减轻延迟后除极的细胞内 Ca^{2+} 超负荷,阻断早期后除极的除极电流,抑制触发活动性心律失常,对部分室性心律失常有效。近年来屡有报道,维拉帕米或硫氮䓬酮对缺血性再灌注心律失常有预防作用,对左室肥厚所合并的恶性室性心律失常也有潜在的治疗价值,可防止患者猝死。

(三)缺血性心绞痛及动脉粥样硬化

大多数钙通道阻滞剂具有扩张冠状动脉、解除冠状动脉痉挛、增加冠脉血流作用,并能降低心脏前、后负荷及减弱心肌收缩力,从而减少心肌氧耗量、恢复氧供需平衡,因此可用于各种类型的心绞痛治疗,尤其对变异型心绞痛效果较好。目前,多数学者更趋向于选择维拉帕米、硫氮䓬酮及长效二氢吡啶类制剂,短效的硝苯地平已较少应用,因有报道部分患者用硝苯地平后心绞痛症状加重,这可能与用药后血压下降太大、冠状动脉血流灌注减少或反射性心率加快、不利于氧供求平衡有关,也可能系冠状动脉侧支循环再分布产生"窃血现象"所致。近年来某些实验及临床研究提示,钙通道阻滞剂有"心血管保护作用",可抑制氧自由基所致的脂质过氧化作用,减轻缺血与再灌注损伤。已有资料证实,钙通道阻滞剂用于经皮冠脉腔内血管成形术(PTCA)及溶栓后的缺血再灌注治疗取得较好效果。

自 1981 年国外学者 Henry 和 Bentley 首次报道硝苯地平对实验性动脉粥样硬化的抑制作用以来,10 余年间钙通道阻滞剂的抗动脉粥样硬化作用日益受到关注。动脉粥样硬化是一缓慢的发病过程,其病理改变主要为动脉管壁的 Ca^{2+} 沉积(钙化)及由 Ca^{2+} 作为信息物质所介导的内皮细胞损害、脂质沉积、动脉中层平滑肌细胞增殖及迁移、血小板聚集甚或血栓形成为其特征。钙通道阻滞剂通过减少 Ca^{2+} 沉积及细胞内 Ca^{2+} 超负荷,可有效地保护血管内皮细胞、维持胞膜的完整性与通透性,抑制血栓烷素 A_2(TXA$_2$)及内皮素(ET)形成、刺激前列环素(PGI$_2$)的释放,以此延缓或削弱动脉粥样硬化的发病。维拉帕米、硫氮䓬酮及大多数二氢吡啶类钙通道阻滞剂的抗动脉粥样硬化作用均曾有过报道。国际硝苯地平抗动脉粥样硬化研究(INTACT)发现,与安慰剂组比较,治疗 3 年时冠状动脉粥样硬化新生病灶的危险性降低 28%,继续治疗 3 年则新生病灶的危险性进一步减少 78%,证实硝苯地平可有效抑制冠状动脉粥样硬化的进程。

(四)心肌肥厚

钙通道阻滞剂应用于高血压性心脏病或肥厚型心肌病,不但能增加心肌活动的顺应性、改善心脏舒张功能,而且可减轻甚或逆转心肌肥厚,目前已证实对心肌纤维增殖有抑制作用的药物中,钙通道阻滞剂较大多数药物作用强而仅次于 ACEI 类。对于肥厚性梗阻型心肌病,钙通道阻滞剂治疗时并不增加其收缩期流出道的压力阶差。

(五)脑血管及中枢神经系统疾病

正常情况下大脑具有稳定的较高的氧代谢,维持人体中枢机能必须有充足的脑血流,否则,脑灌注不足经一定时间可迅速产生乳酸,酸中毒又使脑血流调节功能丧失,进而引起脑细胞代谢衰竭甚至导致坏死。已知休息时神经元细胞内 Ca^{2+} 较胞外低 10^4 倍,胞内 Ca^{2+} 浓度常在脑缺血损伤时增加,而胞内 Ca^{2+} 超负荷则又加剧脑细胞损伤死亡,从而形成恶性循环。近年来大量研究证实钙通道阻滞剂可抑制这一过程,并通过脑血管扩张作用改善脑血流供应,因而用于脑缺血、蛛网膜下腔出血、脑复苏及偏头痛取得一定效果,几组大型临床试验已就尼莫地平对缺血性脑卒中的作用得出肯定结论;最近,ASCZEPIOS 试验及 FIST 试验正分别对伊拉地平和氟桂嗪的作用进行观察,希望不久即可得出结论。

(六)肺与肺动脉疾病

许多呼吸道疾病、肺循环障碍及急性微血管性肺损伤的病理生理均与 Ca^{2+} 有关,如过敏性哮喘时 IgE 介导的肥大细胞释放化学物质及炎症介质(兴奋-分泌偶联)、气管平滑肌痉挛与收缩(兴奋-收缩偶联)、某些血管活性介的合成及神经冲动的传导等均受细胞内外 Ca^{2+} 的调节,Ca^{2+} 还影响某些趋化作用物质(如白细胞介素)的合成与释放,因而,钙通道阻滞剂对呼吸系统疾病的治疗及预防价值受到广泛重视。实验研究及临床观察发现钙通道阻滞剂可抑制化学递质及气管平滑肌组胺的释放、TXA_2 和 PGF_2 等所诱发的气道平滑肌痉挛,并能抑制冷空气及运动诱导的支气管痉挛,从而减轻支气管哮喘发作。但总的说来,钙通道阻滞剂对呼吸道平滑肌的舒张效应较小,现今仍不能作为一线药物应用。不过,其新一代制剂尤其是气雾剂可能有更大作用。

目前,钙通道阻滞剂对原发性或继发性肺动脉高压的作用虽然报道不多,对病程及预后的影响尚缺乏长期对照研究,但钙通道阻滞剂尤其是硝苯地平对慢性阻塞性肺病的肺动脉高压可降低肺血管阻力,在选择性病例确可改善症状及血流动力学效应,其次研究较多的药物为硫氮䓬酮,但药物的选用剂量及投药方式各家报道不一,尚有待于进一步探讨。

(七)其他

钙通道阻滞剂对肾脏的保护作用、在胃肠道及泌尿生殖系统疾病中的应用等也受到广泛重视并取得重大进展,但仍需不断完善资料及进行长期的对照观察。

四、钙通道阻滞剂在某些心脏疾病应用中的争议与评价

(一)心肌梗死

钙通道阻滞剂能否用于急性心肌梗死(AMI),目前意见不一。部分学者认为,钙通道阻滞剂用于 AMI 早期可限制或缩小梗死面积。1990 年的丹麦维拉帕米二次心肌梗死试验(DAVIT II)表明维拉帕米可减少再梗死;DAVIT I 及 DAVIT II 的汇集资料证实了维拉帕米治疗组患者心血管事件、死亡率及再梗死率均降低,其疗效类似于多数 β 受体阻滞剂。对于心电图显示的无 Q 波性心肌梗死,早期(24~72 小时)应用硫氮䓬酮可显著减少再次心肌梗死及梗死后难治性心绞痛的发生率,目前已引起临床广泛注意。新近有人观察了维拉帕米与非洛地平对 AMI 后心率变异性的影响,提示维拉帕米能增加副交感神经活性、恢复交感与副交感神经的平衡,对 AMI 早期心率变异性有较好影响,而非洛地平则无此作用,这可能是维拉帕米改善 AMI 患者预后的重要原因之一。但也有相反报道认为,钙通道阻滞剂非但不能减少心肌梗死患者死亡与再梗死危险,反而能增加其死亡率,1995 年 3 月,Psaty 等在美国第 35 届心血管病流行病学与预防年会上提出,使用硝苯地平者与用利尿剂、β 受体阻滞剂比较,心肌梗死危险增加 60%;Furberger 等也收集了 16 个硝苯地平用于冠心病治疗的随机二级预防试验资料,于同年 9 月再次报道中等到大剂量的短效钙通道阻滞剂硝苯地平能增加冠心病死亡率,有学者并由此推及其他钙通道阻滞剂(特别是二氢吡啶类)也有类似的不良作用,曾一度引起学者们的关注。尽管

Braun 等曾于次年在世界著名的《美国学院心脏病杂志》撰文不支持所谓钙通道阻滞剂在治疗各类慢性冠心病时将会增加其死亡危险比率或对心肌梗死存活有不利影响的观点,Norman 也认为将大剂量短效硝苯地平(每天用量≥80 mg)的假定危险等同于已被证实对高血压和心绞痛有效而安全的合理剂量的长效钙通道阻滞剂,这种盲目扩大及不合理应用是错误的,但对于心肌梗死患者应用钙通道阻滞剂,医药界目前已引起重视并持审慎态度。多数学者认为,AMI 早期除非有适应证,否则不应常规使用钙通道阻滞剂,如需选用时当充分估计所选药物的负性肌力以及对心率、血压及传导系统的影响。

(二)心功能不全

维拉帕米、硫氮䓬酮等有负性肌力的药物一般应避免应用于收缩功能障碍的充血性心力衰竭(CHF)患者,此早已成为人们的共识。已有研究证实维拉帕米可使 CHF 恶化,MDPIT 试验也表明硫氮䓬酮可增加心肌梗死后伴有左室功能不全患者的病死率。然而,二氢吡啶类钙通道阻滞剂能否应用于 CHF 仍存有较大争议。起先人们认为,钙通道阻滞剂可使血管扩张、降低心脏前、后负荷以利于心脏做功,且可改善心肌缺血、防止心肌病变时的心肌细胞内 Ca^{2+} 积聚及局部微血管痉挛而出现的心肌局灶性坏死,因而钙通道阻滞剂可能有助于 CHF 的治疗,钙通道阻滞剂曾被推荐为治疗轻、中度 CHF 的首选药物,寄希望于 CHF 早期应用能阻止原发病的进一步发展恶化,在晚期则可降低心脏后负荷、改善心脏作功能力使 CHF 缓解,有学者观察到氨氯地平、非洛地平等可改善 CHF 患者的血流动力学效应;不过,随后的进一步观察却发现硝苯地平及某些二氢吡啶类药物使心功能恶化,究其原因时许多学者把钙通道阻滞剂对 CHF 的不利影响归咎于其负性肌力作用及反射性兴奋交感神经和激活肾素——血管紧张素系统的作用。目前尚无大规模的临床试验评价硝苯地平对 CHF 的远期影响。初步研究表明,新一代的血管选择性钙通道阻滞剂可缓解症状、提高运动耐量,其神经内分泌激活不明显。前瞻性随机氨氯地平存活评价(Prospec-tive Randomized Amlodipine Survival Evaluation,PRAISE)及 PRAISE2 分别对氨氯地平在严重充血性心力衰竭中的作用及氨氯地平用于治疗心力衰竭患者的高血压或心绞痛的安全性进行了评价,试验结果提示人们:①尽管氨氯地平未加重患者的心力衰竭及增加心肌梗死、致命性心律失常或因严重心血管事件的住院率,但该药亦未能进一步改善心力衰竭患者预后,因而,在充分使用心力衰竭现代药物治疗的基础上,不宜将氨氯地平作为针对心力衰竭的常规治疗药物。②心力衰竭患者常合并控制不满意的高血压或心绞痛,此时,应首选 ACEI、利尿剂、β 受体阻滞剂等进行治疗。如果这些药物仍不能控制心力衰竭患者的高血压或心绞痛,或患者不能耐受这些药物时,使用长效钙通道阻滞剂氨氯地平是安全的,它与传统的短效钙通道阻滞剂不同,该药并不恶化心力衰竭患者的心功能或预后。

近些年来,随着对心脏功能研究的不断深入,对心功能不全的认识也有了较大提高,心脏舒张功能障碍及无症状心功能不全逐渐受到重视。肥厚型心肌病或高血压、冠心病的早期,心脏收缩功能可能正常,而心脏舒张功能已有损害,此时洋地黄等正性肌力药物的应用受到限制,越来越多的研究表明,维拉帕米、硫氮䓬酮及氨氯地平等可改善患者的舒张功能,显示了钙通道阻滞剂在改善心脏舒张功能方面的良好应用前景。

五、药物介绍

(一)维拉帕米及其同系物

本品为人工合成的罂粟碱衍化物,系最早被研究应用的钙通道阻滞剂,1962 年由 Hass 首先合成并用于临床。

1.化学结构

见图 5-1。

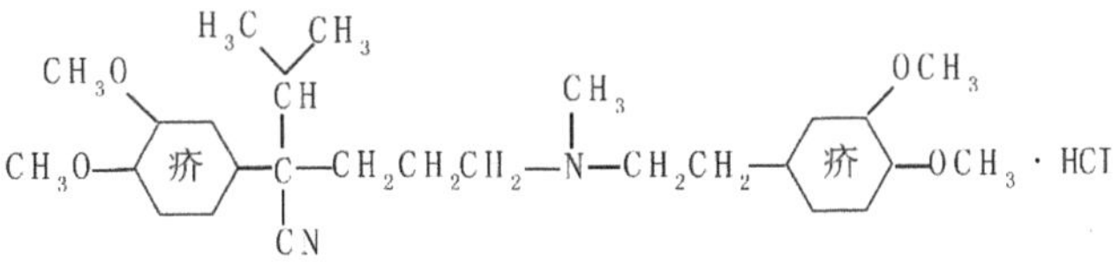

图 5-1 维拉帕米化学结构

2.理化性质

本品为白色或类白色结晶性粉末,无臭、味苦,熔点为 141～145 ℃,溶于水、乙醇或丙酮,易溶于甲醇、氯仿,不溶于乙醚。5%水溶液 pH 为 4.5～6.5。

3.药动学

静脉给予维拉帕米后 1～2 分钟即可测出血流动力学效应(血压降低)和电生理效应(P-R 间期延长),但前者效应时间短暂,5 分钟时低血压效应即达高峰,10～20 分钟作用消失;后者作用时间较长,其负性传导作用 10～20 分钟为顶峰,6 小时时仍可测出,提示房室结组织对该药有明显的亲和力。维拉帕米血浆浓度>75 ng/mL 时,阵发性室上性心动过速即可转复为窦性心律,1 次静脉给药 0.10～0.15 mg/kg 即可达此浓度,继后按每分钟 0.005 mg/kg 静脉滴注,能较长时间地维持血浆治疗浓度。

口服维拉帕米几乎从胃肠道完全吸收,但由于通过肝脏时的首过效应,其生物利用度已降至10%～35%,因此,欲得到与静脉注射给药相等的药理效果,口服剂量与静脉注射剂量应有明显差别,即口服剂量要比静脉注射大 10 倍以上才能达到相应的血液浓度。血清中 90%的维拉帕米与蛋白结合,半衰期为 3～7 小时不等。口服或静脉注射药物 70%以代谢产物的形式由肾脏排泄,15%经胃肠道排出,只有 3%～4%以原形在尿中出现。维拉帕米经肝脏通过 N-脱甲基作用和 N-脱羟基作用产生多种代谢产物,其主要代谢物去甲基维拉帕米的血流动力学效应和冠状动脉扩张作用强度较弱,活性仅为母体成分的 20%。此外,服用相同剂量的维拉帕米时,患者之间血浆中的浓度可有差异,但血浆浓度>100 ng/mL 时,血浆浓度与疗效之间的相关性已甚小。

4.治疗学

(1)室上性快速型心律失常:维拉帕米阻抑心肌细胞膜钙慢通道,使钙内流受阻,可抑制窦房结和房室结慢反应细胞动作电位 4 位相自动除极化速率,降低其自律性并抑制动作电位 0 相除极速度和振幅,减慢冲动传导、延长房室传导时间,尤其使房室结有效不应期显著延长,使单向阻滞变为双向阻滞,从而消除折返,临床上用于阵发性室上性心动过速(PSVT),能有效地使其转复为窦性心律(有效率达 80%～90%),尤其是对房室结折返性 PSVT 更为有效,是紧急治疗PSVT 患者的首选药物。对心房扑动或心房纤颤患者,可减慢其心室率,个别患者可转复为窦性心律(心房纤颤转复率仅 2%～3%)。

用法及用量:一般于 PSVT 发作时,首次静脉给予维拉帕米 3～5 mg(小儿)和 5～10 mg(成人),稀释于 10～20 mL 葡萄糖注射液中缓慢静脉推注,如无效时 20～30 分钟后可重复注射,总量不宜超过 20 mg。频繁发作 PSVT 的患者,以后以每天 320～480 mg 口服,可有效地预防复发;心房纤颤或心房扑动患者,于初始注射 5～10 mg 后通常能减慢心室率至 80～110 次/分,此后可继续静脉滴注或口服维持此心率。

Fleckenstein 曾观察过 18 例心房扑动患者静脉注射维拉帕米 10 mg 的治疗效果,发现用药后 15 例心室率减慢(其中 4 例转为窦性心律),有效率为 83.3%,心房扑动转复率为 22.2%(4/18)。注意静脉注射给药期间应严密监测血压与心电图。对预激综合征合并的快速心律失常应根据电生理检查结果决定是否选用,本药对预激综合征并发 PSVT 而 QRS 波群不增宽者(心房激动经房室结正向传入心室),则疗效较好,可中止发作,否则应避免使用;对心房纤颤或心房扑动合并预激综合征时,由于本药可使更多的心房激动经旁路传入心室,以致心室率增快甚或诱发心室纤颤,故应忌用。本药对房性期前收缩有一定效果,对室性心律失常则效果较差。

(2)缺血性心脏病:维拉帕米通过 Ca^{2+} 拮抗作用松弛血管平滑肌,能有效地降低血管阻力、减轻心脏射血负荷及预防冠状动脉痉挛;另外,该药的负性变时及负性变力作用有利于减低心肌氧耗及增加舒张期冠状动脉血流灌注,对缺血性心脏病治疗有效,临床可用于劳力性心绞痛、变异型心绞痛及不稳定型心绞痛。劳力性心绞痛患者,平均每天剂量 240～480 mg,可有效地缓解劳力性心绞痛,其用量每天 320～480 mg 的疗效类似或优于 β 受体阻滞剂,对变异型心绞痛(平均口服剂量每天 450 mg)及不稳定型心绞痛(口服剂量每天 320～480 mg)也收到良好效果,其心绞痛发作次数和硝酸甘油用量减少,暂时性 ST 段偏移得以改善。一般应用方法:维拉帕米开始口服 40～80 mg,每 8 小时 1 次,以后递增至每天 240～360 mg 或更大耐受剂量。

(3)肥厚型心肌病:临床研究证实,维拉帕米不仅降低心脏后负荷、左室与流出道间压力阶差及直接抑制心肌收缩力,而且能减轻甚或逆转心肌肥厚。近期一项研究观察了 7 例肥厚型心肌病患者每天口服维拉帕米 360 mg,连服 1 年、1 年半及 2 年时的治疗效果,发现患者不但临床症状(心前区疼痛、劳力性呼吸困难、晕厥)减轻,左室顺应性改善,而且经电镜检查显示治疗后心肌细胞结构较前清晰、肌束走向紊乱变轻、肌原纤维排列仅轻度异常。还有研究报道维拉帕米在减轻左室肥厚的同时可减少 74% 室性心律失常,并降低其严重性。

(4)轻、中度高血压:尤其适合于老年高血压患者的治疗。一般治疗剂量为每天 80～320 mg。治疗初期可口服维拉帕米 40 mg,1 天 3 次,若 1 周后无效渐增至 80 mg,1 天 4 次,一般用药 4 周后血压趋于稳定在正常水平,其总有效率可达 92.5%,心率由治疗前平均 86 次/分降至 72 次/分。血压稳定 4 周后可逐渐减至最小有效剂量维持治疗。

(5)应激状态或窦性心动过速:心率增加是处于应激状态的重要指标之一,心率增快常与高血压、TC 及 TG 升高、体重指数升高、胰岛素抵抗、血糖升高及 HDL-ch 降低等密切相关,故心率增快是心血管病和死亡的一个独立危险因素。人心率的快慢与寿命的长短呈反比,故控制心率、祛除应激状态十分必要。目前认为使用维拉帕米控制心率较使用 β 受体阻滞剂可能更好,因维拉帕米不会引起继发性血儿茶酚胺或去甲肾上腺素水平升高。用药方法:口服维拉帕米,使心率控制在 50～60 次/分。

(6)特发性室性心动过速:特发性室性心动过速主要指无器质性心脏病基础的分支性室性心动过速,室速发作时常表现为左束支阻滞合并电轴左偏或右偏。该类室速有时对其他抗心律失常药物反应不佳,而对维拉帕米的治疗反应良好,故有人又称之为"维拉帕米敏感性室速"。

5.药物相互作用

(1)与地高辛合用:维拉帕米可使地高辛的肾脏和非肾脏清除减少,它虽不影响肾小球滤过率,但可使地高辛的肾小管分泌明显下降,两药合用时,地高辛总清除率平均减低 35%,血药浓度增加 40%。有人指出,地高辛血药浓度增加发生在两药合用的 7～14 天之后。血清地高辛浓度的增加易导致洋地黄中毒,故有人主张两药应避免联合用药。若必须合用时应彼此减少各自的用量,或地高辛减少35%。

(2)与心得安合用:维拉帕米和心得安均有 Ca^{2+} 拮抗作用,前者可阻碍 Ca^{2+} 通过细胞膜,后者能抑制 Ca^{2+} 在肌浆网内摄取和释放,故两药合用时可产生相加的负性肌力、负性频率及负性传导作用,易诱发低血压、呼吸困难、心动过缓、心力衰竭甚或心脏停搏。一般应于维拉帕米停药2周后方可应用心得安。

(3)与硝酸酯类合用:维拉帕米与硝酸甘油合用,后者增加心率的不良反应可为前者所抵消,而治疗作用相加,故两者合用对治疗难治性心绞痛效果较好,但合并用药可引起血压轻度下降,应用时宜注意。

(4)与某些抗心律失常药合用:维拉帕米和奎尼丁合用时可发生直立性低血压,两者合用治疗肥厚型心肌病时更是如此,这种不良反应可能是奎尼丁、α肾上腺素的阻滞效应和维拉帕米周围血管扩张的联合作用结果;同理丙吡胺与维拉帕米合用时也应小心;维拉帕米与胺碘酮合用,由于两者均可抑制窦房结自律性、房室传导和心肌收缩力,故可诱发心率减慢、房室传导阻滞、低血压和心力衰竭。

(5)与其他药物合用:维拉帕米增加血清卡马西平浓度,对血清卡马西平浓度稳态患者应避免长期使用;长期口服锂剂治疗者应用维拉帕米后血清锂浓度常可降低;维拉帕米还可增加异烷的心肌抑制作用及神经肌肉阻滞剂的作用,亦增加茶碱的血浓度;肝酶诱导剂(如利福平、巴比妥类、苯妥英钠、扑痫酮和痛痉宁)可使维拉帕米血浓度降低;磺吡酮明显增加维拉帕米的清除率,口服维拉帕米的生物利用度可从27%降低至10%;抗癌药物COPD(环磷酰胺、长春新碱、甲基苄肼和泼尼松)或VAC(长春地辛、阿霉素和顺铂)化疗方案与维拉帕米合用时,维拉帕米的浓度-时间曲线下面积(AUC)降低35%。

6.不良反应与防治

不良反应发生率为9%～10%,严重反应需停药者仅占1%。口服维拉帕米耐受良好,不良反应轻微,较常见的主要为胃部不适、便秘、眩晕、面部潮红、头痛、神经过敏和瘙痒,其中便秘和无症状的Ⅰ度房室传导阻滞常超过半数,两种不良反应无须改变其用药,便秘可用缓泻剂(如麻仁丸)加以控制,其余不良反应大多较轻,可稍减量或加用其他药物。个别患者可伴发踝部水肿,通常并非充血性心力衰竭的表现,可用缓和的利尿剂治疗。

静脉注射维拉帕米时,血压常有一过性轻度下降,偶可发生严重的低血压和房室传导障碍。有窦房结功能不良、传导系统疾病或已给予β受体阻滞剂的患者,静脉注射给药可引起严重的窦性心动过缓、心脏传导阻滞甚或心脏停搏。此外,充血性心力衰竭患者,维拉帕米可引起血流动力学恶化。上述情况一旦发生,应立即进行抢救。在大多数情况下,静脉注射阿托品(1 mg)可改善房室传导,葡萄糖酸钙1～2 g静脉注射(以等量25%葡萄糖注射液稀释至10～20 mL,以小于每分钟2 mL速度注射)然后以5 mmol/h静脉滴注维持,有助于改善心力衰竭。血压低者可静脉滴注多巴胺,发生严重心动过缓时可肌内注射或静脉滴注异丙肾上腺素。药物治疗无效时应采用胸外心脏按压及心脏起搏暂时维持,直到维拉帕米短时间的作用消失为止。

充血性心力衰竭、病窦综合征、二～三度房室传导阻滞、洋地黄中毒和低血压患者应忌用。曾有维拉帕米引起肝脏毒性的报道,因此肝功能不良者应慎用。

7.制剂

片剂:40 mg。

注射剂(粉):5 mg。

(二)硝苯地平及其他二氢吡啶衍生物

1.化学结构

见图 5-2。

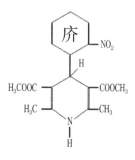

图 5-2 硝苯地平化学结构

2.理化性质

本品为黄色针状结晶或结晶粉末,无臭、无味,熔点 171.5～173.5 ℃。不溶于水,微溶于甲醇、乙醇、乙醚,易溶于丙酮、氯仿、醋酸乙酯。遇光不稳定。

3.药动学

口服或舌下含服硝苯地平后几乎完全被吸收(＞90％),仅 20％～30％经门静脉为肝脏所摄取代谢,生物可用度达 65％以上。口服给药 15 分钟起效,1.0～1.5 小时血药浓度达高峰,作用时间可持续 4～8 小时;舌下给药 2～3 分钟起效,15～20 分钟达高峰。硝苯地平大部分与蛋白结合,转变为无活性的极性形式,其中绝大部分经氧化而成为一种"游离酸",小部分被转变为内环酯。代谢产物几乎 80％经肾排泄(其中 90％在 24 小时内排出);也有一部分经肠肝循环而被吸收,经胃肠道排泄的代谢产物占 15％;只有微量的原形硝苯地平在尿中出现。生物半衰期 4～5 小时,需多次给药始能达到有效血浓度。长期服用期间该药或其代谢产物无蓄积作用,对其他药物血浆浓度也不构成明显影响,故可与硝酸盐、β 受体阻滞剂、地高辛、呋塞米、抗凝剂、抗高血压药及降血糖药合用。

拜新同控释片具有推拉渗透泵系统,可使药物恒定释放 16～18 小时,口服吸收好,1 次给药后 6 小时达血药峰值并可使血药浓度平稳地维持 24 小时,生物利用度达 75％～85％。由于药物缓慢释放,血药浓度恒定而无普通制剂给药后的波峰效应,因而更适于临床应用。

4.治疗学

(1)药理作用:与维拉帕米不同,硝苯地平对心肌电生理特别是对传导系统没有明显的抑制作用,所以缺乏抗心律失常作用。它在整体条件下也不抑制心脏,其直接负性肌力作用可为交感神经系统反射性兴奋所完全抵消甚或表现为正性肌力作用。硝苯地平的突出效应在于松弛血管平滑肌、减低周围血管阻力,使动脉压下降,减轻左心室工作负荷及心室壁张力,从而降低心肌氧耗;同时使冠状动脉扩张、增加冠状动脉血流、改善对心肌的供氧。此外,硝苯地平尚有促进冠状动脉侧支循环及抗血小板聚集作用。

(2)临床应用如下。

轻、中度高血压及急症高血压:降压作用强大、迅速而完全,一般在给药后 30～60 分钟见效,维持时间达 3 小时。一般高血压患者,每天 20～60 mg,分 3～4 次口服,控释片 30～60 mg,每天 1 次;高血压危象或高血压伴有急性左心衰竭者,可立即舌下含服 10～20 mg,待血压下降并平稳后改为口服维持。

各种类型的心绞痛:硝苯地平广泛应用于变异型心绞痛,疗效高,能显著减少心绞痛的发作次数和硝酸甘油用量,长期口服治疗可控制 50% 心绞痛患者的发作,90% 的患者症状得以减轻;对慢性稳定型心绞痛效果亦佳,可使 70% 患者心绞痛改善,运动耐量增加 30%;不稳定型心绞痛(冠状动脉阻塞兼痉挛)患者,当住院用 β 受体阻滞剂或静脉滴注硝酸甘油无效时,选用硝苯地平通常可收到良好效果。此外,伴有窦房结功能不良、房室传导障碍的心绞痛患者,这些不适于维拉帕米治疗者仍可选用硝苯地平。剂量与用法:舌下、口服及静脉给药均可。舌下含服每次 10 mg,10 分钟即可起效;口服每次 10～20 mg,每天 3 次;静脉注射每次 1 mg。控释片每天 1 次给药 30～90 mg。

肺动脉高压:适于伴左至右分流的先心病肺动脉高压及原发性肺动脉高压,患者舌下含服硝苯地平1 小时后,肺动脉压、肺总阻力指数及肺血管阻力指数明显下降,心排血量、心排血指数及氧输送量明显增加,血流动力学指标有所改善。推荐用药剂量为:体重＜30 kg 者 1 次 10 mg,30～60 kg 者 1 次 20 mg,＞60 kg 者 1 次 30 mg,碾碎舌下含化或口服,若耐受良好可长期服用,每天 120～240 mg,分次口服。

雷诺病:硝苯地平口服,每次 10～20 mg,每天 3 次,有效率可达 60%～88%。

5.不良反应与防治

不良反应主要由其扩张周围动脉所致。长期用药的患者 5% 出现头痛,其他不良反应尚有头晕、面色潮红、低血压、肢端麻木、恶心、呕吐、乏力、精神不振、牙龈肿胀及踝部水肿,因反应轻微,一般无须停药。硝苯地平所致的钠潴留,加服利尿剂大多可以防止。长期用药只有 4.7% 的患者因不良反应严重而停药。少数患者服用硝苯地平 30 分钟后心绞痛或心肌缺血加重,可能系由于严重的冠状动脉固定性狭窄再加上血压下降或心率加快,使冠状动脉灌注不足致心肌氧供求失衡,也可能是冠状动脉"窃血"所致。偶有硝苯地平可引起红斑性肢痛和粒细胞缺乏症的报道。硝苯地平唯一的绝对禁忌证是低血压。

6.药物相互作用

(1)与 β 受体阻滞剂合用:两药合用时,由于 β 受体阻滞剂减弱了硝苯地平的反射性心动过速作用,常有良好效果且不良反应减少,适用于高血压或缺血性心脏病的治疗。

(2)与硝酸酯类合用:两药均可引起头痛、面红、心率加快及血压下降,当合用治疗心绞痛时虽正性作用相加,但同时不良反应加重,故一般不提倡两药合用。

(3)与阿司匹林合用:与阿司匹林并用能明显增强阿司匹林的抗血小板聚集和抗血栓形成作用,并减少其用量和不良反应。两者并用的体内效果优于体外,此可能与硝苯地平促使 PGI_2 生成、抑制 Ca^{2+} 内流及扩张血管作用有关,但亦应注意,两者合用易诱发出血倾向。

(4)与其他药物:可使血清奎尼丁浓度明显降低,从而减弱奎尼丁的抗心律失常作用,但停用硝苯地平后,血清奎尼丁浓度会反跳性增高;动物实验中,硝苯地平与氟烷对离体大鼠心肌有相加的负性变力作用;西咪替丁可降低肝血流量,是肝细胞微粒体药物代谢氧化酶的强力抑制剂,与硝苯地平联用时可降低硝苯地平的清除率,合用时硝苯地平剂量应减少 40%。

7.制剂

片剂:10 mg。

控释片:20 mg;30 mg。

胶囊剂:5 mg。

(苏传龙)

第六章 消化科常用药物

第一节 抗 酸 药

一、复方氢氧化铝

(一)别名

达胃宁,胃舒平。

(二)作用与特点

本品有抗酸、吸附、局部止血、保护溃疡面等作用,效力较弱、缓慢而持久。

(三)适应证

主要用于胃酸过多、胃及十二指肠溃疡、反流性食管炎及上消化道出血等。由于铝离子在肠内与磷酸盐结合成不溶解的磷酸铝自粪便排出,故尿毒症患者服用大剂量氢氧化铝后可减少磷酸盐的吸收,减轻酸血症。鸟粪石型尿结石患者服用本品,可因磷酸盐吸收减少而减缓结石的生长或防止其复发。也可用于治疗甲状旁腺功能减退症和肾病型骨软化症患者,以调节钙磷平衡。

(四)用法与用量

口服:每次 2～4 片,每天 3 次,饭前 30 分钟或胃痛发作时嚼碎后服。

(五)不良反应与注意事项

可致便秘。因本品能妨碍磷的吸收,故不宜长期大剂量使用。便秘者、肾功能不全者慎用。

(六)药物相互作用

本品含多价铝离子,可与四环素类形成络合物而影响其吸收,故不宜合用。可通过多种机制干扰地高辛、华法林、双香豆素、奎宁、奎尼丁、氯丙嗪、普萘洛尔、吲哚美辛、异烟肼、维生素及巴比妥类的吸收或消除,使上述药物的疗效受到影响,应尽量避免同时使用。

(七)制剂与规格

片剂:每片含氢氧化铝 0.245 g、三硅酸镁 0.105 g、颠茄流浸膏 0.002 6 mL。

(八)医保类型及剂型

甲类:口服常释剂。

二、碳酸氢钠

(一)别名

重碳酸钠,酸式碳酸钠,重曹,小苏打。

(二)作用与特点

本药口服后能迅速中和胃中过剩的胃酸,减轻疼痛,但作用持续时间较短。口服易吸收,能碱化尿液,与某些磺胺药同服,可防止磺胺在尿中结晶析出。

(三)适应证

胃痛,苯巴比妥、阿司匹林等的中毒解救。代谢性酸血症、高钾血症及各种原因引起的伴有酸中毒症状的休克,早期脑栓塞以及严重哮喘持续状态经其他药物治疗无效者。真菌性阴道炎。

(四)用法与用量

口服:每次 0.5~2 g,每天 3 次,饭前服用。静脉滴注:5%溶液,成人每次 100~200 mL,小儿5 mL/kg。4%溶液阴道冲洗或坐浴:每晚 1 次,每次 500~1 000 mL,连用 7 天。

(五)不良反应与注意事项

可引起继发性胃酸分泌增加,长期大量服用可能引起碱血症。静脉滴注本品时,低钙血症患者可能产生阵发性抽搐,而对缺钾患者可能产生低钾血症的症状。严重胃溃疡患者慎用,充血性心力衰竭、水肿和肾衰竭的酸中毒患者,使用本品应慎重。

(六)药物相互作用

不宜与胃蛋白酶合剂,维生素 C 等酸性药物合用,不宜与重酒石酸间羟胺、庆大霉素、四环素、肾上腺素、多巴酚丁胺、苯妥英钠、钙盐等同瓶静脉滴注。

(七)制剂与规格

(1)片剂:每片 0.3 g,0.5 g。

(2)注射液:0.5 g/10 mL,12.5 g/250 mL。

(八)医保类型及剂型

甲类:口服常释剂。

三、硫糖铝

(一)别名

胃溃宁、素得。

(二)作用与特点

能与胃蛋白酶络合,抑制该酶分解蛋白质;并能与胃黏膜的蛋白质(主要为清蛋白及纤维蛋白)络合形成保护膜,覆盖溃疡面,阻止胃酸、胃蛋白酶和胆汁酸的渗透、侵蚀,从而利于黏膜再生和溃疡愈合。本品在溃疡区的沉积能诱导表皮生长因子积聚,促进溃疡愈合。同时本品还能刺激胃黏膜合成前列腺素,改善黏液质量,加速组织修复。服用本品后,仅 2%~5%的硫酸二糖被吸收,并由尿排出。

(三)适应证

胃及十二指肠溃疡。

(四)用法与用量

口服:每次 1 g,每天 3~4 次,饭前 1 小时及睡前服用。

（五）不良反应与注意事项

主要为便秘。个别患者可出现口干、恶心、胃痛等。治疗收效后，应继续服药数月，以免复发。

（六）药物相互作用

不宜与多酶片合用，否则两者疗效均降低。与西咪替丁合用时可能使本品疗效降低。

（七）制剂与规格

（1）片剂：0.25 g,0.5 g。

（2）分散片：0.5 g。

（3）胶囊剂：0.25 g。

（4）悬胶剂：5 mL(含硫糖铝 1 g)。

（八）医保类型及剂型

乙类：口服常释剂、口服液体剂。

四、铝碳酸镁

（一）别名

铝碳酸镁。

（二）作用与特点

本品为抗酸药。抗酸作用迅速且作用温和，可避免 pH 过高引起的胃酸分泌加剧。作用持久是本品的另一特点。

（三）适应证

胃及十二指肠溃疡。

（四）用法与用量

一般每次 1 g,每天 3 次,饭后 1 小时服用。十二指肠壶腹部溃疡 6 周为 1 个疗程,胃溃疡 8 周为 1 个疗程。

（五）不良反应与注意事项

本品不良反应轻微,但有个别患者可能出现腹泻。

（六）药物相互作用

本品含有铝、镁等多价金属离子,与四环素类合用时应错开服药时间。

（七）制剂与规格

片剂：0.5 g。

（八）医保类型及剂型

乙类：口服常释剂。

五、奥美拉唑

（一）别名

洛赛克。

（二）作用与特点

本品高度选择性地抑制壁细胞中的 H^+-K^+-ATP 酶(质子泵),使胃酸分泌减少。其作用依赖于剂量。本品对乙酰胆碱或组胺受体均无影响。除了本品对酸分泌的作用之外,临床上未观察到明显的药效学作用。本品起效迅速,每天服 1 次即能可逆地控制胃酸分泌,持续约24 小时。本品口服后 3 小时达血药浓度峰值。血浆蛋白结合率为 95%,分布容积 0.34~0.37 L/kg。本品主要由肝脏代谢后由尿及粪中排出。其血药浓度与胃酸抑制作用无明显相关性。每天服用 1 次即能可逆地控制胃酸分泌,持续约24 小时。

(三)适应证

十二指肠溃疡、胃溃疡、反流性食管炎、卓-艾综合征(促胃液素瘤)。

(四)用法与用量

口服:每次 20 mg,每天 1 次。十二指肠溃疡患者,能迅速缓解症状,大多数病例在 2 周内愈合。第1疗程未能完全愈合者,再治疗 2 周通常能愈合。

(1)胃溃疡和反流性食管炎患者,能迅速缓解症状,多数病例在 4 周内愈合。第 1 个疗程后未完全愈合者,再治疗 4 周通常可愈合。对一般剂量无效者,改每天服用本品 1 次,40 mg,可能愈合。

(2)卓-艾综合征:建议的初始剂量为 60 mg,每天 1 次。剂量应个别调整。每天剂量超过 80 mg时,应分 2 次服用。

(五)不良反应与注意事项

本品耐受性良好,罕见恶心、头痛、腹泻、便秘和肠胃胀气,少数出现皮疹。这些作用均较短暂且轻微,并与治疗无关。因酸分泌明显减少,理论上可增加肠道感染的危险。本品尚无已知的禁忌证。孕妇及儿童用药安全性未确立,本品能延长地西泮和苯妥英的消除。与经 P450 酶系代谢的其他药物如华法林,可能有相互作用。

(六)制剂与规格

胶囊剂:20 mg。

(七)医保类型及剂型

乙类:口服常释剂、注射剂。

六、泮托拉唑

(一)别名

潘妥洛克,泰美尼克。

(二)作用与特点

泮托拉唑是第 3 个能与 H^+-K^+-ATP 酶产生共价结合并发挥作用的质子泵抑制药,它与奥美拉唑和兰索拉唑同属苯并咪唑的衍生物,与奥美拉唑和兰索拉唑相比,泮托拉唑与质子泵的结合选择性更高,而且更为稳定。泮托拉唑口服生物利用度为 77%,达峰时间为 2.5 小时,$t_{1/2}$ 为 0.9~1.9 小时,但抑制胃酸的作用一旦出现,即使药物已经从循环中被清除以后,仍可维持较长时间。泮托拉唑无论单次、多次口服或静脉给药,药动学均呈剂量依赖性关系。

(三)适应证

本品主要用于胃及十二指肠溃疡、胃-食管反流性疾病、卓-艾综合征等。

(四)用法与用量

常用量每次 40 mg,每天 1 次,早餐时间服用,不可嚼碎;个别对其他药物无反应的病例可每天服用2 次。老年患者及肝功能受损者每天剂量不得超过 40 mg。十二指肠溃疡疗程 2 周,必要时再服 2 周;胃溃疡及反流性食管炎疗程 4 周,必要时再服 4 周。总疗程不超过 8 周。

（五）不良反应与注意事项

偶可引起头痛和腹泻,极少引起恶心、上腹痛、腹胀、皮疹、瘙痒及头晕等。个别病例出现水肿、发热和一过性视力障碍。神经性消化不良等轻微胃肠疾病不建议使用本品;用药前必须排除胃与食管恶性病变。肝功能不良患者慎用;妊娠头3个月和哺乳期妇女禁用本品。

（六）制剂与规格

肠溶片:40 mg。

（七）医保类型及剂型

乙类:口服常释剂、注射剂。

七、法莫替丁

（一）作用与特点

本品拮抗胃黏膜壁细胞的组胺 H_2 受体而显示强大而持久的胃酸分泌抑制作用。本品的安全范围广,又无抗雄激素作用及抑制药物代谢的作用。本品的 H_2 受体拮抗作用比西咪替丁强10～148倍,对组胺刺激胃酸分泌的抑制作用比西咪替丁约强40倍,持续时间长3～15倍。能显著抑制应激所致大鼠胃黏膜中糖蛋白含量的减少。对大鼠实验性胃溃疡或十二指肠溃疡的发生,其抑制作用比西咪替丁强,连续给药能促进愈合,效力比西咪替丁强。对失血及给予组胺所致大鼠胃出血具有抑制作用。本品口服后2～3小时达血浓度峰值,口服及静脉给药 $t_{1/2}$ 均约3小时。尿中仅见原形及其氧化物,口服时,后者占尿中总排量的5％～15％,静脉给药时占80％,人给药后24小时内原形药物的尿排泄率,口服时为35％～44％,静脉给药为88％～91％。

（二）适应证

口服用于胃溃疡、十二指肠溃疡、吻合口溃疡、反流性食管炎;口服或静脉注射用于上消化道出血(消化性溃疡、急性应激性溃疡、出血性胃炎所致)及卓-艾综合征。

（三）用法与用量

口服:每次20 mg,每天2次(早餐后、晚餐后或临睡前)。静脉注射或滴注:每次20 mg溶于生理盐水或葡萄糖注射液20 mL中缓慢静脉注射或滴注,每天2次,通常1周内起效,患者可口服时改口服。

（四）不良反应与注意事项

不良反应较少。最常见的有头痛、头晕、便秘和腹泻,发生率分别为4.7％、1.3％、1.2％、1.7％。偶见皮疹、荨麻疹(应停药)、白细胞减少、氨基转移酶升高等。罕见腹部胀满感、食欲缺乏及心率增加、血压上升、颜面潮红、月经不调等。本品慎用于有药物过敏史、肾衰竭或肝病患者。孕妇慎用。哺乳期妇女使用时应停止哺乳。对小儿的安全性尚未确立。本品应在排除恶性肿瘤后再行给药。

（五）制剂与规格

(1)片剂:10 mg,20 mg。

(2)注射剂:20 mg/2 mL。

(3)胶囊剂:20 mg。

（六）医保类型及剂型

乙类:口服常释剂、注射剂。

八、西咪替丁

(一)别名
甲氰咪胍。

(二)作用与特点
本品属组胺 H_2 受体拮抗剂的代表性药品,能抑制基础胃酸及各种刺激引起的胃酸分泌,并能减少胃蛋白酶的分泌。本品口服生物利用度约 70%,口服后吸收迅速,1.5 小时血药浓度达峰值,$t_{1/2}$ 约为 2 小时,小部分在肝脏氧化为亚砜化合物或 5-羟甲基化合物,50%~70%以原形从尿中排出,可排出口服量的 80%~90%。

(三)适应证
适用于治疗十二指肠溃疡、胃溃疡、反流性食管炎、复发性溃疡病等;本品对皮肤瘙痒症也有一定疗效。

(四)用法与用量
口服:每次 200 mg,每天 3 次,睡前加用 400 mg;注射:用葡萄糖注射液或葡萄糖氯化钠注射液稀释后静脉滴注,每次 200~600 mg;或用上述溶液 20 mL 稀释后缓慢静脉注射,每次 200 mg,4~6 小时1 次。每天剂量不宜超过 2 g。也可直接肌内注射。

(五)不良反应与注意事项
少数患者可能有轻度腹泻、眩晕、嗜睡、面部潮红、出汗等。停药后可恢复。极少数患者有白细胞减少或全血细胞减少等。少数肾功能不全或患有脑病的老年患者可有轻微精神障碍。少数患者可出现中毒性肝炎,转氨酶一过性升高,血肌酐轻度升高或蛋白尿等,一般停药后可恢复正常。肝肾功能不全者慎用,应根据肌酐清除率指标调整给药剂量。肌酐清除率为 0~15 mL/min者忌用。

(六)药物相互作用
本品为一种强效肝微粒体酶抑制药,可降低华法林、苯妥英钠、普萘洛尔、地西泮、茶碱、卡马西平、美托洛尔、地高辛、奎尼丁、咖啡因等药物在肝内的代谢,延迟这些药物的排泄,导致其血药浓度明显升高,合并用药时需减少上述药物的剂量。

(七)制剂与规格
(1)片剂:每片 200 mg。
(2)注射剂:每支 200 mg。

(八)医保类型及剂型
甲类:口服常释剂、注射剂

九、大黄碳酸氢钠

(一)作用与特点
有抗酸、健胃作用。

(二)适应证
用于胃酸过多、消化不良、食欲缺乏等。

(三)用法与用量
口服,每次 1~3 片,每天 3 次,饭前服。

(四)制剂与规格

片剂:每片含碳酸氢钠、大黄粉各 0.15 g,薄荷油适量。

(五)医保类型及剂型

甲类:口服常释剂。

十、碳酸钙

(一)别名

兰达。

(二)作用与特点

本品为中和胃酸药,可中和或缓冲胃酸,作用缓和而持久,但对胃酸分泌无直接抑制作用,并可因提高胃酸 pH 而消除胃酸对壁细胞分泌的反馈性抑制。本品与胃酸作用产生二氧化碳与氯化钙,前者可引起嗳气,后者在碱性液中再形成碳酸钙、磷酸钙而引起便秘。本品在胃酸中转化为氯化钙,小肠吸收部分钙,由尿排泄,其中大部分由肾小管重吸收。本品口服后约 85% 转化为不溶性钙盐如磷酸钙、碳酸钙,由粪便排出。

(三)适应证

缓解由胃酸过多引起的上腹痛、反酸、胃部烧灼感和上腹不适。

(四)用法与用量

2~5 岁儿童(11~21.9 kg)每次 59.2 mg,6~11 岁儿童(22~43.9 kg)每次 118.4 mg,饭后 1 小时或需要时口服 1 次,每天不超过 3 次,连续服用最大推荐剂量不超过 14 天。

(五)不良反应与注意事项

偶见嗳气、便秘。大剂量服用可发生高钙血症。心肾功能不全者慎用。长期大量服用本品应定期测血钙浓度。

(六)药物相互作用

与噻嗪类利尿药合用,可增加肾小管对钙的重吸收。慎与洋地黄类药物联合使用。

(七)制剂与规格

(1)混悬剂:11.84 g×148 mL。

(2)片剂:0.5 g。

十一、盐酸雷尼替丁

(一)别名

西斯塔,兰百幸,欧化达,善卫得。

(二)作用与特点

本品为一选择性的 H 受体拮抗剂,能有效地抑制组胺、五肽胃泌素及食物刺激后引起的胃酸分泌,降低胃酸和胃酶的活性,但对胃泌素的分泌无影响。作用比西咪替丁强 5~8 倍,对胃及十二指肠溃疡的疗效高,具有速效和长效的特点。本品口服生物利用度约 50%,$t_{1/2}$ 为 2~2.7 小时,静脉注射 1 mg/kg,瞬间血药浓度为 3 000 ng/mL,维持在 100 ng/mL 以上可达 4 小时。大部分以原形药物从肾排泄。

(三)适应证

临床上主要用于治疗十二指肠溃疡、良性溃疡病、术后溃疡、反流性食管炎及卓-艾综合征等。

（四）用法与用量

口服：每天 2 次，每次 150 mg，早晚饭时服。

（五）不良反应与注意事项

较轻，偶见头痛、皮疹和腹泻。个别患者有白细胞或血小板减少。有过敏史者禁用。除必要外，妊娠哺乳妇女不用本品。8 岁以下儿童禁用。肝肾功能不全者慎用。对肝有一定毒性，个别患者转氨酶升高，但停药后即可恢复。

（六）药物相互作用

本品与普鲁卡因、N-乙酰普鲁卡因合用，可减慢后者从肾的清除速率。本品还能减少肝血流，使经肝代谢的普萘洛尔、利多卡因、美托洛尔的代谢减慢，作用增强。

（七）制剂与规格

(1)片剂：0.15 g。

(2)胶囊剂：0.15 g。

（八）医保类型及剂型

甲类：口服常释剂、注射剂。

十二、尼扎替定

（一）别名

爱希。

（二）作用与特点

本药是一种组胺 H_2 受体拮抗剂，和组胺竞争性地与组胺 H_2 受体相结合，可逆性地抑制其功能，特别是对胃壁细胞上的 H_2 受体，可显著抑制夜间胃酸分泌达 12 小时，亦显著抑制食物、咖啡因、倍他唑（氨乙吡唑）和五肽胃泌素刺激的胃酸分泌。口服后并不影响胃分泌液中胃蛋白酶的活性，但总的胃蛋白酶分泌量随胃液分泌量的减少相应的减少，此外可增加他唑刺激的内因子分泌，本药不影响基础胃泌素分泌。口服生物利用度为 70% 以上。口服 150 mg，0.5～3.0 小时后达到血药浓度峰值，为 700～1 800 μg/L，与血浆蛋白结合率约为 35%，$t_{1/2}\beta$ 为 1～2 小时。90% 以上口服剂量的尼扎替定在 12 小时内从尿中排出，其中约 60% 以原形排出。

（三）适应证

活动性十二指肠溃疡。胃食管反流性疾病，包括糜烂或溃疡性食管炎，缓解胃灼热症状。良性活动性胃溃疡。

（四）用法与用量

(1)活动性十二指肠溃疡及良性活动性胃溃疡：300 mg/d，分 1～2 次服用；维持治疗时 150 mg，每天 1 次。

(2)胃食管反流性疾病：150 mg，每天 2 次。中、重度肾功能损害者剂量酌减。

（五）不良反应与注意事项

可有头痛，腹痛，肌痛，无力，背痛，胸痛，感染和发热以及消化系统、神经系统、呼吸系统不良反应，偶有皮疹及瘙痒。罕见肝功异常，贫血，血小板减少症及变态反应。开始治疗前应先排除恶性溃疡的可能性。对本品过敏者及对其他 H_2 受体拮抗剂有过敏史者禁用。

（六）药物相互作用

本药不抑制细胞色素 P450 关联的药物代谢酶系统。与大剂量阿司匹林合用会增加水杨酸盐的血浓度。

（七）制剂与规格

胶囊剂：150 mg。

十三、雷贝拉唑钠

（一）别名

波利特。

（二）作用与特点

本品具有很强的 H^+-K^+-ATP 酶抑制作用，胃酸分泌抑制作用以及抗溃疡作用。健康成年男子在禁食情况下口服本剂 20 mg，3.6 小时后达血药浓度峰值 437 ng/mL，$t_{1/2}$ 为1.49 小时。

（三）适应证

胃溃疡、十二指肠溃疡、吻合口溃疡、反流性食管炎、卓-艾综合征。

（四）用法与用量

成人推荐剂量为每次 10～20 mg，每天 1 次。胃溃疡、吻合口溃疡、反流性食管炎的疗程一般以 8 周为限，十二指肠溃疡的疗程以 6 周为限。

（五）不良反应与注意事项

严重的不良反应有休克，血象异常，视力障碍。其他不良反应有过敏症，血液系统异常，肝功异常，循环系统、精神神经系统异常。此外有水肿，总胆固醇、中性脂肪、BUN 升高，蛋白尿。

（六）药物相互作用

与地高辛合用时，可升高其血中浓度。与含氢氧化铝凝胶、氢氧化镁的制酸剂同时或其后1 小时服用，本药平均血药浓度和药时曲线下面积分别下降 8％和 6％。

（七）制剂与规格

薄膜衣片：10 mg，20 mg。

十四、枸橼酸铋钾

（一）别名

胶体次枸橼酸铋，德诺，丽珠得乐，得乐，可维加。

（二）作用与特点

本品在胃酸条件下，以极微沉淀覆盖在溃疡表面形成一层保护膜，从而隔绝了胃酸、酶及食物对溃疡黏膜的侵蚀，促进黏膜再生，使溃疡愈合。本品还有良好的抗幽门螺杆菌作用。因而本品具有明显的抗溃疡作用，给药后在胃底、胃窦部、十二指肠、空肠及回肠均有铋的吸收，其中以小肠吸收为多。血药浓度与给药剂量呈相关性，一般于给药后 4 周血药浓度达稳态。血浆浓度通常小于50 μg/L。分布主要聚集在肾脏（占吸收的 60％）。有关本品吸收后的代谢与排泄资料较少。一些铋剂中毒患者血与尿的排泄半衰期分别为 4.5 天和 5.2 天，脑脊液中可达 13.9 天。

（三）适应证

适用于治疗胃溃疡、十二指肠壶腹部溃疡、多发溃疡及吻合口溃疡等多种消化性溃疡。

（四）用法与用量

480 mg/d 分 2～4 次服用。除特殊情况,疗程不得超过 2 个月。若需继续用药,在开始下 1 个疗程前 2 个月须禁服任何含铋制剂。

（五）不良反应与注意事项

主要表现为胃肠道症状,如恶心、呕吐、便秘和腹泻。偶见一些轻度变态反应。服药期间舌及大便可呈灰黑色。肾功能不全者禁用。

（六）药物相互作用

与四环素同时服用会影响四环素的吸收。不得与其他含铋制剂同服。不宜与制酸药及牛奶合用,因牛奶及制酸药可干扰其作用。

（七）制剂与规格

(1)片剂:120 mg。

(2)胶囊剂:120 mg。

(3)颗粒剂:每小包 1.2 g(含本品 300 mg)。

（八）医保类型及剂型

乙类:口服常释剂、颗粒剂。

十五、米索前列醇

（一）作用与特点

本品为最早进入临床的合成前列腺素 E_1 的衍生物。能抑制基础胃酸分泌和由组胺、五肽胃泌素、食物或咖啡所引起的胃酸分泌。有局部和全身两者相结合的作用,其局部作用是主要的。其抑制胃酸分泌的机制是由于直接抑制了壁细胞。本品还显示有细胞保护作用。本品口服吸收良好,由于本品口服后迅速代谢为有药理活性的游离酸,因而不能测定原药的血药浓度。本品分布以大肠、胃和小肠组织及血浆中最多。其游离酸在血浆 $t_{1/2}$ 为(20.6 ± 0.9)分钟;本品主要经肾途径排泄,给药后 24 小时内,约 80% 从尿和粪便中排出,尿中的排泄量为粪便中的 2 倍。本品在临床应用中未观察到有药物相互作用。

（二）适应证

十二指肠溃疡和胃溃疡。

（三）用法与用量

口服:每次 200 μg,在餐前或睡前服用,每天 1 次,4～8 周为 1 个疗程。

（四）不良反应与注意事项

轻度而短暂地腹泻、恶心、头痛、眩晕和腹部不适;本品禁用于已知对前列腺素类药物过敏者及孕妇;如在服用时怀孕,应立即停药。脑血管或冠状动脉疾病的患者应慎用。

（五）制剂与规格

片剂:200 μg。

十六、替普瑞酮

（一）别名

戊四烯酮,施维舒,E0671。

（二）作用与特点

本品能促进胃黏膜及胃黏液层中主要的黏膜修复因子即高分子糖蛋白的合成,提高黏液中的磷脂质浓度,提高黏膜的防御能力。本品还能防止胃黏膜病变时黏膜增殖区细胞增殖能力的下降。因此本品已证明对难治的溃疡也有良好效果,使已修复的黏膜壁显示正常迹象,也有防止复发的作用。本品不影响胃液分泌和运动等胃的生理功能,但对各种实验性溃疡(寒冷应激性、阿司匹林、利血平、乙酸、烧灼所致)已证明其均具有较强的抗溃疡作用。

（三）适应证

胃溃疡。

（四）用法与用量

口服:饭后 30 分钟以内口服,每次 50 mg,每天 3 次。

（五）不良反应与注意事项

偶见头痛、便秘、腹胀及肝转氨酶轻度上升、总胆固醇值升高、皮疹等,但停药后均迅速消失。妊娠期用药的安全性尚未确立,故孕妇应权衡利弊慎重用药。小儿用药的安全性也尚未确立。

（六）制剂与规格

(1)胶囊剂:50 mg。

(2)细粒剂:100 mg/g。

（赵晓莉）

第二节　促胃肠动力药

一、多潘立酮(Domperidone)

（一）剂型规格

片剂:10 mg。分散片:10 mg。栓剂:10 mg、30 mg、60 mg。注射液:2 mL:10 mg。滴剂:1 mL:10 mg。混悬液:1 mL:1 mg。

（二）适应证

由胃排空延缓、胃食管反流、慢性胃炎、食管炎引起的消化不良。外科、妇科手术后的恶心、呕吐。抗帕金森综合征药物引起的胃肠道症状和多巴胺受体激动药所致的不良反应。抗癌药引起的呕吐。但对氮芥等强效致吐药引起的呕吐疗效较差。胃炎、肝炎、胰腺炎等引起的呕吐,及其他疾病,如偏头痛、痛经、颅脑外伤、尿毒症等、胃镜检查和血液透析、放射治疗(简称放疗)引起的恶心、呕吐。儿童各种原因(如感染等)引起的急性和持续性呕吐。

（三）用法用量

肌内注射:每次 10 mg,必要时可重复给药。口服:每次 10～20 mg,每天 3 次,饭前服。直肠给药:每次 60 mg,每天 2～3 次。

（四）注意事项

1 岁以下小儿慎用、哺乳期妇女慎用。

(五)不良反应

偶见头痛、头晕、嗜睡、倦怠、神经过敏等。如使用较大剂量可能引起非哺乳期泌乳,并且在一些更年期后妇女及男性患者中出现乳房胀痛现象;也可致月经失调。消化系统偶有口干、便秘、腹泻、短时的腹部痉挛性疼痛现象。皮肤偶见一过性皮疹或瘙痒症状。

(六)禁忌证

对本药过敏者、嗜铬细胞瘤、乳腺癌、机械性肠梗阻、胃肠道出血、孕妇。

(七)药物相互作用

增加对乙酰氨基酚、氨苄西林、左旋多巴、四环素等药物的吸收速度。对服用对乙酰氨基酚的患者,不影响其血药浓度。胃肠解痉药与本药合用,可能发生药理拮抗作用,减弱本药的治疗作用,两者不宜联用。与 H_2 受体拮抗药合用,由于 H_2 受体拮抗药改变了胃内 pH,减少本药在胃肠道的吸收,故两者不宜合用。维生素 B_6 可抑制催乳素的分泌,减轻本药泌乳反应。制酸药可以降低本药的口服生物利用度,不宜合用。口服含铝盐或铋盐的药物(如硫糖铝、胶体枸橼酸铋钾、复方碳酸铋等)后能与胃黏膜蛋白结合,形成络合物以保护胃壁,本药能增强胃部蠕动,促进胃内排空,缩短该类药物在胃内的作用时间,降低药物的疗效。

(八)药物过量

用药过量可出现困倦、嗜睡、心律失常、方向感丧失、锥体外系反应以及低血压等症状,但以上反应多数是自限性的,通常在 24 小时内消失。本药过量时无特殊的解药或特效药。应予对症支持治疗,并密切监测。给患者洗胃和/或使用药用炭,可加速药物清除。使用抗胆碱药、抗帕金森病药以及具有抗副交感神经生理作用的抗组胺药,有助于控制与本药毒性有关的锥体外系反应。

二、西沙比利(Cisapride)

(一)剂型规格

片剂:5 mg、10 mg。胶囊:5 mg。干混悬剂:100 mg。

(二)适应证

本品可用于由神经损伤、神经性食欲缺乏、迷走神经切断术或部分胃切除引起的胃轻瘫。也用于X线、内镜检查呈阴性的上消化道不适;对胃食管反流和食管炎也有良好作用,其疗效与雷尼替丁相同,与后者合用时其疗效可能得到加强;还可用于假性肠梗阻导致的推进性蠕动不足和胃肠内容物滞留及慢性便秘;对于采取体位和饮食措施仍不能控制的幼儿慢性、过多性反胃及呕吐也可试用本品治疗。

(三)注意事项

由于本品促进胃肠活动,可能发生瞬时性腹部痉挛、腹鸣或腹泻,此时可考虑酌减剂量。当幼儿或婴儿发生腹泻时应酌减剂量。本品对胃肠道功能增加的患者可能有害,必须使用时应注意观察。本品可能引起心电图 QT 间期延长、昏厥和严重的心律失常。当过量服用或与酮康唑同服时可引起严重的尖端扭转型室性心动过速。本品无胚胎毒性,也无致畸作用,但小于 34 周的早产儿应慎重用药。对于老年人,由于半衰期延长,故治疗剂量应酌减。肝肾功能不全患者开始剂量可减半,以后可根据治疗结果及可能发生的不良反应及时调整剂量。本品虽不影响精神运动功能,不引起镇静和嗜睡,但加速中枢抑制剂如巴比妥类和乙醇等的吸收,因此使用时应注意。

（四）不良反应

曾有过敏、轻度短暂头痛或头晕的报道。偶见可逆性肝功能异常，并可能伴有胆汁淤积。罕见惊厥性癫痫、锥体外系反应及尿频等。

（五）禁忌证

对本品过敏者禁用，哺乳期妇女勿用本品。

（六）药物相互作用

由于本品是通过促进肠肌层节后神经释放乙酰胆碱而发挥胃肠动力作用，因此抗胆碱药可降低本品效应。服用本品后，胃排空速率加快，如同服经胃吸收的药物，其吸收速率可能降低，而经小肠吸收的药物其吸收速率可能会增加（如苯二氮䓬类、抗凝剂、对乙酰氨基酚及 H_2 受体阻滞药等）。对于个别与本品相关的药物需确定其剂量时，最好监测其血药浓度。

三、伊托必利（Itopride）

（一）剂型规格

片剂：50 mg。

（二）适应证

本品主要适用于功能性消化不良引起的各种症状，如上腹部不适、餐后饱胀、早饱、食欲缺乏、恶心、呕吐等。

（三）用法用量

口服，成人每天 3 次，每次 1 片，饭前服用。可根据年龄、症状适当增减或遵医嘱。

（四）注意事项

高龄患者用药时易出现不良反应，用时注意。严重肝肾功能不全者、孕妇及哺乳期妇女慎用，儿童不宜使用。

（五）不良反应

主要不良反应有过敏症状，如皮疹、发热、瘙痒感等；消化道症状，如腹泻、腹痛、便秘、唾液增加等；神经系统症状，如头痛、刺痛感、睡眠障碍等；血液系统症状，如白细胞减少，当确认异常时应停药。偶见 BUN 或肌酐升高、胸背部疼痛、疲劳、手指发麻和手抖等。

（六）禁忌证

对本药过敏者。胃肠道出血穿孔、机械性梗阻的患者禁用。

（七）药物相互作用

抗胆碱药可能会对抗伊托必利的作用，故两者不宜合用；本品可能增强乙酰胆碱的作用，使用时应注意。

（八）药物过量

药物过量表现为出现乙酰胆碱作用亢进症状，应采取对症治疗，可采用阿托品解救。

四、莫沙必利（Mosapride）

（一）剂型规格

片剂：5 mg。

（二）适应证

慢性胃炎或功能性消化不良引起的消化道症状，如上腹部胀满感、腹胀、上腹部疼痛；嗳气、恶心、呕吐、胃烧灼感等。

(三)用法用量

常用剂量每次 5 mg,每天 3 次,饭前或饭后服用。

(四)注意事项

服用本品 2 周后,如消化道症状无变化,应停止服用。孕妇和哺乳期妇女、儿童及青少年、有肝肾功能障碍的老年患者慎用。

(五)不良反应

不良反应的发生率约为 4%。主要表现为腹泻、腹痛、口干、皮疹、倦怠、头晕、不适、心悸等。另有约 3.8% 的患者出现检验指标异常变化,表现为嗜酸性粒细胞增多、三酰甘油升高、ALT 升高等。

(六)禁忌证

对本药过敏者。胃肠道出血者或肠梗阻患者。

(七)药物相互作用

与抗胆碱药物合用可能减弱本品的作用。

(赵晓莉)

第三节　止吐药及催吐药

一、甲氧氯普胺

(一)剂型规格

片剂:5 mg。注射液:1 mL:10 mg。

(二)适应证

用于因脑部肿瘤手术、肿瘤的放疗及化疗、脑外伤后遗症、急性颅脑损伤以及药物所引起的呕吐。对于胃胀气性消化不良、食欲缺乏、嗳气、恶心、呕吐有较好疗效。也可用于海空作业引起的呕吐及晕车症状。增加食管括约肌压力,从而减少全身麻醉时胃肠道反流所致吸入性肺炎的发生率;可减轻钡餐检查时的恶心、呕吐反应现象,促进钡剂通过;十二指肠插管前服用,有助于顺利插管。对糖尿病性胃轻瘫、胃下垂等有一定疗效;也用于幽门梗阻及对常规治疗无效的十二指肠溃疡。可减轻偏头痛引起的恶心,并可能由于提高胃通过率而促进麦角胺的吸收。本品的催乳作用可试用于乳量严重不足的产妇。可用于胆管疾病和慢性胰腺炎的辅助治疗。

(三)用法用量

口服:每次 5～10 mg,1 天 10～30 mg。饭前半小时服用。肌内注射:每次 10～20 mg。每天剂量一般不宜超过 0.5 mg/kg 体质量,否则易引起锥体外系反应。

(四)注意事项

注射给药可能引起直立位低血压。本品大剂量或长期应用可能因阻断多巴胺受体,使胆碱能受体相对亢进而导致锥体外系反应(特别是年轻人)。主要表现为帕金森病,可出现肌震颤、头向后倾、斜颈、阵发性双眼向上注视、发声困难、共济失调等。可用苯海索等抗胆碱药治疗。遇光变成黄色或黄棕色后,毒性增高。

(五)不良反应

主要为镇静作用,可有倦怠、嗜睡、头晕等。其他有便秘、腹泻、皮疹及溢乳、男子乳房发育等,但较为少见。

(六)禁忌证

孕妇禁用。禁用于嗜铬细胞瘤、癫痫、进行放射治疗或化疗的乳腺癌患者,也禁用于胃肠道活动增强可导致危险的病例。

(七)药物相互作用

吩噻嗪类药物能增强本品的锥体外系不良反应,不宜合用。抗胆碱药(阿托品、丙胺太林、颠茄等)能减弱本品增强胃肠运动功能的效应,两药合用时应予注意。可降低西咪替丁的口服生物利用度,两药若必须合用,服药时间应至少间隔 1 小时。能增加对乙酰氨基酚、氨苄西林、左旋多巴和四环素等的吸收速率,地高辛的吸收因合用本品而减少。

(八)药物过量

表现:深昏睡状态,神志不清;肌肉痉挛,如颈部及背部肌肉痉挛、拖曳步态、头部及面部抽搐样动作,以及双手颤抖摆动等锥体外系症状。处理:用药过量时,使用抗胆碱药物(如盐酸苯海索)、治疗帕金森病药物或抗组胺药(如苯海拉明),可有助于锥体外系反应的制止。

二、盐酸昂丹司琼

(一)剂型规格

片剂:4 mg、8 mg。胶囊:8 mg。注射剂:1 mL∶4 mg;2 mL∶4 mg;2 mL∶8 mg。

(二)适应证

本品适用于治疗由化疗和放疗引起的恶心呕吐,也可用于预防和治疗手术后引起的恶心呕吐。

(三)用法用量

1.治疗由化疗和放疗引起的恶心、呕吐

(1)成人:给药途径和剂量应视患者情况因人而异。剂量一般为 8～32 mg;对可引起中度呕吐的化疗和放疗,应在患者接受治疗前,缓慢静脉注射 8 mg;或在治疗前 1～2 小时口服 8 mg,之后间隔 12 小时口服 8 mg。对可引起严重呕吐的化疗和放疗,可于治疗前缓慢静脉注射本品 8 mg,之后间隔 2～4 小时再缓慢静脉注射 8 mg,共 2 次;也可将本品加入 50～100 mL 生理盐水中于化疗前静脉滴注,滴注时间为 15 分钟。对可能引起严重呕吐的化疗,也可于治疗前将本品与 20 mg 地塞米松磷酸钠合用静脉滴注,以增强本品的疗效。对于上述疗法,为避免治疗后 24 小时出现恶心呕吐,均应持续让患者服药,每次 8 mg,每天 2 次,连服 5 天。

(2)儿童:化疗前按体表面积计算,每平方米静脉注射 5 mg,12 小时后再口服 4 mg,化疗后应持续给予患儿口服 4 mg,每天 2 次,连服 5 天。

(3)老年人:可依成年人给药法给药,一般不需调整。

2.预防或治疗手术后呕吐

(1)成人:一般可于麻醉诱导同时静脉滴注 4 mg,或于麻醉前 1 小时口服 8 mg,之后每隔 8 小时口服 8 mg,共 2 次。已出现术后恶心、呕吐时,可缓慢滴注 4 mg 进行治疗。

(2)肾衰竭患者:不需调整剂量、用药次数或用药途径。

(3)肝衰竭患者：由于本品主要自肝脏代谢，对中度或严重肝衰竭的患者每天用药剂量不应超过 8 mg。静脉滴注时，本品在下述溶液中是稳定的（在室温或冰箱中可保持稳定 1 周）：0.9％氯化钠注射液、5％葡萄糖注射液、复方氯化钠注射液和 10％甘露醇注射液，但本品仍应于临用前配制。

（四）注意事项

怀孕期间（尤其妊娠早期）不宜使用本品。哺乳期妇女服用本品时应停止哺乳。

（五）不良反应

常见有头痛、头部和上腹部发热感、静坐不能、腹泻、皮疹、急性张力障碍性反应、便秘等；部分患者可有短暂性氨基转移酶升高；少见有支气管痉挛、心动过速、胸痛、低钾血症、心电图改变和癫痫大发作。

（六）禁忌证

有过敏史或对本品过敏者不得使用。胃肠道梗阻患者禁用。

（七）药物相互作用

与地塞米松或甲氧氯普胺合用，可以显著增强止吐效果。

（八）药物过量

过量可引起幻视、血压升高，此时适当给予对症和支持治疗。

三、托烷司琼

（一）剂型规格

注射剂：1 mL∶5 mg。胶囊剂：5 mg。

（二）适应证

本品主要用于治疗癌症化疗引起的恶心、呕吐。

（三）用法用量

每天 5 mg，总疗程 6 天。静脉给药，在化疗前将本品 5 mg 溶于 100 mL 生理盐水、林格氏液或 5％葡萄糖注射液中静脉滴注或缓慢静脉推注。口服给药，每天 1 次，每次 1 粒胶囊（5 mg），于进食前至少 1 小时服用或于早上起床后立即用水送服。疗程 2～6 天，轻症者可适当缩短疗程。

（四）注意事项

哺乳期妇女不宜应用，儿童暂不推荐使用。本品可能对血压有一定影响，因此高血压未控制的患者每天剂量不宜超过 10 mg。

（五）不良反应

常规剂量下的不良反应多为一过性，常见有头痛、便秘、头晕、疲劳及胃肠功能紊乱，如腹痛和腹泻。

（六）禁忌证

对本品过敏者及妊娠妇女禁用。

（七）药物相互作用

本品与食物同服可使吸收略延迟。本品与利福平或其他肝酶诱导剂合用可使本品血浆浓度减低，因此代谢正常者需增加剂量。

四、阿扎司琼

(一)剂型规格

注射剂：2 mL：10 mg。片剂：10 mg。

(二)适应证

主要用于抗恶性肿瘤药引起的消化系统症状,如恶心、呕吐等。

(三)用法用量

成人一般用量为 10 mg,每天 1 次静脉注射。

(四)注意事项

严重肝肾功能不全者慎用。有引起过敏性休克的可能,所以需要注意观察,一旦出现异常时应马上停药并给予适当处理。

(五)不良反应

精神系统方面有时出现头痛、头重或烦躁感;消化系统方面出现口渴,ALT、AST 和总胆红素上升;循环系统有时出现颜面苍白、冷感或心悸;其他方面有时出现皮疹、全身瘙痒、发热、乏力、双腿痉挛、颜面潮红及血管痛等。

(六)禁忌证

对本药及 5-HT$_3$ 受体阻滞药过敏者。胃肠道梗阻患者禁用。

(七)药物相互作用

与碱性药物,如呋塞米、甲氨蝶呤、氟尿嘧啶、吡咯他尼或依托泊苷等配伍时,有可能出现混浊或析出结晶,也可能降低本品的含量,因此本品应先与生理盐水混合后方可配伍,配伍后应在6 小时内使用。

五、阿扑吗啡

(一)剂型规格

注射剂：1 mL：5 mg。

(二)适应证

本品用于抢救意外中毒及不能洗胃的患者。

(三)用法用量

皮下注射：每次 2～5 mg,每次最大剂量 5 mg。

(四)注意事项

儿童、老年人、过度疲劳者及有恶心、呕吐的患者慎用。

(五)不良反应

可出现持续的呕吐、呼吸抑制、急促和急性循环衰竭等。

(六)禁忌证

(1)与吗啡及其衍生物有交叉过敏。

(2)有心力衰竭或心力衰竭先兆的患者、醉酒状态明显者、阿片及巴比妥类中枢神经抑制药所导致的麻痹状态患者。

(七)药物相互作用

如先期服用止吐药,可降低本药的催吐作用。

(赵晓莉)

第四节 泻药及止泻药

一、泻药

(一)酚酞

1.作用与特点

口服后在肠内遇胆汁及碱性液形成可溶性钠盐,刺激结肠黏膜,促进其蠕动,并阻止肠液被肠壁吸收而起缓泻作用。由于小量吸收后(约15%)进行肝肠循环的结果,其作用可持续3～4天。

2.适应证

适用于习惯性顽固便秘。

3.用法与用量

睡前口服0.05～0.2 g,经8～10小时排便。

4.不良反应与注意事项

本品如与碳酸氢钠及氧化镁等碱性药并用,能引起变色。连用偶能引起发疹;也可出现变态反应、肠炎、皮炎及出血倾向等。婴儿禁用,幼儿及孕妇慎用。

5.制剂与规格

片剂:50 mg,100 mg。

6.医保类型及剂型

甲类:口服常释剂。

(二)开塞露

1.作用与特点

本品为治疗便秘的直肠用溶液剂,系将含山梨醇、硫酸镁或甘油的溶液装入特制塑料容器内制得。

2.适应证

便秘。

3.用法与用量

用时将容器顶端刺破,外面涂油脂少许,徐徐插入肛门,然后将药液挤入直肠内,引起排便。成人用量每次20 mL,小儿酌减。

4.制剂与规格

溶液剂:10 mL,20 mL。本品有两种制剂,一种为含55%甘油制剂,另一种为含山梨醇45%～50%、硫酸镁10%、羟苯乙酯(尼泊金乙酯)0.05%、苯甲酸钠0.1%的制剂。

5.医保类型及剂型

甲类:溶液剂。

(三)硫酸镁

1.别名

硫苦,泻盐。

2.作用与特点

本品给药途径不同呈现不同的药理作用。

(1)导泻作用:内服由于不被吸收,在肠内形成一定的渗透压,使肠内保有大量水分,刺激肠道蠕动而排便。

(2)利胆作用:口服高浓度(33%)硫酸镁溶液,或用导管直接灌入十二指肠,可刺激十二指肠黏膜,反射性地引起胆总管括约肌松弛、胆囊收缩,促进胆囊排空,产生利胆作用。

(3)对中枢神经系统的作用注射本品,提高细胞外液中镁离子浓度,可抑制中枢神经系统,阻断外周神经肌肉接头,从而产生镇静、解痉、松弛骨骼肌的作用,也能降低颅内压。

(4)对心血管系统的作用:注射给药,过量镁离子可直接舒张周围血管平滑肌,引起交感神经节冲动传递障碍,从而使血管扩张,血压下降。

(5)消炎去肿作用:本品50%溶液外用热敷患处,有消炎去肿的功效。

3.适应证

用于便秘及治疗食物或药物中毒,阻塞性黄疸及慢性胆囊炎,惊厥、尿毒症、破伤风、高血压脑病及急性肾性高血压危象等,也用于外用热敷消炎去肿。

4.用法与用量

(1)导泻:每次口服5~20 g,清晨空腹服,同时饮100~400 mL水,也可用水溶解后服用。

(2)利胆:每次2~5 g,每天3次,饭前或两餐间服;也可服用33%溶液,每次10 mL。

(3)抗惊厥、降血压等:肌内注射1次1 g,10%溶液,每次10 mL;静脉滴注每次1.0~2.5 g。

5.不良反应与注意事项

导泻时如服用大量浓度过高的溶液,可能自组织中吸取大量水分而导致脱水。注射须缓慢,并注意患者的呼吸与血压。如有中毒现象(如呼吸肌麻痹等)可用10%葡萄糖酸钙注射液10 mL静脉注射,以行解救。肠道出血患者、急腹症患者及孕妇、经期妇女禁用本品导泻。中枢抑制药(如苯巴比妥)中毒患者不宜使用本品导泻排除毒物,以防加重中枢抑制。

6.制剂与规格

注射液:1 g∶10 mL,2.5 g∶10 mL。白色合剂:由硫酸镁30 g、轻质碳酸镁5 g、薄荷水适量,配成100 mL,1次服15~30 mL。一二三灌肠剂:由50%硫酸镁溶液30 mL、甘油60 mL,蒸馏水90 mL配成,常用于各种便秘的治疗。

7.医保类型及剂型

甲类:口服液体剂、口服散剂。

(四)聚乙二醇

1.别名

福松。

2.作用与特点

本品是一种渗透性缓泻剂,作用机制基本上是物理作用:通过增加局部渗透压,使水分保留在结肠肠腔内,增加肠道内液体的保有量,因而使大便软化,进而促进其在肠道内的推动和排泄。

3.适应证

成人便秘的症状治疗。

4.用法与用量

10~20 g/d。

5.不良反应与注意事项

本品没有毒性作用已被大量的文献充分证实。

6.药物相互作用

本品与其他药物同时服用时可能会阻碍其他药物的吸收,建议最好与其他药物间隔2小时口服。

7.制剂与规格

粉剂:10 g。

8.医保类型及剂型

乙类:口服散剂。

(五)导肠粒

1.别名

舒立通。

2.作用与特点

本品由81%卵叶车前子积团纤维和19%番泻果苷以合理比例组成,能确保温和地调节排便习惯。卵叶车前子纤维在水中膨胀形成黏液团,以确保大便有足够水分,增加粪便在大肠内的体积,完成直肠填充,适应排便。天然的番泻果苷能轻微刺激大肠,使大肠蠕动正常。番泻果苷在药粒中逐渐释放,一般服药后12~24小时显效。

3.适应证

便秘,特别适用于慢性便秘;调节产后妇女的肠活动功能;长期卧床患者;习惯使用强烈泻药的患者;结肠手术后有排便困难的患者。

4.用法与用量

1~2茶匙于晚饭后或早餐前以一杯液体送服,不应嚼碎,药物起作用后可按个别情况将剂量减至1/2~1茶匙,1~2次/天。

5.不良反应与注意事项

肠梗阻及胃肠道狭窄患者禁用。

6.药物相互作用

勿与收敛剂或抗腹泻剂如氰苯哌酯、地芬诺酯、咯哌丁胺、氢氯化物和阿片制剂合用。

7.制剂与规格

颗粒剂:100 g×1听(每100 g含卵叶车前草种子52 g、卵叶车前草果壳2.2 g、番泻果实12.4 g)。

二、止泻药

(一)复方地芬诺酯

1.别名

止泻宁。

2.作用与特点

本品对肠道作用类似吗啡,可直接作用于肠平滑肌,通过抑制肠黏膜感受器,消除局部黏膜的蠕动反射而减弱肠蠕动,同时可增加肠的节段性收缩,使肠内容物通过延迟,有利于肠内水分的吸收。本品吸收后在体内主要代谢为地芬诺辛,其止泻作用比母体化合物强5倍。地芬诺辛的$t_{1/2}$为12~24小时,主要由粪便排出,少量由尿中排出。

3.适应证

适用于急、慢性功能性腹泻及慢性肠炎等。

4.用法与用量

口服,每次1~2片,每天2~4次。腹泻控制后,应即减少剂量。

5.不良反应与注意事项

服药后偶见口干、腹部不适、恶心、呕吐、嗜睡、烦躁、失眠等,减量或停药后即消失。长期使用可致依赖性。肝功能不全患者及正在服用有药物依赖性患者慎用。婴儿不推荐使用。不能用作细菌性痢疾的基本治疗药物。

6.药物相互作用

可增强巴比妥类、阿片类及其他中枢抑制药的作用,故不宜合用。

7.制剂与规格

片剂:每片含盐酸地芬诺酯2.5 mg,硫酸阿托品0.025 mg。

8.医保类型及剂型

甲类:口服常释剂。

(二)酵母菌

1.别名

亿活。

2.作用与特点

本品为生物性止泻剂。布拉酵母菌具有抗微生物和抗毒素作用,并对肠黏膜有营养作用。布拉酵母菌不会被胃肠液、抗生素或磺胺类药物所破坏,在肠内具有活性作用。药理学动物实验研究表明,无论在体外或体内,该药具有抗菌(包括白色念珠菌)作用,还可促进动物体内的免疫作用。它能合成B族维生素,如维生素B_1、维生素B_2、维生素B_6、泛酸、烟酸。此外,还能显著增加人与动物上皮细胞刷状缘内的二糖酶。

3.适应证

治疗成人或儿童感染性或非特异性腹泻。预防和治疗由抗生素诱发的结肠炎和腹泻。

4.用法与用量

口服:每次1~2袋或1~2粒,1~2次/天。最好避免在吃饭时服用。

5.不良反应与注意事项

可引起胃部不适或腹胀感。

6.药物相互作用

不可与全身性或口服抗真菌药物及某些唑啉类衍生物合用。

7.制剂与规格

袋装:250 mg。胶囊:250 mg。

(三)嗜酸性乳杆菌

1.别名

乐托尔。

2.作用与特点

本品为灭活的嗜酸乳杆菌菌体及其代谢产物,由于采用真空冷冻干燥法,细菌经过热处理已被灭活,其代谢过程中产生的乳酸及结构未明的抗生素有直接的抑菌作用;所含B族维生素能刺激肠道内正常产酸菌丛的生长;对肠黏膜有非特异性免疫刺激作用,能增强免疫球蛋白的合成。

3.适应证

主要用于急慢性腹泻的对症治疗。

4.用法与用量

胶囊剂:成人及儿童每天 2 次,每次 2 粒,成人首剂量加倍;婴儿每天 2 次,每次 1～2 粒,首剂量 2 粒。

5.不良反应与注意事项

本品所含菌株已经被灭活,故与抗生素合用时不影响疗效,也不诱导病菌产生耐药性,怀孕期间用药无致畸作用的报道。

6.制剂与规格

胶囊剂:每胶囊含灭活冻干嗜酸乳杆菌 50 亿和后冻干培养基 80 mg;散剂:每小袋含灭活冻干嗜酸乳杆菌 50 亿和后冻干的培养基 160 mg。

(四)双歧三联活菌

1.别名

培菲康。

2.作用与特点

本品含双歧杆菌、嗜酸性乳杆菌及粪链球菌。直接补充正常生理性细菌,调整肠道菌群,抑制肠道中对人具有潜在危害的菌类甚至病原菌;促进机体对营养物的分解、吸收;合成机体所需的维生素;激发机体免疫力;减少肠源性毒素的产生和吸收。

3.适应证

肠菌群失调症,轻、中型急性腹泻,慢性腹泻,腹胀,便秘。

4.用法与用量

成人每次 2～3 粒,2～3 次/天,口服。6～13 岁儿童每次 1～2 粒,1～6 岁儿童每次 1 粒,1 岁以下婴儿每次 1/2 粒,2～3 次/天,口服。

5.制剂与规格

散剂:1 g,2 g。胶囊:210 mg。

(五)双歧杆菌

1.别名

丽珠肠乐。

2.作用与特点

本品可补充对人体有益的正常生理性肠道细菌,纠正菌群失调;维持正常的肠蠕动;减少内毒素来源,降低血内毒素水平;还可产生多种生物酶,使蛋白质转变成为氨基酸,脂肪转变成为脂肪酸,糖特别是乳糖分解成为乳酸,从而促进这三大营养素的吸收与利用。对于肝炎患者,能够改善肝功能,促进肝细胞功能的恢复,对于肝硬化患者,能够改善肝脏蛋白质的代谢,减轻肝脏负担,发挥保肝、护肝等作用。

3.适应证

各种原因所致肠菌群失调疾病,如急慢性肠炎、腹泻、便秘等肠功能紊乱的防治,以及菌群失调所致血内毒素升高,如急慢性肝炎、肝硬化、肝癌等的辅助治疗。

4.用法与用量

成人每次 1～2 粒,早晚各 1 次,餐后口服。儿童剂量酌减,重症加倍。婴幼儿可取出胶囊内药粉用凉开水调服。

5.制剂与规格

胶囊:10 粒。

(仲伟彬)

第五节　利　胆　药

一、非布丙醇(Febuprol)

(一)剂型规格、用法用量

片剂 50 mg,0.1 g;胶囊剂 50 mg,0.1 g。口服:每次 0.1～0.2 g,1 天 3 次,饭后服。

(二)作用用途

本品具有明显的利胆作用,动物实验证明,无论肝实质是否损伤,均可使胆汁分泌增加。本品也有松弛胆管平滑肌及奥狄括约肌、降低血中胆固醇的作用。本品 90％以上经胃肠道吸收,代谢率达 99％。血浆蛋白结合率为 70％。本品 85％由胆汁排出,4％由尿排泄。原形药在胆汁及尿中仅占 0.2％及 0.1％。本品毒性较低,亚急性毒性试验未见对循环系统及其他器官损害。用于治疗胆囊炎、胆石症及其他高脂血症、脂肪性消化不良和急慢性肝炎。

(三)不良反应

个别可见一过性胃部不适。

二、羟甲烟胺(Nicotinylmethylamide)

(一)剂型规格、用法用量

片剂 0.5 g;胶囊剂 0.5 g。口服:每次 1 g,1 天 3 次,连服 2～4 天后改为 1 天 2 次;儿童,每次 0.25～0.5 g,1 天 3 次。注射剂10 mL:0.4 g;静脉注射:每次 0.4～0.8 g,1 天 1 次,维持用药每次0.4 g,隔天 1 次。

(二)作用用途

本品为利胆、保肝、抑菌药。促进胆汁分泌,增加胆盐浓度,具有利胆保肝作用。并能有效地抑制胆管及肠道中的双球菌、化脓链球菌、肠球菌及大肠埃希菌,具有明显的消炎作用。用于胆管炎、胆囊炎、胆石症、传染性肝炎、肝源性黄疸、肝功障碍、胃及十二指肠炎、急性肠炎、结肠炎等。

(三)不良反应

少数患者可见胃部不适。

三、胆酸钠(Cholate Sodium)

(一)剂型规格、用法用量

片剂 0.2 g;胶囊 0.2 g。口服:每次 0.2～0.4 g,1 天 3 次;儿童,3 岁以上每次 0.1 g,1 天3 次。溶解胆结石:每次 0.25～0.5 g,1 天 3 次。

（二）作用用途

本品是从牛胆或猪胆中提得的胆盐混合物,为天然胆汁酸的甘氨酸和牛磺酸结合物的混合钠盐。能刺激肝细胞分泌胆汁,促进脂肪的乳化及吸收,兼有利胆作用,溶解富含胆固醇的结石,并有助于脂溶性维生素 D、维生素 K 的吸收和增加胰酶的活性。用于胆囊或胆管瘘管的长期引流患者及胆汁缺乏、脂肪消化不良和胆囊炎。

（三）不良反应

有缓泻作用。

（四）注意事项

胆总管完全阻塞而未做体位引流前的患者禁用。

四、去氢胆酸

（一）剂型规格、用法用量

片剂 0.25 g。口服:每次 0.25～0.5 g,1 天 3 次,饭后服;儿童,1 岁以下每次 0.01～0.02 g,1～5 岁每次 0.03～0.1 g,1 天 3 次。(钠盐)注射剂 5 mL:0.5 g,5 mL:1 g;静脉注射;1 天0.5 g,必要时可逐渐增加到 1 天 2 g。

（二）作用用途

本品为胆酸的合成衍生物,具有利胆、促进胆汁分泌的作用。起效迅速,静脉注射后 20～30 分钟达最大效应,维持时间长。本品能促进肝脏分泌大量黏度较低的胆汁,增加胆汁容量,但不改变胆盐及其色素的含量,可使胆管畅通,起到清洗胆管和利胆的作用。这与天然胆盐的作用不同,后者分泌量及其固体成分均有增加,并能促进脂肪和脂溶性维生素的吸收,而本品的这一作用很弱。本品还有促进肝脏血流及胆红素排泄和利尿作用。本品口服吸收较好。本品由粪便排出。用于慢性功能性或器质性胆囊(如慢性肝炎)胆管病变,如胆囊或胆管功能失调、胆囊切除后综合征、慢性胆囊炎、胆石症及某些肝脏疾病。

（三）不良反应

不良反应可有口干、口苦及皮肤瘙痒、缓泻等,可出现呼吸困难、心搏骤停、心律失常、肌痉挛、极度疲乏无力,一般轻微短暂,但如长期应用或一时用量过大,可导致电解质失平衡。

（四）注意事项

(1)胆管完全阻塞,严重肝肾功能不全,阑尾炎或肠梗阻,诱因不明的直肠出血,充血性心力衰竭等患者禁用。对哮喘及有过敏史的患者慎用。可用本品 20％溶液 0.2 mL 做皮试,阳性反应者不可静脉滴注。

(2)长期应用会出现胆汁减少,出现所谓"肝疲劳"现象。

(3)如出现嗳气、打嗝、腹泻、恶心、痉挛、直肠区周围皮肤刺激等症状时应进行对症处理。

(4)因本品代谢产物羟基酮和胆酸有增加结肠分泌水分的作用,因而可有缓泻。

（仲伟彬）

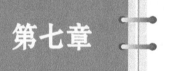

第七章　内分泌科常用药物

第一节　甲状腺激素及抗甲状腺药

　　甲状腺分泌的甲状腺激素是维持人体正常代谢和生长发育所必需的激素,影响全身各器官系统的功能和代谢状态。各种原因所致的甲状腺功能减退或亢进,以致体内甲状腺素水平过低或过高所引起各种症状,需要分别应用甲状腺激素或抗甲状腺药物治疗。

　　本节包括的药物为作为替代治疗药物的甲状腺片(口服常释剂型)及抗甲状腺药物甲巯咪唑(口服常释剂型)和丙硫氧嘧啶(口服常释剂型)。

一、甲状腺片

(一)药理学

　　甲状腺激素对机体的作用广泛,具有促进分解代谢(生热作用)和合成代谢作用,对人体正常代谢及生长发育有重要影响,对婴、幼儿中枢的发育甚为重要,它可促进神经元和轴突生长、突触的形成。甲状腺激素的基本作用是诱导新生蛋白质包括特殊酶系的合成,调节蛋白质、碳水化合物和脂肪三大物质,以及水、盐和维生素的代谢。甲状腺激素诱导细胞 Na^+-K^+ 泵(Na^+-K^+-ATP 酶)的合作并增强其活力而使能量代谢和氧化磷酸化增强。甲状腺激素(主要是 T_3)还与核内特异性受体相结合,激活的受体与 DNA 甲状腺激素应答元件上特异的序列相结合,从而促进新的蛋白质(主要为酶)的合成。

　　口服吸收入血后,绝大部分甲状腺素与血浆蛋白(主要是甲状腺素结合球蛋白)结合,仅约 0.03% 的 T_4 和 0.3% T_3 以游离形式存在。只有游离甲状腺激素才能进入靶细胞发挥生物效应。部分 T_4 在肝、肾等脏器中转化为 T_3,其量占 T_3 总量的 $70\%\sim90\%$。游离 T_3、T_4 进入靶细胞后,T_4 转化为 T_3,后者与其受体的亲和力较 T_4 高 10 倍,作用增强 4 倍,故 T_3 是主要的具有活性的甲状腺激素,而 T_4 则被视为激素原。T_4 半衰期为 $6\sim8$ 天,而 T_3 为 1 天。甲状腺激素在肝内降解并与葡糖醛酸和硫酸结合后,通过胆汁排泄。

(二)适应证

　　(1)各种原因引发的甲状腺激素缺乏(甲状腺功能减退症或黏液性水肿)的替代治疗,不包括亚急性甲状腺炎恢复期出现的暂时性亚临床甲状腺功能减退。

　　(2)非地方性单纯性甲状腺肿。

（3）预防和治疗甲状腺结节

（4）促甲状腺激素依赖性甲状腺癌的辅助治疗。

（5）抗甲状腺治疗的辅助用药,防止甲状腺功能减退症状的发生和甲状腺进一步肿大。

（6）防止颈部放疗患者甲状腺癌的发生。

（7）防止某些药物如碳酸锂、水杨酸盐及磺胺类药物所致甲状腺肿大作用。

（8）甲状腺功能试验的抑制剂,此用途限于 T_3。

（三）禁忌证

（1）对本药过敏者。

（2）患有以下疾病或未经治疗的以下疾病患者：肾上腺功能不全、垂体功能不全、甲状腺毒症、冠心病、心绞痛、动脉硬化、高血压患者。

（3）急性心肌梗死、急性心肌炎和急性全心炎患者。

（4）非甲状腺功能减退心力衰竭、快速性心律失常患者。

（四）不良反应

甲状腺激素如用量适当无任何不良反应。使用过量则引起心动过速、心悸、心绞痛、心律失常、头痛、神经质、兴奋、不安、失眠、骨骼肌痉挛、肌无力、震颤、出汗、潮红、怕热、腹泻、呕吐、体重减轻等类似甲状腺功能亢进症的症状。T_3 过量时,不良反应的发生较 T_4 或甲状腺片快。减量或停药可使所有症状消失。T_4 过量所致者,症状消失较缓慢。

（五）注意事项

（1）糖尿病患者、心肌缺血患者慎用。

（2）对病程长、病情重的甲状腺功能减退症或黏液性水肿患者使用本类药应谨慎小心,开始用小剂量,以后缓慢增加直至生理替代剂量。

（3）伴有垂体前叶功能减退症或肾上腺皮质功能不全患者应先服用糖皮质激素,待肾上腺皮质功能恢复正常后再用本类药。

（4）本药不易透过胎盘,甲状腺功能减退者在妊娠期间无须停药。对于患有甲状腺功能亢进的孕妇,必须单独使用抗甲状腺药物进行治疗,而不宜将本药与抗甲状腺药物合用,否则可能会导致胎儿甲状腺功能减退。美国 FDA 对本药的妊娠安全性分级为 A 级。

（5）老年患者对甲状腺激素较敏感,超过 60 岁者甲状腺激素替代需要量比年轻人约低25%,而且老年患者心血管功能较差,应慎用。

（六）药物相互作用

（1）糖尿病患者服用甲状腺激素应视血糖水平适当增加胰岛素或降糖药剂量。

（2）甲状腺激素与抗凝剂如双香豆素合用时,后者的抗凝作用增强,可能引起出血,应根据凝血酶原时间调整抗凝药剂量。

（3）本类药与三环类抗抑郁药合用时,两类药的作用及毒副作用均有所增强,应注意调整剂量。

（4）服用雌激素或避孕药者,因血液中甲状腺素结合球蛋白水平增加,合用时甲状腺激素剂量应适当调整。

（5）β受体阻滞剂可减少外周组织 T_4 向 T_3 的转化,合用时应注意。

（七）用法和用量

1.成人

口服,开始为每天 15～20 mg,逐步增加,维持量一般为每天 90～120 mg,少数患者需每天

180 mg。

2.婴儿及儿童

完全替代量：①6个月以下，每天15～30 mg；②6个月至1岁，每天30～60 mg；③2～3岁，每天60～90 mg；④4～7岁，每天90～120 mg；⑤8～14岁，每天120～150 mg。

开始剂量应为完全替代剂量的1/3，逐渐加量。由于本品T_3、T_4含量及二者比例不恒定，在治疗中应根据临床症状及T_3、T_4、促甲状腺激素检查调整剂量。

（八）制剂和规格

甲状腺片：10 mg、40 mg、60 mg。

二、甲巯咪唑

（一）药理学

本药属咪唑类抗甲状腺药，能抑制甲状腺激素的合成。本药通过抑制甲状腺内过氧化物酶，阻止摄入到甲状腺内的碘化物氧化及酪氨酸偶联，从而阻碍甲状腺素（T_4）的合成。由于本药并不阻断贮存的甲状腺激素释放，也不对抗甲状腺激素的作用，故只有当体内已有甲状腺激素被耗竭后，本药才产生明显的临床效应。本药抑制甲状腺激素合成的作用略强于丙硫氧嘧啶，持续时间也较长。

此外，本药尚有轻度免疫抑制作用，抑制甲状腺自身抗体的产生，降低血液循环中甲状腺刺激性抗体水平，使抑制性T细胞功能恢复正常。

口服后迅速被吸收，吸收率为70％～80％。起效时间至少3周，对使用过含碘药物或甲状腺肿大明显者，可能需要12周才能发挥作用。吸收后广泛分布于全身，但浓集于甲状腺，可透过胎盘，也能经乳汁分泌。本药不与血浆蛋白结合，主要代谢物为3-甲基-2-硫乙内酰胺，原形药及其他代谢物75％～80％随尿液排泄，半衰期约3小时（也有报道为4～14小时）。

（二）适应证

抗甲状腺药物用于各种类型的甲状腺功能亢进症，包括格雷夫斯病（伴有自身免疫功能紊乱、甲状腺弥漫性肿大、可有突眼）、甲状腺瘤、结节性甲状腺肿及甲状腺癌引起的甲状腺功能亢进。在格雷夫斯病中，尤其适用于以下几种情况。

（1）病情较轻，甲状腺轻至中度肿大者。

（2）甲状腺手术后复发，但又不适于放射性[131]I治疗者。

（3）手术前准备。

（4）作为[131]I放疗的辅助治疗。

（三）禁忌证

（1）对本药过敏者。

（2）哺乳期妇女。

（四）不良反应

1.较多见的不良反应

发生率3％～5％，皮疹、皮肤瘙痒，此时需根据情况停药或减量，并加抗过敏药物，待变态反应消失后再重新由小剂量开始，必要时换一种制剂。

2.严重不良反应

血液系统异常，轻度白细胞计数减少较为多见，严重的粒细胞缺乏症较少见，后者可无先兆症状即发生,有时可出现发热、咽痛,应及时停药,并查血常规,及早处理粒细胞缺乏症。再生障碍性贫血也可能发生。因此,在治疗过程中,尤其前两个月应定期检查血常规。

3.其他不良反应

包括味觉减退、恶心、呕吐、上腹部不适、关节痛、头晕、头疼、脉管炎(表现为患部红、肿、痛)、红斑狼疮样综合征(表现为发热、畏寒、全身不适、软弱无力)。

4.罕见的不良反应

肝炎(可发生黄疸,停药后黄疸可持续至 10 周开始消退)、肾炎等;其他少见血小板减少,凝血因子Ⅱ或凝血因子Ⅶ降低。

(五)注意事项

1.有下列情况者慎用

(1)对其他甲巯咪唑复合物过敏者。

(2)血白细胞计数偏低者。

(3)肝功能不全者。

2.对儿童的影响

儿童用药过程中应注意避免出现甲状腺功能减退,必要时可酌情加用甲状腺片。

3.对老年人的影响

老年人尤其是肾功能不全者,应酌情减量给药,必要时可酌情加用甲状腺片。

4.对妊娠的影响

本药可透过胎盘,孕妇用药应谨慎,必须用药时宜采用最小有效剂量。甲亢孕妇在妊娠后期病情可减轻,此时可减少抗甲状腺的药物的用量,部分患者于分娩前 2～3 周可停药,但分娩后不久可再次出现明显的甲亢症状。美国 FDA 对本药妊娠安全性分级为 D 级。

5.对哺乳的影响

本药可由乳汁分泌,哺乳期妇女服用较大剂量时可能引起婴儿甲状腺功能减退,故服药时应暂停哺乳。

6.随访检查

用药前后及用药时应当检查或监测血常规、肝功能、甲状腺功能。

7.对诊断的干扰

本药能使凝血酶原时间延长,并使血清碱性磷酸酶、门冬氨酸氨基转移酶(AST)和丙氨酸氨基转移酶(ALT)增高。

(六)药物相互作用

(1)本药通过降低凝血因子的代谢而降低抗凝药的敏感性,从而降低抗凝药的疗效。与抗凝药合用时,应密切监测凝血酶原时间和国际标准化比值。

(2)对氨基水杨酸、保泰松、巴比妥类、酚妥拉明、妥拉唑林、维生素 B_{12}、磺胺类、磺胺类等都可能抑制甲状腺功能,引起甲状腺肿大,与本药合用时须注意。

(3)高碘食物或药物的摄入可使甲亢病情加重,使抗甲状腺药需要量增加或用药时间延长。

(七)用法和用量

1.成人

(1)甲状腺功能亢进:一般开始用量每天 30 mg,分 3 次服用。可根据病情轻重调整为每天15～40 mg,每天最大量 60 mg。当病情基本控制(体重增加、心率低于每分钟 90 次、血清 T_3 和

T_4 水平恢复正常),需 4～8 周开始减量,每 4 周减 1/3～1/2。维持量每天 5～15 mg,一般需要治疗 18～24 个月。

(2)甲状腺功能亢进术前准备:按上述剂量连续用药,直至甲状腺功能正常,在术前 7～10 天加用碘剂。

(3)甲状腺危象:每天 60～120 mg,分次服用。在初始剂量服用 1 小时后加用碘剂。

2.儿童

口服,甲状腺功能亢进每天 0.4 mg/kg,分 3 次服用;维持剂量为每天 0.2 mg/kg。

(八)制剂和规格

甲巯咪唑片:5 mg、10 mg。

三、丙硫氧嘧啶

(一)药理学

本药为硫脲类抗甲状腺药,主要抑制甲状腺激素的合成。其机制为抑制甲状腺内过氧化物酶,阻止摄入到甲状腺内的碘化物氧化及酪氨酸偶联,从而阻碍甲状腺素(T_4)的合成。同时,本药通过抑制 T_4 在外周组织中脱碘生成三碘甲状腺原氨酸(T_3),故可在甲状腺危象时起到减轻病情的即刻效应。由于本药并不阻断贮存的甲状腺激素释放,也不对抗甲状腺激素的作用,故只有当体内已有甲状腺激素被耗竭后,本药才产生明显的临床效应。

此外,本药尚有免疫抑制作用,可抑制 B 淋巴细胞合成抗体,抑制甲状腺自生抗体的产生,使血促甲状腺素受体抗体消失。恢复抑制 T 淋巴细胞功能,减少甲状腺组织淋巴细胞浸润,从而使格雷夫斯病的免疫紊乱得到缓解。

口服迅速吸收,生物利用度 50%～80%。给药后 1 小时血药浓度达峰值。药物吸收后分布到全身各组织,主要在甲状腺中聚集,肾上腺及骨髓中浓度亦较高,还可透过胎盘(但比甲巯咪唑少)。血浆蛋白结合率约为 76.2%(60%～80%)。药物主要在肝脏代谢,60% 被代谢破坏;其余部分 24 小时内从尿中排出,也可随乳汁排出。在血中半衰期很短(1～2 小时),但由于在甲状腺中的聚集作用,其生物作用可持续较长时间。当肾功能不全时,半衰期可长达 8.5 小时。

(二)适应证

(1)用于各种类型的甲状腺功能亢进症,包括格雷夫斯病(伴有自身免疫功能紊乱、甲状腺弥漫性肿大、可有突眼)。在格雷夫斯病中,尤其适用于:①病情较轻,甲状腺轻至中度肿大者。②儿童、青少年及老年患者。③甲状腺手术后复发,但又不适于放射性[131]I 治疗者。④手术前准备。⑤作为[131]I 放疗的辅助治疗。⑥妊娠合并格雷夫斯病。

(2)用于甲状腺危象(作为辅助治疗,以阻断甲状腺素的合成)。

(三)禁忌证

(1)对本药或其他硫脲类抗甲状腺药物过敏者。

(2)严重的肝功能损害者。

(3)白细胞严重缺乏者。

(4)结节性甲状腺肿伴甲状腺功能亢进者。

(5)甲状腺癌患者。

(四)不良反应

本药的不良反应大多发生在用药初的 2 个月。

1.常见不良反应

头痛、眩晕、关节痛、唾液腺和淋巴结肿大及味觉减退、恶心、呕吐、上腹部不适。也有皮疹、皮肤瘙痒、药物热。

2.血液不良反应

血液不良反应多为轻度粒细胞减少,少见严重的粒细胞缺乏、血小板减少、凝血因子Ⅱ或因子Ⅶ降低、凝血酶原时间延长。另可见再生障碍性贫血。

3.其他不良反应

可见脉管炎(表现为患部红、肿、痛)、红斑狼疮样综合征(表现为发热、畏寒、全身不适、软弱无力)。

4.罕见不良反应

间质性肺炎、肾炎、肝功能损害(血清碱性磷酸酶、天门冬氨酸氨基转移酶和丙氨酸氨基转移酶升高、黄疸)。

(五)注意事项

1.有下列情况者慎用

(1)外周白细胞计数偏低者。

(2)肝功能异常者。

2.对儿童的影响

儿童用药过程中应注意避免出现甲状腺功能减退,必要时可酌情加用甲状腺片。

3.对老年人的影响

老年人尤其是肾功能不全者,应酌情减量给药,必要时可酌情加用甲状腺片。

4.对妊娠的影响

本药透过胎盘量较甲巯咪唑少,妊娠合并格雷夫斯病可选用本药。鉴于孕妇用药可导致胎儿甲状腺肿、甲状腺功能减退,故孕妇用药应谨慎,宜采用最小有效剂量,一旦出现甲状腺功能偏低即应减量。美国食品药品监督管理局(FDA)对本药的妊娠安全性分级为D级。

5.对哺乳的影响

哺乳期妇女服用剂量较大时,可能引起婴儿甲状腺功能减退,故哺乳期妇女禁用本药。

6.随访检查

用药前后及用药时应当检查或监测血常规及肝功能。

7.对诊断的干扰

本药能使凝血酶原时间延长,并使血清碱性磷酸酶、门冬氨酸氨基转移酶(AST)和丙氨酸氨基转移酶(ALT)增高。

(六)药物相互作用

(1)本药可增强抗凝血药的抗凝作用。

(2)对氨基水杨酸、巴比妥类、酚妥拉明、妥拉唑林、维生素 B_{12}、磺胺类等都可能抑制甲状腺功能,引起甲状腺肿大,与本药合用时应注意。

(3)硫脲类抗甲状腺药物之间存在交叉变态反应。

(4)高碘食物或药物的摄入可使甲亢病情加重,使抗甲状腺药需要量增加或用药时间延长。

(七)用法和用量

1.成人

(1)口服。①甲状腺功能亢进:开始剂量一般每次 100 mg,每天 3 次,视病情轻重用量可为每天 150~400 mg,每天最大量为 600 mg。通常用药 4~12 周病情控制(体重增加、心率低于每分钟 90 次、血清 T_3 和 T_4 水平恢复正常),可减量 1/3。以后如病情稳定可继续减量,每 4~6 周递减 1/3~1/2,维持量视病情而定,一般每天 50~150 mg,全程 1~2 年或更长。②甲状腺危象:每次 150~200 mg,每 6 小时 1 次,直至危象缓解,约 1 周时间停药。若患者需用碘剂以控制 T_4 释放时,本药需在开始服碘剂前 1 小时服用,或至少应同时服用,以阻断服用的碘合成更多的甲状腺激素。③甲亢的术前准备:每次 100 mg,每天 3~4 次,至甲亢症状控制后加服碘剂 2 周,以减轻甲状腺充血,使甲状腺变得结实,便于手术。于术前 1~2 天停服本药。④作为放射性碘治疗的辅助治疗:需放射性碘治疗的重症甲亢患者,可先服本药,控制症状后再做甲状腺 ^{131}I 检查,以确定是否适用放射性碘治疗。在行放射性碘治疗后症状还未缓解者,可短期使用本药,每次 100 mg,每天 3 次。

(2)肾功能不全时剂量:肾功能不全者药物半衰期延长,用药时应减量。

(3)老年人剂量:老年人药物半衰期延长,用量应减少。

2.儿童

口服,甲状腺功能亢进:①新生儿每天 5~10 mg/kg,分 3 次服用。②6~10 岁每天 50~150 mg,分 3 次服用。③10 岁以上每天 150~300 mg,分 3 次服用。

以上情况,根据病情调节用量,甲亢症状控制后应逐步减至维持量。

(八)制剂和规格

丙硫氧嘧啶片:50 mg、100 mg。

(徐同生)

第二节 胰岛素及口服降糖药

胰岛素及口服降血糖药是治疗糖尿病的重要药物。糖尿病主要有胰岛素绝对缺乏的 1 型糖尿病和胰岛素相对缺乏的 2 型糖尿病。因此胰岛素主要用于治疗 1 型糖尿病,且须终身使用胰岛素。口服降血糖药多用于 2 型糖尿病,且可将不同作用类别的口服降血糖药合用;2 型糖尿病患者采用口服降血糖药治疗效果不理想,或出现急性、慢性并发症时,则须用胰岛素治疗。

口服降血糖药按其作用可分为胰岛素增敏类(如二甲双胍等)和促胰岛素分泌类(如格列本脲和格列吡嗪等);按其化学结构则可分为双胍类(如二甲双胍等)和磺胺类(如格列本脲和格列吡嗪等)。

本节包括不同时效的动物源胰岛素(注射剂)和双胍类胰岛素增敏的口服降血糖药二甲双胍(口服常释剂型)及磺胺类促胰岛素分泌的口服降血糖药格列本脲(口服常释剂型)和格列吡嗪(口服常释剂型)。

一、胰岛素

胰岛素是机体调节和维持血糖代谢和稳定的重要激素,也是治疗糖尿病的重要药物。临床使用的胰岛素(制剂)有来源于由动物组织提取的胰岛素或以生物工程重组的人胰岛素,其作用基本一致。本部分主要介绍前者。

胰岛素的药理学:胰岛素通过靶组织(主要是肝、脂肪和肌肉)细胞膜上的特异受体(胰岛素受体)结合后起作用,然后引发一系列生理效应。具体为以下几项内容:①促进肌肉、脂肪组织对葡萄糖的主动转运,吸收葡萄糖进而代谢、产生能量,或以糖原、甘油二酯的形式贮存。②促进肝摄取葡萄糖并转变为糖原。③抑制肝糖原分解及糖原异生,减少肝输出葡萄糖。④促进多种组织对碳水化合物、蛋白质、脂肪的摄取,同时促进蛋白质的合成、抑制脂肪细胞中游离脂肪酸的释放、抑制酮体生成,从而调节物质代谢。通过上述作用,胰岛素可使糖尿病患者血中葡萄糖来源减少、消耗增加,并在一定程度上纠正各种代谢紊乱,从而降低血糖、延缓(或防止)糖尿病慢性并发症的发生。

胰岛素的吸收:胰岛素皮下注射吸收迅速,但吸收很不规则,不同患者或同一患者的不同注射部位吸收量均有差别,以腹壁吸收最快,上臂外侧吸收较骨前外侧快。皮下注射 0.5～1 小时后开始生效,2.5～4 小时作用达高峰,持续时间为 5～7 小时,半衰期为 2 小时。静脉注射后 10～30 分钟起效并达峰值,持续时间为 0.5～1 小时。本药用量越大,作用时间越长。在血液循环中半衰期为 5～10 分钟。胰岛素吸收入血后,只有 5% 与血浆蛋白结合,但可与胰岛素抗体相结合(结合后,胰岛素作用时间延长)。主要在肝脏、肾脏代谢(先经谷胱甘肽氨基转移酶还原,再由蛋白水解酶水解成短肽或氨基酸),也可被肾胰岛素酶直接水解。少量原形随尿排出。

胰岛素的制剂及其特点:根据其起效作用快慢、维持作用时间长短及疾病情况和给药方法,胰岛素制剂可分为三类。①短效(速效)胰岛素制剂,又称为普通胰岛素,其制剂如胰岛素注射液和中性胰岛素注射液,其中不含任何延缓其吸收的物质,吸收和起作用均迅速,但作用持续时间较短。短效胰岛素制剂主要控制一餐饭后的高血糖,可供皮下注射;可肌内注射(使用情况较少,如对酮酸症中毒患者在运送途中),必要时可静脉注射或加入输液体中静脉滴注。②中效胰岛素制剂,为了延缓胰岛素的吸收和作用持续时间而加入低量鱼精蛋白(即其鱼精蛋白与胰岛素含量相匹配,没有多余的鱼精蛋白)和氯化锌,如低精蛋白锌胰岛素注射液。中效胰岛素主要控制两餐后的高血糖,以第二餐饭为主,只可皮下注射,不可静脉给药。③长效胰岛素制剂,为了延缓胰岛素的吸收和作用持续时间而加入鱼精蛋白和氯化锌,但其内含有多余的鱼精蛋白,若与普通胰岛素混合,会与多余的鱼精蛋白结合,形成新的鱼精蛋白锌胰岛素而使长效作用的部分增多,又简称 PZI。长效胰岛素无明显作用高峰,主要提供基础水平的胰岛素。只可皮下注射,不可静脉给药。④预混胰岛素制剂,此外,尚有将短效和中效胰岛素按不同比例混合制成一系列的预混胰岛素制剂供某些患者需用,如常用的是含 30% 短效和 70% 中效的制剂等。

(一)中性胰岛素注射液

本品为猪或牛胰岛素经层析法纯化制成的中性灭菌水溶液,pH 为 6.8～8.0。

1.药理学

本品为胰岛素速效型制剂。药理作用和作用机制见前。

皮下注射后吸收较迅速,0.5～1 小时开始生效,最大作用时间 1～3 小时,维持作用时间 5～8 小时。剂量愈大,维持作用时间愈长。静脉注射立即起效,但维持作用时间短。

2.适应证

(1)1 型糖尿病。

(2)2 型糖尿病有严重感染、外伤、大手术等严重应激情况,以及合并心、脑血管并发症、肾脏或视网膜病变等。

（3）糖尿病酮症酸中毒，高血糖非酮症性高渗性昏迷。

（4）长病程2型糖尿病血浆胰岛素水平确实较低，经合理饮食、体力活动和口服降糖药治疗控制不满意者，2型糖尿病具有口服降糖药禁忌时，如妊娠、哺乳等。

（5）成年或老年糖尿病患者发病急、体重显著减轻伴明显消瘦。

（6）妊娠糖尿病。

（7）继发于严重胰腺疾病的糖尿病。

（8）对严重营养不良、消瘦、顽固性妊娠呕吐、肝硬化初期可同时静脉滴注葡萄糖和小剂量胰岛素，以促进组织利用葡萄糖。

3.禁忌证

（1）对本药过敏者。

（2）低血糖患者。

4.不良反应

（1）变态反应、注射部位红肿、瘙痒、荨麻疹、血管神经性水肿。

（2）低血糖反应，出汗、心悸、乏力，重者出现意识障碍、共济失调、心动过速甚至昏迷。

（3）胰岛素抵抗，日剂量需超过200 U以上。

（4）注射部位脂肪萎缩、脂肪增生。

（5）眼屈光失调。

5.注意事项

（1）青春期前的儿童应适当减少胰岛素用量，因其对胰岛素的敏感性较青春期儿童高，较易发生低血糖。青春期儿童应适当增加胰岛素用量（20%～50%），青春期后再逐渐减少用量。

（2）老年人易出现低血糖，用药时需特别谨慎，同时应配合饮食治疗及适当的体力活动。

（3）胰岛素不通过胎盘屏障，对胎儿无影响。美国FDA对本药的妊娠安全性分级为B级。孕妇（特别是妊娠中、晚期）对胰岛素需要量增加，但分娩后则迅速减少。

（4）哺乳妇女使用胰岛素治疗对婴儿无危险，但可能需要降低胰岛素用量。

（5）糖尿病是慢性病，需长期治疗。一方面，用药期间应定期检查血糖、尿糖、尿常规、肾功能、视力、眼底、血压及心电图等，以了解糖尿病病情及并发症情况。如各餐前、餐后及睡前测血糖，并定期测血糖化血红蛋白，帮助制定降糖药的治疗方案（单独或联合，剂量调整等）；另一方面，为了尽早检测出各种并发症、伴发病或相关问题，以便采取对策，如每次访视应包括体重、体重指数、血压、尼龙丝测试、足背动脉搏动等，有助于发现微血管病变、大血管病变或神经病变等。

（6）不同患者或同一患者的不同病期，其胰岛素敏感性不同，即使其血糖值相近，其胰岛素需要量也不同，治疗中应注意个体化，按病情需要检测血糖，随时调整胰岛素用量。下列情况供参考。下列情况其胰岛素的需要量可能会增加：①高热；②甲状腺功能亢进症；③肢端肥大症；④库欣综合征；⑤糖尿病酮症酸中毒；⑥严重感染、外伤、大手术；⑦较大的应激情况如急性心肌梗死、脑卒中；⑧同时应用拮抗胰岛素的药物。下列情况其胰岛素需要量可能会减少：严重肝功能受损；在肾功能受损时，由于胰岛素在肾脏的代谢和排泄减少，但在尿毒症时，由于胰岛素抵抗，其需要量也随之变化，应监测血糖调整用量；腺垂体功能减退症、甲状腺功能减退症；其他，如腹泻、胃瘫、肠梗阻、呕吐及其他引起食物吸收延迟的因素等，胰岛素应酌情减量。

6.药物相互作用

(1)口服降糖药与胰岛素有协同降血糖作用,雄激素、单胺氧化酶抑制药、非甾体类解热镇痛消炎药也可增强胰岛素的降血糖作用。

(2)抗凝血药、水杨酸盐、磺胺类药、甲氨蝶呤等可与胰岛素竞争结合血浆蛋白,使血液中游离胰岛素水平增高,从而增强其降血糖作用。

(3)氯喹、奎尼丁、奎宁等可延缓胰岛素的降解,使血中胰岛素浓度升高,从而增强其降血糖作用。

(4)β肾上腺素受体阻断药(如普萘洛尔)可阻止肾上腺素升高血糖的反应,干扰机体调节血糖的功能。与胰岛素合用可掩盖某些低血糖症状、延长低血糖时间,故合用时应注意调整胰岛素剂量。

(5)血管紧张素转化酶抑制药、溴隐亭、氯贝丁酯、酮康唑、锂、甲苯达唑、维生素 B_6、茶碱等可通过不同方式产生直接或间接影响,导致血糖降低,与上述药物合用时,胰岛素应适当减量。

(6)奥曲肽可抑制生长激素、胰高血糖素及胰岛素的分泌;并可延迟胃排空、减缓胃肠蠕动,引起食物吸收延迟,从而降低餐后血糖水平。在开始使用奥曲肽时,胰岛素应适当减量,以后再根据血糖调整用量。

(7)某些钙通道阻滞剂、可乐定、达那唑、二氮嗪、生长激素、肝素、H_2受体拮抗药、大麻、吗啡、尼古丁、磺吡酮等药物可改变糖代谢、升高血糖,与上述药物合用时,胰岛素应适当加量。

(8)糖皮质激素、促肾上腺皮质激素、胰高血糖素、雌激素、口服降糖避孕药、甲状腺素、肾上腺素、噻嗪类利尿药、苯乙丙胺、苯妥英钠等可升高血糖水平,与胰岛素合用时,应调整这些药物或胰岛素的剂量。

(9)中等以上的乙醇可增强胰岛素引起的低血糖作用,导致严重、持续的低血糖反应。在空腹或肝糖原储备较少的情况下更易发生。

(10)吸烟可促进儿茶酚胺释放、减少皮肤对胰岛素吸收,从而降低胰岛素作用。

7.用法和用量

(1)皮下注射,一般每天 3 次,餐前 15～30 分钟注射,必要时睡前加注 1 次小量。剂量根据病情、血糖、尿糖由小剂量(视体重等因素每次 2～4 U)开始,逐步调整。

(2)1 型糖尿病患者每天胰岛素需用总量多介于每千克体重 0.5～1 U,根据血糖监测结果调整。

(3)2 型糖尿病患者每天需用总量变化较大,在无急性并发症情况下,敏感者每天仅需 5～10 U,一般患者约 20 U,肥胖、对胰岛素敏感性较差者需要量可明显增加。

(4)在有急性并发症(感染、创伤、手术等)情况下,对 1 型及 2 型糖尿病患者,应每 4～6 小时注射 1 次,剂量根据病情变化及血糖监测结果调整。

8.制剂和规格

中性胰岛素注射液:10 mL:400 U。

(二)胰岛素注射液

本品为胰岛素(猪或牛)的灭菌水溶液。

1.药理学

本品为短效胰岛素制剂。药理作用和作用机制参阅"一、胰岛素"。

皮下给药吸收迅速,皮下注射后 0.5～1 小时开始生效,2～4 小时作用达高峰,维持时间 5～

7 小时;静脉注射 10～30 分钟起效,15～30 分钟达高峰,持续时间 0.5～1 小时。静脉注射的胰岛素在血液循环中半衰期为 5～10 分钟,皮下注射后半衰期为 2 小时。

2.适应证

同"(一)中性胰岛素注射液"。

3.禁忌证

同"(一)中性胰岛素注射液"。

4.不良反应

同"(一)中性胰岛素注射液"。

5.注意事项

同"(一)中性胰岛素注射液"。

6.药物相互作用

同"(一)中性胰岛素注射液"。

7.用法和用量

同"(一)中性胰岛素注射液"。

8.制剂和规格

胰岛素注射液:10 mL：400 U。

(三)低精蛋白锌胰岛素注射液

本品为采用经层析纯化的高纯度猪胰岛素和适量的硫酸鱼精蛋白、硫酸锌配制而成的中性无菌混合液。

1.药理学

本药所含胰岛素与鱼精蛋白比例适当,无多余的鱼精蛋白。注射给药后缓慢释放出胰岛素而发挥作用,为中效胰岛素制剂。药理作用和机制见前。

皮下注射后吸收缓慢而均匀,2～4 小时起效,6～12 小时血药浓度达峰值,作用可持续 18～28 小时(介于胰岛素和精蛋白锌胰岛素之间)。

2.适应证

(1)用于 1 型糖尿病的常规治疗。

(2)用于 2 型糖尿病的治疗。主要针对口服降糖药效果欠佳(或继发失效)的患者(特别是未超重者),以及胰岛素水平不高、血糖波动较大、血糖控制差的患者。可单独使用,也可与普通胰岛素联合应用。

3.注意事项

参阅"(一)中性胰岛素注射液"。

4.禁忌证

参阅"(一)中性胰岛素注射液"。

5.不良反应

参阅"(一)中性胰岛素注射液"。

6.药物相互作用

参阅"(一)中性胰岛素注射液"。

7.用法和用量

成人:皮下注射,开始一般每次 4～8 U,早餐前 30～60 分钟皮下注射,每天 1 次,必要时可于晚餐前再注射早餐前剂量的 1/2。以后根据病情及血糖、尿糖等情况而调整剂量。如果用量超过 40 U 时,应分为 2 次给药。

8.制剂和规格

低精蛋白锌胰岛素注射液:①10 mL:400 U。②3 mL:300 U。

(四)精蛋白锌胰岛素注射液

本品为采用经层析纯化的高纯度猪胰岛素和硫酸鱼精蛋白、硫酸锌配制而成的中性无菌混合液。

1.药理学

本药含有过量鱼精蛋白,为长效胰岛素制剂。药理作用和作用机制参阅"一、胰岛素"。

皮下注射后吸收缓慢而均匀,3~4 小时起效,12~24 小时作用达高峰,作用持续 24~36 小时。

2.适应证

用于治疗轻、中度糖尿病,以减少胰岛素注射次数,控制夜间高血糖。按病情需要有时需与短效胰岛素合用。

3.禁忌证

(1)胰岛细胞瘤患者。

(2)其余参阅"(一)中性胰岛素注射液"。

4.不良反应

参阅"(一)中性胰岛素注射液"。

5.注意事项

参阅"(一)中性胰岛素注射液"。

6.药物相互作用

参阅"(一)中性胰岛素注射液"。

7.用法和用量

成人:常规剂量。皮下注射,开始一般 1 次 4~8 U,每天 1 次,每天早餐前 30~60 分钟皮下注射,以后根据病情及血糖、尿糖等情况而调整剂量。有时需要于晚餐前再注射 1 次,剂量根据病情而定,一般每天总量 10~20 U。

8.制剂和规格

精蛋白锌胰岛素注射液:①10 mL:400 U。②10 mL:800 U。

二、二甲双胍

(一)药理学

本品为双胍类降血糖药,能降低 2 型糖尿病患者的空腹血糖及餐后高血糖,使糖化血红蛋白下降 1%~2%。具体作用如下。

(1)增加周围组织对胰岛素的敏感性,增加胰岛素介导的葡萄糖利用。

(2)增加非胰岛素依赖的组织(如脑、血细胞、肾髓质、肠道、皮肤等)对葡萄糖的利用。

(3)抑制肝糖原异生,降低肝糖输出。

(4)抑制肠壁细胞摄取葡萄糖。

(5)抑制胆固醇的生物合成和贮存,降低血甘油三酯、总胆固醇水平,但本药无刺激胰岛素分泌作用,对正常人无明显降血糖作用,2 型糖尿病患者单用本药时一般不引起低血糖。与苯乙双胍相比,本药引起乳酸性酸中毒的危险性小,较为安全。

口服后由小肠吸收,生物利用度为 $50\%\sim60\%$。口服 0.5 g 后 2 小时,其血药浓度峰值约为 $2\ g/mL$。在胃肠道壁的浓度为血药浓度的 $10\sim100$ 倍,在肾、肝和唾液内的浓度约为血药浓度的 2 倍。本药很少与血浆蛋白结合,以原形随尿液迅速排出(肾功能不全时,可导致药物蓄积),12 小时内有 90% 被清除。血浆半衰期为 $1.7\sim4.5$ 小时。

(二)适应证

(1)用于单纯饮食控制疗效不满意的 10 岁以上的 2 型糖尿病患者(对于肥胖和伴高胰岛素血症者,本药不但有降糖作用,还有减轻体重及缓解高胰岛素血症的效果)。

(2)亦可用于 10 岁以上不伴酮症或酮症酸中毒的 1 型糖尿病患者,与胰岛素注射联合治疗,可减少胰岛素剂量。

(3)用于某些对磺胺类疗效较差的糖尿病患者(可与磺胺类合用)。

(三)禁忌证

(1)对本药及其他双胍类药物过敏者。

(2)2 型糖尿病伴有酮症酸中毒、肝肾功能不全(血清肌酸酐超过 1.5 mg/dL)、心力衰竭、急性心肌梗死、严重感染或外伤、重大手术及临床有低血压和缺氧情况者。

(3)糖尿病合并严重的慢性并发症(如糖尿病肾病、糖尿病眼底病变)患者。

(4)静脉肾盂造影或动脉造影前 $2\sim3$ 天者。

(5)酗酒者。

(6)严重心、肺疾病患者。

(7)维生素 B_{12}、叶酸和铁缺乏者。

(8)营养不良、脱水等全身情况较差者。

(9)孕妇及哺乳妇女。

(四)不良反应

(1)常见腹泻、恶心、呕吐、胃胀、乏力、消化不良、腹部不适及头痛。

(2)少见大便异常、低血糖、肌痛、头晕、指甲异常、皮疹、出汗增加、味觉异常、胸部不适、寒战、流感症状、潮热、心悸、体重减轻等。有时出现疲倦。

(3)偶有口中金属味。本药可减少维生素 B_{12} 的吸收,但极少引起贫血。

(4)罕见乳酸性酸中毒,表现为呕吐、腹痛、过度换气、精神障碍。

(五)注意事项

(1)既往有乳酸性酸中毒史者慎用。

(2)老年患者由于肾功能可能有减退,易出现乳酸性酸中毒,用量应酌减。65 岁以上患者用药时应谨慎;80 岁以上者只有在其肌酐清除率正常时,方可用药。

(3)妊娠糖尿病患者,为控制血糖,主张使用胰岛素,禁止使用本药。美国 FDA 对本药的妊娠安全性分级为 B 级。

(4)用药前后及用药时应当检查或监测:①用药期间应定期检查空腹血糖、尿糖、尿酮体及肝肾功能。②对有维生素 B_{12} 摄入或吸收不足倾向的患者,应每年监测血常规,每 $2\sim3$ 年监测 1 次血清维生素 B_{12} 水平。

(六)药物相互作用

(1)本药与磺胺类药物、胰岛素合用,有协同降血糖作用,但也有资料表明,与格列本脲合用时,本药的药动学没有影响,格列本脲的曲线下面积和血药浓度峰值均降低。对 1 型及 2 型糖尿病需用胰岛素治疗者,本药与胰岛素联合应用时,需减少胰岛素的用量(开始时间少 20%～30%),以防止发生低血糖。

(2)本药可加强抗凝药(如华法林等)的抗凝作用。

(3)西咪替丁可增加本药的生物利用度,并减少肾脏清除率,两者合用时应减少本药用量。

(4)经肾小管排泌的阳离子药物(如地高辛、吗啡、普鲁卡因胺、奎尼丁、奎宁、雷尼替丁、氨苯蝶啶、甲氧苄啶和万古霉素),理论上可能与本药在肾小管竞争转运,合用时,建议密切监测,调整药物剂量。

(5)乙醇与本药同服时,会增强本药对乳酸代谢的影响,易致患者出现乳酸性酸中毒,故服用本药时应尽量避免饮酒。

(七)用法和用量

1.成人

常规剂量,口服给药,开始每次 0.25 g,每天 2～3 次,于餐中或饭后服用(肠溶制剂可于餐前服用);以后根据疗效逐渐加量,一般每天总量 1～1.5 g。每天最大剂量不超过 2 g。

2.儿童

常规剂量,口服给药:对 10～16 岁儿童,每天最高剂量为 2 g。10 岁以下儿童不推荐使用。

(八)制剂和规格

(1)盐酸二甲双胍片(胶囊):0.25 g。

(2)盐酸二甲双胍肠溶片(肠溶胶囊):0.25 g、0.5 g。

三、格列本脲

(一)药理学

本药为第二代磺胺类口服降血糖药,可促进胰岛 β 细胞分泌胰岛素,对 2 型糖尿病患者有效,有强大的降血糖作用。可降低空腹及餐后血糖、糖化血红蛋白。其作用机制为与胰岛 β 细胞膜上的磺脲受体特异性结合,使 K^+ 通道关闭,引起膜电位改变,从而使 Ca^{2+} 通道开放、细胞液内 Ca^{2+} 浓度升高,从而使促胰岛素分泌,起到降血糖作用。此外,本药尚具有改善外周组织(如肝脏、肌肉、脂肪)对胰岛素抵抗的胰外效应。

口服吸收快。口服后 2～5 小时血药浓度达峰值。蛋白结合率 95%。在肝内代谢,由肝和肾排出各约 50%。持续作用 24 小时。半衰期 10 小时。

(二)适应证

适用于单用饮食控制疗效不满意的轻、中度 2 型糖尿病(其胰岛 β 细胞有一定的分泌胰岛素功能),无急性并发症(感染、创伤、急性心肌梗死、酮症酸中毒、高糖高渗性昏迷等),非妊娠期,无严重的慢性并发症患者。

(三)禁忌证

(1)对本药或其他磺胺类过敏者或对磺胺类药物过敏者。

(2)已明确诊断的 1 型糖尿病患者。

(3)2 型糖尿病伴有酮症酸中毒、昏迷、严重烧伤、感染、外伤和重大手术等应激情况。

(4)严重肝、肾疾病患者。

(5)严重甲状腺疾病患者。

(6)白细胞减少者。

(7)孕妇。

(四)不良反应

1.代谢/内分泌系统

主要不良反应为低血糖,在热量摄入不足、剧烈体力活动、饮酒、用量过大或与可致低血糖的药物合用时更易发生。症状较轻者,进食、饮糖水大多可缓解(这与阿卡波糖、伏格列波糖不同),但肝肾功能不全者、年老体弱者及营养不良者和垂体功能不足者,或剂量偏大时可引起严重低血糖,严重可危及生命,导致死亡。另可见甲状腺功能低下。

2.消化道反应

消化道反应可出现上腹灼热感、食欲缺乏、恶心、呕吐、腹泻、口腔金属味,一般不严重,且多与剂量偏大有关。部分患者可因食欲增强而使体重增加。

3.肝脏损害

黄疸、肝功能异常偶见。

4.血液系统

异常少见,包括贫血(溶血性贫血及再生障碍性贫血)、血小板减少、白细胞减少甚至粒细胞缺乏等。

5.变态反应

如皮疹,偶有发生致剥脱性皮炎者。

6.泌尿生殖系统

青年人夜间遗尿十分常见。

7.其他

其他可有关节痛、肌肉痛、血管炎等反应。

(五)注意事项

(1)有下列情况应慎用:①体质虚弱或营养不良者;②老年患者;③高热患者;④有肾上腺皮质功能或腺垂体功能减退者(尤其是未经激素替代治疗者);⑤肝肾功能不全者;⑥甲状腺功能亢进者;⑦恶心、呕吐患者。

(2)本药不推荐儿童使用。

(3)本药对妊娠的影响,动物试验和临床观察证明可造成死胎或婴儿畸形,故孕妇禁用。美国 FDA 对本药的妊娠安全性分级为 C 级。

(4)本药可随乳汁分泌,哺乳期妇女不宜使用,以免授乳婴儿发生低血糖。

(5)用药前后及用药时应当检查或监测血糖、尿糖、糖化血红蛋白、血常规,以及肝肾功能,并进行眼科检查。

(六)药物相互作用

(1)与下列药物合用,可增加低血糖的发生率:①抑制磺胺类自尿液排泄的药物,如治疗痛风的丙磺舒、别嘌醇。②延缓磺胺类代谢的药物,如 H_2 受体阻断药(如西咪替丁、雷尼替丁)、抗凝剂及氯霉素、咪康唑。与香豆素抗凝剂合用时,两者初始血药浓度升高,但随后血药浓度降低,故根据情况调整两药的用量。③促使磺胺类与血浆蛋白解离的药物,如水杨酸盐、贝特类降血脂药。④本身具有致低血糖的药物,如胍乙啶、奎尼丁、水杨酸盐类及单胺氧化酶抑制药。⑤β受体阻滞剂可干扰低血糖时机体的升血糖反应,阻碍肝糖原酵解,同时又可掩盖低血糖的警觉症状。⑥合用其他降血糖药物,如二甲双胍、阿卡波糖、胰岛素及胰岛素增敏药。

(2)与升高血糖的下列药物合用时,可能需要增加本药剂量:糖皮质激素、雌激素、噻嗪类利尿药、苯妥英钠、利福平等。

(3)乙醇本身具有致低血糖的作用,并可延缓本药的代谢。与乙醇合用可引起腹痛、恶心、呕吐、头痛及面部潮红,且更易发生低血糖。

(七)用法和用量

1.片剂

成人,口服,用量个体差异较大。开始时每次 2.5 mg,早餐前服用,或早餐及午餐前各每次;轻症患者每次 1.25 mg,每天 3 次,于三餐前服用。用药 7 天后剂量递增(每周增加 2.5 mg)。一般用量为每天 5~10 mg,最大用量每天不超过 15 mg。

2.胶囊

成人,口服,开始时每次 1.75 mg,早餐前服用,或早餐及午餐前各 1 次。必要时每天 5.25~7 mg。最大用量每天不超过 10.5 mg。

(八)制剂和规格

(1)格列本脲片:2.5 mg。

(2)格列本脲胶囊:1.75 mg。

四、格列吡嗪

(一)药理学

本药为第二代磺胺类口服降血糖药。其作用和机制参阅"三、格列本脲"。

口服吸收较快,1.0~2.5 小时血药浓度达峰值,最高药效时间与进餐后血糖达高峰的时间较一致。主要经肝代谢,代谢产物无药理活性,第 1 天 97% 排出体外,第 2 天 100% 排出体外。65%~80% 经尿排出。10%~15% 由粪便中排出。清除半衰期为 3~7 小时。

(二)适应证

适用于单用饮食控制疗效不满意的轻、中度 2 型糖尿病患者(其胰岛 β 细胞有一定的分泌胰岛素功能),无急性并发症(感染、创伤、急性心肌梗死、酮症酸中毒、高糖高渗性昏迷等),非妊娠期,无严重的慢性并发症患者。

(三)禁忌证

(1)对本药或磺胺类药过敏者。

(2)已确诊的 1 型糖尿病患者。

(3)2 型糖尿病患者伴有酮症酸中毒、昏迷、严重烧伤、感染、外伤和重大手术等应激情况。

(4)肝肾功能不全者。

(5)白细胞减少者。

(6)肾上腺功能不全者。

(7)孕妇。

(四)不良反应

1.代谢/内分泌系统

本药导致低血糖比较罕见,可发生在以下情况:年老体弱者、体力活动者、不规则进食者、饮酒或含乙醇的饮料者、肝肾功能不佳者。

2.消化道反应

较常见的有恶心、上腹胀满等胃肠道症状。

3.血液系统

曾有报道,本药可致血液系统异常。

4.变态反应

个别患者可出现皮肤变态反应。

5.其他

较常见的有头痛。

(五)注意事项

(1)有下列情况者应慎用:体质虚弱者,伴高热、恶心、呕吐者,有消化道狭窄、腹泻者不宜使用本药控释片。

(2)尚未确定儿童用药的安全性和有效性,不推荐儿童使用。

(3)用药时应从小剂量开始,逐渐调整剂量。

(4)动物试验和临床观察证明本药可造成死胎或婴儿畸形,故孕妇禁用。美国 FDA 对本药的妊娠安全性分级为 C 级。

(5)本药可随乳汁分泌,哺乳期妇女不宜使用,以免授乳婴儿发生低血糖。

(6)用药前后及用药时应当检查或监测血糖、尿糖、血常规,以及肝肾功能,并进行眼科检查,必要时测定糖化血红蛋白。

(六)药物相互作用

参见"三、格列本脲"。

(七)用法和用量

1.成人

(1)单用饮食疗法失败者,起始剂量为每天 2.5～5 mg,以后根据血糖和尿糖情况增减剂量,每次增减 2.5～5 mg。每天剂量超过 15 mg 者,分 2～3 次餐前服用。

(2)已使用其他口服磺胺类降糖药者,停用其他磺胺类 3 天,复查血糖后开始服用本药,从 5 mg 起逐渐加大剂量,直至产生满意的疗效。最大日剂量不超过 30 mg。

2.肾功能不全者

肾功能不全者(包括肌酐清除率低于每分钟 10 mL 者)不需要进行剂量调整,可采用保守剂量。同时在用药的初始阶段应密切监测患者的血糖、尿糖。

3.肝功能不全者

建议初始剂量为每天 2.5 mg。

4.老年人

对单次或反复给药的药动学研究显示,老年受试者的药动学参数没有明显变化,建议初始剂量为每天 2.5 mg。

(八)制剂和规格

(1)格列吡嗪片(胶囊):2.5 mg;5 mg。

(2)格列吡嗪分散片:5 mg。

(苏传龙)

第八章　泌尿科常用药物

第一节　呋塞米

一、药物名称

中文通用名称：呋塞米。

英文通用名称：Furosemide。

二、作用机制

本药为强效的襻利尿药，能增加水和电解质（如钠、氯、钾、钙、镁、磷等）的排泄。主要通过抑制肾小管髓襻厚壁段对 NaCl 的主动重吸收，使管腔液 Na^+、Cl^- 浓度升高，而髓质间液 Na^+、Cl^- 浓度降低，从而渗透压梯度差降低，肾小管浓缩功能下降，导致水、Na^+、Cl^- 排泄增多。由于 Na^+ 重吸收减少，远端小管 Na^+ 浓度升高，促进 Na^+-K^+、Na^+-H^+ 交换增加，K^+、H^+ 排出增多。本药抑制肾小管髓襻升支粗段重吸收 Cl^- 的机制：该部位基底膜外侧存在与 Na^+-K^+-ATP 酶有关的 Na^+、Cl^- 配对转运系统，呋塞米通过抑制该系统功能而减少 Na^+、Cl^- 的重吸收。另外，本药还可能抑制近曲小管和远曲小管对 Na^+、Cl^- 的重吸收，促进远曲小管分泌 K^+。本药通过抑制亨氏襻对 Ca^{2+}、Mg^{2+} 的重吸收而增加 Ca^{2+}、Mg^{2+} 排泄。短期使用本药可增加尿酸排泄，但长期用药可引起高尿酸血症。

本药对血流动力学的影响表现在抑制前列腺素分解酶的活性，使前列腺素含量升高，从而扩张肾血管，降低肾血管阻力，使肾血流量尤其是肾皮质深部血流量增加，这在其利尿作用中具有重要意义，也是本药用于预防急性肾衰竭的理论基础。另外，与其他利尿药不同，本药在使肾小管液流量增加的同时而不降低肾小球滤过率，原因可能是流经致密斑的 Cl^- 减少，从而减弱或阻断球-管平衡。本药能扩张肺部容量静脉，降低肺毛细血管通透性，结合其利尿作用，使回心血量减少，左心室舒张末期压力降低，有助于治疗急性左心衰竭。由于本药可降低肺毛细血管通透性，为其治疗成人呼吸窘迫综合征提供了理论依据。

三、临床应用

（1）用于水肿性疾病，包括充血性心力衰竭、肝硬化、肾脏疾病（肾炎、肾病及各种原因所致的急、慢性肾衰竭），尤其是在其他利尿药效果不佳时，应用本药可能有效。本药也可与其他药物合用于治疗急性肺水肿和急性脑水肿等。

（2）治疗高血压：本药不作为治疗原发性高血压的首选药物，但当噻嗪类药物疗效不佳，尤其当伴有肾功能不全或出现高血压危象时，本药尤为适用。

（3）预防急性肾衰竭：用于各种原因（失水、休克、中毒、麻醉意外及循环功能不全等）导致肾血流灌注不足时，在纠正血容量不足的同时及时应用本药，可减少急性肾小管坏死的机会。

（4）用于高钾血症及高钙血症。

（5）用于稀释性低钠血症，尤其是当血钠浓度低于 120 mmol/L 时。

（6）用于抗利尿激素分泌失调综合征。

（7）用于急性药物、毒物中毒，如巴比妥类药物中毒等。

四、注意事项

（一）交叉过敏
对磺胺药或噻嗪类利尿药过敏者，对本药也可能过敏。

（二）适应证
低钾血症、肝性脑病、超量服用洋地黄。

（三）慎用
（1）无尿或严重肾功能损害者。

（2）糖尿病患者。

（3）高尿酸血症或有痛风病史者。

（4）严重肝功能损害者（因水、电解质紊乱可诱发肝性脑病）。

（5）急性心肌梗死者（过度利尿可促发休克）。

（6）胰腺炎或有此病史者。

（7）有低钾血症倾向者（尤其是应用洋地黄类药物或有室性心律失常者）。

（8）红斑狼疮患者（因本药可加重病情或诱发狼疮活动）。

（9）前列腺增生者。

（四）药物对儿童的影响
本药在新生儿体内半衰期明显延长，故新生儿用药间期应延长。

（五）药物对老年人的影响
老年人应用本药时发生低血压、电解质紊乱，致血栓形成和肾功能损害的机会增多。

（六）药物对妊娠的影响
本药可通过胎盘屏障，孕妇（尤其是妊娠早期）应尽量避免使用。且本药对妊娠高血压综合征无预防作用。动物试验表明本药可致流产、胎仔肾盂积水，使胎仔死亡率升高。美国 FDA 对本药的妊娠安全性分级为 C 级。

（七）药物对 NS1 的影响
本药可经乳汁分泌，哺乳妇女应慎用。

（八）用药前后及用药时应当检查或监测
用药期间随访检查：①血电解质，尤其是合用洋地黄类药物或皮质激素类药物、肝肾功能损害者；②血压，尤其是用于降压、大剂量应用或用于老年人时；③肾功能；④肝功能；⑤血糖；⑥血尿酸;⑦酸碱平衡情况;⑧听力。

五、不良反应

(一)代谢/内分泌系统

水、电解质紊乱(尤其是大剂量或长期应用时)较常见,如低钾血症、低氯血症、低氯性碱中毒、低钠血症、低钙血症,以及与此有关的口渴、乏力、肌肉酸痛、心律失常等。高血糖症较少见,可致血糖升高、尿糖阳性,尤其是糖尿病或糖尿病前期患者,可使原有糖尿病加重。

(二)心血管系统

大剂量或长期应用时可见直立性低血压、休克。

(三)消化系统

食欲缺乏、恶心、呕吐、腹痛、腹泻、胰腺炎等较少见。长期应用还可致胃及十二指肠溃疡。

(四)肝脏

肝功能损害较少见。

(五)泌尿生殖系统

高尿酸血症较少见,过度脱水可使血尿酸和尿素氮水平暂时性升高。在高钙血症时用本药,可引起肾结石。

(六)血液系统

可使骨髓抑制而导致粒细胞减少、血小板减少性紫癜和再生障碍性贫血,但较少见。

(七)中枢神经系统

少见头晕、头痛、指趾感觉异常。

(八)眼

少见视物模糊、黄视症、光敏感。

(九)耳

耳鸣、听力障碍多见于大剂量静脉快速注射本药时(注射速度在 4～15 mg/min),多为暂时性,少数为不可逆性(尤其是与其他有耳毒性的药物合用时)。

(十)肌肉骨骼

肌肉强直较少见。

(十一)变态反应

较少见。可出现皮疹、间质性肾炎,重者可致心脏停搏。

(十二)其他

尚有报道,本药可加重特发性水肿。

六、药物相互作用

(一)药物-药物相互作用

(1)与多巴胺合用,本药利尿作用加强。

(2)与氯贝丁酯(安妥明)合用,两药的作用均增强,并可出现肌肉酸痛、强直。

(3)本药能增强降压药的作用,合用时,降压药的用量应适当减少。

(4)本药可加强非去极化肌松药的作用(如氯化筒箭毒碱),这与血钾浓度下降有关。手术中如用筒箭毒碱作为肌松药,则应于术前 1 周停用本药。

(5)与两性霉素、氨基糖苷类合用,肾毒性和耳毒性增加,尤其是原有肾功能损害时。

(6)与锂剂合用时肾毒性明显增加,应尽量避免合用。

(7)与抗组胺药物合用时耳毒性增加,易出现耳鸣、头晕、眩晕。

(8)与碳酸氢钠合用发生低氯性碱中毒机会增加。

(9)本药可增强头孢噻啶、头孢噻吩和头孢乙腈的肾脏毒性。

(10)与巴比妥类药物、麻醉药合用,易引起直立性低血压。

(11)本药易引起电解质紊乱(如低钾血症),故与洋地黄类强心苷合用易致心律失常。两者合用时应补钾。

(12)服用水合氯醛后静脉注射本药,可致出汗、面色潮红和血压升高,这与甲状腺素由结合状态转为游离状态增多,从而导致分解代谢加强有关。

(13)本药与阿司匹林相互竞争肾小管分泌,故两药合用可使后者排泄减少。

(14)与卡托普利合用偶可致肾功能恶化。

(15)肾上腺皮质激素、促皮质素及雌激素能降低本药的利尿作用,并增加电解质紊乱(尤其是低钾血症)的发生率。

(16)非甾体抗炎药能降低本药的利尿作用,增加肾损害机会,这与前者抑制前列腺素合成、减少肾血流量有关。与吲哚美辛合用,可影响后者在肠道的吸收并对抗后者的升血压作用。

(17)与拟交感神经药物及抗惊厥药物合用,本药利尿作用减弱。

(18)与苯妥英钠合用,可降低本药的利尿效应达50%。

(19)丙磺舒可减弱本药的利尿作用。

(20)本药可使尿酸排泄减少、血尿酸升高,故与治疗痛风的药物合用时,后者的剂量应适当调整。

(21)本药可降低降血糖药的疗效。

(22)本药可降低抗凝药和抗纤溶药的作用。主要与利尿后血容量下降、血中凝血因子浓度升高,以及肝脏血液供应改善、肝脏合成凝血因子增多有关。

(二)药物-乙醇/尼古丁相互作用

饮酒及含乙醇制剂能增强本药的利尿和降压作用。

(三)药物-食物相互作用

使用本药时摄入味精可协同排钾,导致低钾、低钠血症。

七、用法与用量

(一)成人

1.口服给药

(1)水肿性疾病:起始剂量为每次20~40 mg,1天1次,必要时6~8小时后追加20~40 mg,直至出现满意利尿效果。1天最大剂量可达600 mg,但一般应控制在100 mg以内,分2~3次服用。部分患者可减少至每次20~40 mg,隔天1次(或1天20~40 mg,每周连续服药2~4天)。

(2)高血压:起始剂量为1天40~80 mg,分2次服用,并酌情调整剂量。

(3)高钙血症:1天80~120 mg,分1~3次服用。

2.静脉注射

(1)水肿性疾病。①一般剂量:开始剂量为 20～40 mg,必要时每 2 小时追加剂量,直至出现满意疗效。维持用药阶段可分次给药。②急性左心衰竭:起始剂量为 40 mg,必要时每 1 小时追加 80 mg,直至出现满意疗效。③慢性肾功能不全:1 天剂量一般为 40～120 mg。

(2)高血压危象:起始剂量为 40～80 mg,伴急性左心衰竭或急性肾衰竭时,可酌情增加用量。

(3)高钙血症:每次 20～80 mg。

3.静脉滴注

急性肾衰竭:以本药 200～400 mg 加入氯化钠注射液 100 mL 中,滴注速度不超过 4 mg/min。有效者可按原剂量重复应用或酌情调整剂量,1 天总量不超过 1 g。利尿效果差时不宜再增加剂量,以免出现肾毒性,对急性肾衰竭功能恢复不利。

(二)儿童

(1)口服给药:水肿性疾病起始剂量为 2 mg/kg,必要时每 4～6 小时追加 1～2 mg/kg。

(2)静脉注射:水肿性疾病起始剂量为 1 mg/kg,必要时每 2 小时追加 1 mg/kg。1 天最大剂量可达 6 mg/kg。

八、制剂与规格

(1)呋塞米片:①20 mg。②40 mg。贮法:避光、密闭,干燥处保存。

(2)呋塞米注射液 2 mL∶20 mg。贮法:避光、密闭,干燥处保存。

(马文静)

第二节　氢氯噻嗪

一、药物名称

中文通用名称:氢氯噻嗪。

英文通用名称:Hydrochlorothiazide。

二、作用机制

(1)对水、电解质排泄的影响,表现在本药可增加肾脏对尿钠、钾、氯、磷和镁等离子的排泄,减少对尿钙的排泄。本药主要抑制远曲小管前段和近曲小管(作用较轻)对氯化钠的重吸收,从而增加远曲小管和集合管的 Na^+-K^+ 交换,使 K^+ 分泌增多。其对近曲小管的作用可能与抑制碳酸酐酶的活性有关。本药还能抑制磷酸二酯酶活性,减少肾小管对脂肪酸的摄取和线粒体氧耗,从而抑制肾小管对 Na^+、Cl^- 的主动重吸收。除利尿排钠作用外,本药可能还有肾外作用机制参与降压,可能是增加胃肠道对 Na^+ 的排泄。

(2)本药对肾血流动力学和肾小球滤过功能也有影响。由于肾小管对水、Na^+ 的重吸收减少,肾小管内压力升高,以及流经远曲小管的水和 Na^+ 增多,刺激致密斑通过管-球反射,使肾内肾素、血管紧张素分泌增加,引起肾血管收缩,肾血流量下降,肾小球入球和出球小动脉收缩,肾小球滤过率也随之下降。

三、临床应用

(1)用于水肿性疾病(如充血性心力衰竭、肝硬化腹水、肾病综合征、急慢性肾炎水肿、慢性肾衰竭早期、肾上腺皮质激素和雌激素治疗所致的水、钠潴留),可排泄体内过多的钠和水,减少细胞外液容量,消除水肿。

(2)用于原发性高血压,可单独应用于轻度高血压,或作为基础降压药与其他降压药配合使用。

(3)用于中枢性或肾性尿崩症。

(4)用于肾结石,主要是预防钙盐形成的结石。

四、注意事项

(1)交叉过敏:本药与磺胺类药物、呋塞米、布美他尼、碳酸酐酶抑制药等存在交叉过敏。

(2)适应证:对本药、磺胺类药物过敏者(国外资料)。

(3)慎用:①无尿或严重肾功能减退者(本药大剂量应用时可致药物蓄积,毒性增加);②糖尿病患者;③高尿酸血症或有痛风病史者;④严重肝功能损害者(因本药可导致水、电解质紊乱,从而诱发肝性脑病);⑤高钙血症患者;⑥低钠血症患者;⑦红斑狼疮患者(因本药可加重病情或诱发狼疮活动);⑧胰腺炎患者;⑨交感神经切除者(因本药可致降压作用加强)。

(4)药物对儿童的影响:儿童用药无特殊注意事项,但慎用于患有黄疸的婴儿,因本药可使血胆红素升高。

(5)药物对老年人的影响:老年人应用本药较易发生低血压、电解质紊乱和肾功能损害。

(6)药物对妊娠的影响:本药能通过胎盘屏障,对高血压综合征无预防作用,且有可能使胎儿及新生儿产生黄疸、血小板减少等。虽然动物试验发现几倍于人类的剂量对胎仔尚未产生不良反应,但孕妇仍应慎用。美国 FDA 对本药的妊娠安全性分级为 B 级或 D 级。

(7)药物对哺乳的影响:本药可自乳汁分泌,故哺乳期妇女不宜服用。

(8)药物对检验值或诊断的影响:可干扰蛋白结合碘的测定。

(9)用药前后及用药时应当检查或监测:用药期间应随访检查血电解质、血糖、血尿酸、血肌酸酐、血尿素氮、血压。

五、不良反应

本药大多数不良反应与剂量和疗程有关。

(一)代谢/内分泌系统

水、电解质紊乱较常见,表现为口干、恶心、呕吐和极度疲乏无力、肌肉痉挛、肌肉痛、腱反射消失等,应即停药或减量。①低钾血症:最常见的不良反应,与噻嗪类利尿药排钾作用有关,长期缺钾可损伤肾小管,严重失钾可引起肾小管上皮的空泡变性,以及引起严重快速性心律失常等异位心律。为预防应采取间歇疗法或与保钾利尿药合用或及时补充钾盐。②低氯性碱中毒或低氯、低钾性碱中毒:噻嗪类特别是氢氯噻嗪常明显增加氯化物的排泄。③低钠血症:亦不罕见,导致中枢神经系统症状及加重肾损害。④氮质血症:本药可降低肾小球滤过率,减少血容量,可加重氮质血症,对于肾功能严重损害者,可诱发肾衰竭。⑤升高血氨:本药有弱的抑制碳酸酐酶的作用,长期应用时,H^+ 分泌减少,尿液偏碱性。在碱性环境中,肾小管腔内的 NH_3 不能转变为 NH_4^+ 排出体外,血氨随之升高。对于肝脏功能严重损害者,有诱发肝性脑病的危险。⑥脱水,可造成血容量和肾血流量减少,也可使肾小球滤过率降低。⑦其他:可见血钙浓度升高,血磷、镁及尿钙浓度降低。

本药可使糖耐量降低、血糖和尿糖升高,可能与抑制胰岛素释放有关。一般患者停药即可恢复,但糖尿病患者病情可加重。

本药可干扰肾小管排泄尿酸,引起高尿酸血症,一般患者为可逆性,临床意义不大;有痛风史者可致痛风发作,由于通常无关节疼痛,高尿酸血症易被忽视。

长期用药可致血胆固醇、三酰甘油、低密度脂蛋白和极低密度脂蛋白水平升高,高密度脂蛋白降低,有促进动脉粥样硬化的可能。

(二)变态反应

如皮疹、荨麻疹等,但较为少见。

(三)血液

少见中性粒细胞减少、血小板减少性紫癜等。

(四)其他

可见胆囊炎、胰腺炎、性功能减退、光敏性皮炎、色觉障碍等,但较罕见。曾有发生肝内阻塞性黄疸而致死的报道。长期应用可出现乏力、倦怠、眩晕、食欲缺乏、恶心、呕吐、腹泻及血压降低等症状,减量或调节电解质失衡后症状即可消失。

六、药物相互作用

(一)药物-药物相互作用

(1)与降压药(如利血平、胍乙啶、可乐定等)合用,利尿、降压作用均加强。

(2)与多巴胺合用,利尿作用加强。

(3)与单胺氧化酶抑制药合用,可加强降压效果。

(4)与阿替洛尔有协同降压作用,两药联用控制心率效果优于单独应用阿替洛尔。

(5)溴丙胺太林可明显增加本药的胃肠道吸收。

(6)与非去极化肌松药(如氯化筒箭毒碱)合用,可增强后者的作用。其机制与本药使血钾降低有关。

(7)与维生素 D 合用,可升高血钙浓度。

(8)与二氮嗪合用,可加重血糖增高。

(9)与 β 受体阻滞剂合用,可增强对血脂、尿酸和血糖的影响。

(10)与锂制剂合用,可减少肾脏对锂的清除,升高血清锂浓度,加重锂的肾毒性。

(11)与碳酸氢钠合用,可增加发生低氯性碱中毒的危险。

(12)与金刚烷胺合用,可产生肾毒性。

(13)与酮色林合用,可发生室性心律不齐。

(14)与吩噻嗪类药物合用,可导致严重的低血压或休克。

(15)与巴比妥类药、血管紧张素转换酶抑制药合用,可引起直立性低血压。

(16)肾上腺皮质激素、促皮质素、雌激素、两性霉素 B(静脉用药)等药物能降低本药的利尿作用,增加发生电解质紊乱(尤其是低钾血症)的危险。

(17)非甾体抗炎药(尤其是吲哚美辛),能降低本药的利尿作用,其作用机制可能与前者抑制前列腺素合成有关;与吲哚美辛合用时,还可引起急性肾衰竭。本药与阿司匹林合用,可引起或加重痛风。

(18)考来烯胺(消胆胺)能减少胃肠道对本药的吸收,故应在口服考来烯胺 1 小时前或4 小时后服用本药。

(19)与拟交感胺类药合用,利尿作用减弱。

(20)与氯磺丙脲合用,可降低血钠浓度。

(21)本药可降低抗凝药的抗凝作用,主要是因为利尿后机体血容量下降,血中凝血因子浓度升高,以及利尿使肝脏血液供应改善,合成凝血因子增多。

(22)本药可升高血糖水平,同用降血糖药时应注意调整剂量。

(23)与乌洛托品合用,乌洛托品转化为甲醛受抑制,疗效下降。

(24)因本药可干扰肾小管排泄尿酸,使血尿酸升高,故本药与抗痛风药合用时,应调整后者剂量。

(25)在用本药期间给予静脉麻醉药羟丁酸钠,或与利托君、洋地黄类药物、胺碘酮等合用可导致严重的低钾血症。本药引起的低血钾可增强洋地黄类药物、胺碘酮等的毒性。

(26)与甲氧苄啶合用,易发生低钠血症。

(27)可降低丙磺舒作用,两药合用时应加大丙磺舒的用量。

(28)过多输入氯化钠溶液可消除本药的降压利尿作用。

(二)药物-乙醇和/或尼古丁相互作用

乙醇与本药合用,因扩张血管降低循环血流量,易发生直立性低血压。

(三)药物-食物相互作用

(1)食物能增加本药吸收量,这可能与药物在小肠的滞留时间延长有关。

(2)咸食可拮抗本药的降压利尿作用。

七、用法与用量

(一)成人

口服给药。

1.水肿性疾病

(1)一般用量:1 天 25～100 mg,分 1～3 次服用,需要时可增至 1 天 100～200 mg,分 2～3 次服用。为预防电解质紊乱及血容量骤降,宜从小剂量(1 天 12.5～25 mg)用起,以后根据利尿情况逐步加量。近年多主张间歇用药,即隔天用药或每周 1～2 次用药,或连续服药 3～4 天,停药 3～4 天,以减少不良反应。

(2)心源性水肿:开始用小剂量,1 天 12.5～25 mg,以免因盐及水分排泄过快而引起循环障碍或其他症状;同时注意调整洋地黄用量,以免因钾的丢失而导致洋地黄中毒。

2.高血压病

单用本药时,1 天 25～100 mg,分 1～2 次服用,并按降压效果调整剂量;与其他抗高血压药合用时,每次 10 mg,1 天 1～2 次。

（二）老年人

老年人可从每次 12.5 mg，1 天 1 次开始，并按降压效果调整剂量。

（三）儿童

口服给药：1 天 1～2 mg/kg 或 30～60 mg/m²，分 1～2 次服用，并按疗效调整剂量。小于 6 个月的婴儿剂量可按 1 天 3 mg/kg。

八、制剂与规格

氢氯噻嗪片：10 mg、25 mg 和 50 mg。贮法：遮光、密闭保存。

（马文静）

第三节　螺　内　酯

一、药物名称

中文通用名称：螺内酯。

英文通用名称：Spimnolactone。

二、作用机制

本药为低效利尿药，结构与醛固酮相似，为醛固酮的竞争性抑制剂。作用于远曲小管和集合管的皮质段部位，阻断 Na^+-K^+ 和 Na^+-H^+ 交换，使 Na^+、Cl^- 和水排泄增多，K^+、Mg^{2+} 和 H^+ 排泄减少，但对 Ca^{2+} 和 P^{3+} 的作用不定。由于本药仅作用于远曲小管和集合管，对肾小管其他各段无作用，故利尿作用较弱。此外，本药对肾小管以外的醛固酮靶器官也有作用，对血液中醛固酮增高的水肿患者作用较好，反之，醛固酮浓度不高时则作用较弱。

三、临床应用

（1）与其他利尿药合用，治疗心源性水肿、肝硬化腹水、肾性水肿等（其目的在于纠正上述疾病伴发的继发性醛固酮分泌增多），也用于特发性水肿的治疗。

（2）用于原发性醛固酮增多症的诊断和治疗。

（3）用于高血压的辅助治疗。

（4）与噻嗪类利尿药合用，增强利尿效应，预防低钾血症。

四、注意事项

（1）适应证：①高钾血症；②肾衰竭。

（2）慎用：①无尿或肾功能不全者；②肝功能不全者（因本药引起电解质紊乱，可诱发肝性脑病）；③低钠血症者；④酸中毒者（一方面酸中毒可加重或促发本药所致的高钾血症，另一方面本药可加重酸中毒）；⑤乳房增大或月经失调者。

（3）药物对老年人的影响：老年人用本药较易发生高钾血症和利尿过度，应慎用。

(4)药物对妊娠的影响:本药可通过胎盘,但对胎儿的影响尚不清楚,孕妇慎用为宜,且用药时间宜短。美国 FDA 对本药的妊娠安全性分级为 C 级。

(5)药物对哺乳的影响:本药的代谢物坎利酮可从乳汁分泌,哺乳妇女慎用。

(6)药物对检验值或诊断的影响:本药可使荧光法测定血浆皮质醇浓度升高,故取血前 4~7 天应停用本药或改用其他测定方法。

(7)用药前后及用药时应当检查或监测:用药前应检查患者血钾浓度(但在某些情况血钾浓度并不能代表机体内钾含量,如酸中毒时钾从细胞内转移至细胞外而易出现高钾血症,酸中毒纠正后血钾即可下降)。用药期间也必须密切随访血钾浓度和心电图。

五、不良反应

(1)常见的不良反应:①高钾血症最为常见,尤其是单独用药、进食高钾饮食、与钾剂或含钾药物(如青霉素钾等)合用及存在肾功能损害、少尿、无尿时。②胃肠道反应,如恶心、呕吐、胃痉挛和腹泻,尚有报道可致消化性溃疡。

(2)少见的不良反应有以下几项。①低钠血症:单用时少见,与其他利尿药合用时发生率增高。②抗雄激素样作用或对其他内分泌系统的影响,如长期服用本药可致男性乳房发育、勃起功能障碍、性功能低下;可致女性乳房胀痛、声音变粗、毛发增多、月经失调、性功能下降。

(3)中枢神经系统:如长期或大剂量服用本药可发生行走不协调、头痛等。

(4)罕见的不良反应:①变态反应,出现皮疹、呼吸困难。②暂时性血清肌酸酐、尿素氮升高,主要与过度利尿、有效血容量不足、肾小球滤过率下降有关。③轻度高氯性酸中毒。④有长期服用本药和氢氯噻嗪后发生乳腺癌的报道。

(5)此外,本药尚可使血浆肾素、血镁、血钾升高,尿钙排泄可能增多,而尿钠排泄减少。

六、药物相互作用

药物-药物相互作用如下。

(1)多巴胺能增强本药的利尿作用。

(2)与引起血压下降的药物合用,可增强利尿和降压作用。

(3)与噻嗪类利尿药或汞剂利尿药合用可增强利尿作用,并可抵消噻嗪类利尿药的排钾作用。

(4)与下列药物合用时,高钾血症发生率增加,如含钾药物、库存血(含钾 30 mmol/L,如库存10 天以上含钾可达 65 mmol/L)、血管紧张素转换酶抑制剂、血管紧张素Ⅱ受体拮抗药、环孢素等。

(5)本药可使地高辛等强心苷的半衰期延长而引起中毒。

(6)与氯化铵、考来烯胺合用易发生代谢性酸中毒。

(7)与锂盐合用时,由于近端小管对钠离子和锂离子的重吸收,可使血锂浓度升高,应避免合用。

(8)与肾毒性药物合用,可增加肾毒性。

(9)非甾体抗炎药(尤其是吲哚美辛)能降低本药的利尿作用,两者合用时肾毒性增加。

(10)与葡萄糖胰岛素液、碱剂、钠型降钾交换树脂合用,可减少高钾血症的发生。

(11)肾上腺皮质激素(尤其是具有较强盐皮质激素作用者)、促皮质素能减弱本药的利尿作用,而拮抗本药的保钾作用。

(12)雌激素可引起水、钠潴留,合用时会减弱本药的利尿作用。

（13）甘珀酸钠、甘草类制剂具有醛固酮样作用,可降低本药的利尿作用。

（14）拟交感神经药物可降低本药的降压作用。

（15）本药可使血糖升高,不宜与抗糖尿病药合用。

（16）本药能明显降低口服双香豆素的抗凝血作用,应避免同时使用。

（17）与右丙氧芬合用,可出现男性乳房女性化和皮疹。

七、用法与用量

（一）成人

口服给药。

1.水肿性疾病

开始时,1 天 40～120 mg,分 2～4 次服用,至少连服 5 天,以后酌情调整剂量。

2.高血压

开始时,1 天 40～80 mg,分次服用,至少用药 2 周,以后酌情调整剂量（但不宜与血管紧张素转换酶抑制剂合用,以免增加高钾血症的发生率）。

3.原发性醛固酮增多症

手术前患者,1 天 100～400 mg,分 2～4 次服用。不宜手术的患者,则选用较小剂量维持。

4.诊断原发性醛固酮增多症

长期试验,1 天 400 mg,分 2～4 次服用,连用 3～4 周。短期试验,1 天 400 mg,分 2～4 次服用,连用 4 天。

（二）老年人

老年人对本药较敏感,开始用量宜偏小。

（三）儿童

口服给药:治疗水肿性疾病,开始时,1 天 1～3 mg/kg 或 30～90 mg/m^2,单次或分 2～4 次服用,连用 5 天后酌情调整剂量。1 天最大剂量为 3～9 mg/kg 或 90～270 mg/m^2。

八、制剂与规格

（1）螺内酯片 20 mg。贮法:密封,置干燥处保存。

（2）螺内酯胶囊 20 mg。贮法:遮光、密封保存。

（马文静）

第四节　氨 苯 蝶 啶

一、药物名称

中文通用名称:氨苯蝶啶。

英文通用名称:Triamterene。

二、作用机制

本药为保钾利尿药,其作用部位及保钾排钠作用同螺内酯,但作用机制与后者不同。本药不是醛固酮拮抗剂,而是直接抑制肾脏远端小管和集合管的 Na^+-K^+ 交换,从而使 Na^+、Cl^-、水排泄增多,而 K^+ 排泄减少。

三、临床应用

(1)主要治疗水肿性疾病,包括充血性心力衰竭、肝硬化腹水、肾病综合征等,以及肾上腺皮质激素治疗过程中发生的水、钠潴留。主要目的在于纠正上述情况时的继发性醛固酮分泌增多,并拮抗其他利尿药的排钾作用。常因患者对氢氯噻嗪疗效不明显时加用本药。

(2)也可用于治疗特发性水肿。

四、注意事项

(1)适应证:①高钾血症;②严重或进行性加重的肾脏疾病;③严重肝脏疾病。

(2)慎用:①肝肾功能不全;②糖尿病;③低钠血症;④酸中毒;⑤高尿酸血症或有痛风病史者;⑥肾结石或有此病史者。

(3)药物对老年人的影响:老年人应用本药较易发生高钾血症和肾损害。

(4)药物对妊娠的影响:动物实验显示本药能透过胎盘,但在人类的情况尚不清楚,孕妇应慎用。美国 FDA 对本药的妊娠安全性分级为 B 级。

(5)药物对哺乳的影响:母牛实验显示本药可由乳汁分泌,但在人类的情况尚不清楚,哺乳妇女应慎用。

(6)药物对检验值或诊断的影响:①可干扰血奎尼丁浓度的荧光法测定结果。②使下列测定值升高:血糖(尤其是糖尿病患者)、血肌酸酐和尿素氮(尤其是肾功能损害时)、血浆肾素、血钾、血镁、血尿酸及尿中尿酸排泄量。③血钠下降。

(7)用药前后及用药时应当检查或监测:①用药前应监测血钾浓度(但在某些情况下血钾浓度并不能真正反映体内钾潴量,如酸中毒时钾从细胞内转移至细胞外而易出现高钾血症,酸中毒纠正后血钾浓度即可下降)。②长期应用时,应定期检查血尿素氮。

五、不良反应

(1)常见:高钾血症。

(2)少见:①胃肠道反应,如恶心、呕吐、腹泻和胃疼挛等。②低钠血症。③头晕、头痛。④光敏感。

(3)罕见:①变态反应,如皮疹、呼吸困难等。②血液系统反应,如粒细胞减少甚至粒细胞缺乏、血小板减少性紫癜、巨幼细胞性贫血(干扰叶酸代谢)。③肾结石,有报道长期服用本药者肾结石的发生率为1/1 500。其作用机制可能是由于本药及其代谢产物在尿中浓度过饱和,析出结晶并与蛋白基质结合,从而形成肾结石。

六、药物相互作用

(一)药物-药物相互作用

(1)本药可使血尿酸升高,与噻嗪类和襻利尿药合用,可使血尿酸进一步升高,故必要时应加用治疗痛风的药物。

（2）与β受体阻滞剂合用，可增强对血脂、尿酸和血糖浓度的影响。

（3）与完全胃肠道外营养合用可致代谢性酸中毒。

（4）与锂剂合用，可加强锂的肾毒性作用。

（5）与甲氨蝶呤合用，可增强后者毒性。

（6）本药可使血糖升高，与降糖药合用时，后者剂量应适当加大。

（7）与洋地黄毒苷合用，可使其生物转化增加，疗效降低。且合用时禁止补钾，以防血钾过高。

（8）雷尼替丁可减少本药在肠道的吸收，抑制其在肝脏的代谢，并降低肾清除率。

（9）其他参见螺内酯的药物相互作用内容。

（二）药物-食物相互作用

同时摄入本药和富含钾的食物会增加高钾血症的发生率（特别是在已有肾功能不全时）。

七、用法与用量

（一）成人

口服给药：开始时，1天25～100 mg，分2次服。与其他利尿药合用时，剂量应减少。维持阶段可改为隔天疗法。1天最大剂量不超过300 mg。

（二）儿童

口服给药：1天2～4 mg/kg或120 mg/m²，分2次服，每天或隔天服用，以后酌情调整剂量。1天最大剂量不超过6 mg/kg或300 mg/m²。

八、制剂与规格

氨苯蝶啶片50 mg。贮法：密闭保存。

（马文静）

第九章　生殖科常用药物

第一节　促性腺激素类药

促性腺激素的种属特异性极强,从动物腺垂体提取的制品对人几乎无效,人的垂体促性腺激素极难得到。腺垂体促性腺激素的分泌受下丘脑促性腺激素释放激素(GnRH)的调控,性腺分泌的性激素对腺垂体和下丘脑具有反馈抑制作用,妇女绝经期后这种负反馈减弱,故腺垂体的促性腺激素的分泌明显增加;孕妇绒毛膜能分泌大量的绒毛膜促性腺激素。这些激素分泌后最终主要经尿液排出。从孕妇、绝经期妇女尿液中提取、纯化后的这些促性腺激素制剂仍具有促进卵泡生长、成熟和排卵及促进和维持黄体功能的作用。临床上常用的促性腺激素类药有绒毛膜促性腺激素、尿促性素、尿促卵泡素和重组人卵泡刺激素,本节主要介绍前2项。

一、绒毛膜促性腺激素

绒毛膜促性腺激素(chorionicgonadotropin,CG)由妊娠期妇女尿中提取,成分为糖蛋白,由244个氨基酸残基组成,分子量36 700,白色或黄白色无定形粉末,水溶液不稳定,临用时配制。

(一)体内过程

绒毛膜促性腺激素的半衰期(half time,$t_{1/2}$)为双相,分别为11小时和23小时,达峰时间(peak time,T_{max})约12小时,120小时后降至稳定的低浓度,24小时内10%～12%药物以原形经肾排出。

(二)药理作用

绒毛膜促性腺激素的作用与LH相似,FSH样作用甚微。对女性促进和维持黄体功能,使其合成孕激素,促进卵泡生成和成熟,模拟生理性促黄体生成素高峰而促发排卵;给药后32～36小时发生排卵。对男性垂体功能不足者,使其产生雄激素,促使睾丸下降和男性第二性征的发育、成熟。

(三)临床应用

(1)不孕症:①垂体促性腺激素不足所致的女性无排卵不孕症,常在氯米芬治疗无效后,本品与尿促性素合用,促进排卵。②垂体功能低下所致男性不育,与尿促性素合用。长期促性腺激素功能低下者,还应辅以睾丸素治疗。③与促性腺激素合用于体外受精获取多个卵母细胞。

(2)女性黄体功能不足、功能性子宫出血、妊娠早期先兆流产、习惯性流产。

(3)隐睾症、男性性功能减退。

(四)不良反应及禁忌

(1)用于促排卵时,可诱发卵巢囊肿或轻到中度的卵巢肿大较常见,常伴轻度胃胀、胃痛和盆腔痛,通常2~3周内消退。少见严重的卵巢过度刺激综合征,由于血管通透性显著提高而致体液在胸腔、腹腔和心包腔内迅速大量积聚引起多种并发症,如血容量降低、电解质紊乱、血液浓缩、腹腔出血、血栓形成等。临床表现为腹部或盆腔剧烈疼痛、消化不良、水肿、尿量减少、恶心、呕吐或腹泻、气促、下肢水肿等。常常发生在排卵后7~10天或治疗结束后,严重者可危及生命。

(2)治疗隐睾症时偶可发生男性性早熟,表现为痤疮、阴茎和睾丸增大、阴毛生长增多、身高生长过快。

(3)乳房肿大、头痛、易激动、精神抑郁、易疲劳等较少见。偶见注射局部疼痛、过敏性皮疹。

怀疑有垂体增生或肿瘤,前列腺癌或其他与雄激素有关的肿瘤患者禁用。性早熟者、诊断未明的阴道流血、子宫肌瘤、卵巢囊肿或卵巢肿大、血栓性静脉炎、对性腺刺激激素过敏者禁用。孕妇及哺乳期妇女慎用。

二、尿促性素

尿促性素(human menopausalgonadotropin,HMG)也称绝经促性素,由绝经期妇女尿中提取,为类白色或淡黄色粉末,溶于水。

(一)体内过程

尿促性素肌内注射能吸收,T_{max}为4~6小时,给药后血清雌二醇在18小时达峰,升高88%,静注150 U后,药物的C_{max}为24 U/L,在15分钟达峰,消除为双相,主要经肾脏排泄。

(二)药理作用

尿促性素主要具有FSH的作用,LH样作用甚微。对女性,刺激卵泡生长成熟,促进卵泡分泌雌激素,使子宫内膜增生;其后加用绒促性素,增加排卵作用。对男性则促进生精小管发育、精原细胞分裂和精子成熟。

(三)临床应用

与绒毛膜促性腺激素或氯米芬配合使用,用于促性腺激素分泌不足所致闭经、无排卵性不孕症的治疗。用药期间定期进行全面检查:B超、雌激素水平、宫颈黏液检查及每天测基础体温。此外,也可用于男性精子缺乏症等的治疗。

(四)不良反应及禁忌

过量可致卵巢刺激过度综合征、卵巢增大、卵巢囊肿破裂、多胎妊娠及流产等,如发生卵巢刺激过度综合征,患者必须住院观察。个别可有发热、腹水、胸膜渗出及动脉血栓栓塞。妊娠、卵巢功能不全、卵巢囊肿、原因不明的阴道出血、子宫肌瘤、对激素敏感的恶性肿瘤等禁用。

(崔　玲)

第二节　促性腺激素释放激素激动剂及拮抗剂

一、促性腺激素释放激素激动剂

促性腺激素释放激素（GnRH）由下丘脑神经元分泌，可与垂体促性腺激素细胞表面的 GnRH 受体结合，通过 cAMP 和钙离子作用，促进腺垂体 FSH 和 LH 的分泌。天然 GnRH 在体内被迅速破坏。如对其结构进行改造，在天然 GnRH 十肽的第 6、10 位以不同的氨基酸、酰胺取代原来氨基酸的结构，合成促性腺激素释放激素激动剂（gonadotropic releasing hormone agonist，GnRH-a），其稳定性及与 GnRH 受体的亲和力大大增强，半衰期延长。此类药物包括戈那瑞林、亮丙瑞林、戈舍瑞林、曲普瑞林、布舍瑞林、普罗瑞林等。

戈那瑞林：戈那瑞林为白色或淡黄色粉末，溶于水或 1% 冰醋酸，在甲醇中略溶。

（一）体内过程

戈那瑞林口服极少吸收，静脉注射 3 分钟达 C_{max}，$t_{1/2}$ 约 6 分钟，在血浆中水解成无活性的代谢产物，经肾排泄。对血浆中 LH 的升高作用较快、较强，而对 FSH 的升高作用较慢、较弱。

（二）药理作用

戈那瑞林为促黄体生成素释放激素，能刺激垂体合成和释放 FSH 和 LH。LH 能使睾丸间质合成和分泌雄激素，LH 和 FSH 的双重作用促进卵巢合成和分泌雌激素。单剂使用时能增加循环中的性激素；连续使用可致腺垂体中促黄体生成素释放激素受体下调，相当于阻止垂体 LH 分泌，从而阻断性激素的分泌，达到睾丸或卵巢切除的效果。

（三）临床应用

戈那瑞林可用于治疗下丘脑性闭经所致不育、原发性卵巢功能不足，特别是对氯米芬无效的患者；治疗小儿隐睾症及雄激素过多、垂体肿瘤等；治疗激素依赖性前列腺癌和乳腺癌。此外，在体外受精时，先用大剂量 GnRH 类似物抑制内源性 GnRH 分泌，再用外源性 GnRH 诱导多个卵子同步发育成熟，以便收集供体外受精之用。

（四）不良反应及禁忌

一般反应有恶心、腹部不适、头晕、月经过多、性欲丧失、多胎妊娠及注射处炎症等，偶有暂时性阴茎肥大、变态反应等。还有一些是本品治疗某些疾病时所特有，如治疗前列腺癌开始阶段由于 GnRH 对垂体-性腺的短暂兴奋致睾酮浓度暂时升高，病情加重，可加用抗雄激素药环丙孕酮数周。苯甲醇过敏者和腺垂体瘤患者禁用。

二、促性腺激素释放激素拮抗剂

促性腺激素释放激素拮抗剂（gonadotropin releasing hormone antagonist，GnRH-An）与 GnRH-a 同时发现。在 GnRH-An 中，不仅改变天然 GnRH 十肽的第 6、10 位氨基酸，还改变了其他位置的氨基酸，因此与 GnRH 受体的亲和力更高，能竞争性占领垂体的 GnRH 受体，影响内源性 GnRH 与受体结合，但没有类似 GnRH 的作用，不会刺激垂体分泌 FSH 和 LH。常用药物有西曲瑞克和阿贝瑞克。

西曲瑞克：西曲瑞克以醋酸盐形式存在，白色粉末，用注射用水溶解。

（一）体内过程

皮下给药为二室模型，静脉给药符合三室模型，$t_{1/2}$ 分别为 30 小时和 12 小时，皮下给药每天 1 次，0.25～3 mg，14 天后显示线性动力学。

（二）药理作用

西曲瑞克与内源性 GnRH 竞争垂体细胞膜上的受体，阻断 GnRH 的作用，抑制 LH 和 FSH 的合成和分泌，推迟女性 LH 峰出现，从而抑制排卵。停药后，内源性 LH 和 FSH 的分泌迅速恢复。

（三）临床应用

对接受控制性超排卵辅助生殖治疗的妇女，与 GnRH-a 配合使用，控制 LH 峰提前出现，控制排卵。还可用于子宫内膜异位症、子宫肌瘤、前列腺肥大和前列腺癌的治疗。

（四）不良反应及禁忌

注射部位偶可出现轻微和短暂的反应，每天更换注射部位。对西曲瑞克和外源性多肽激素以及甘露醇过敏者、妊娠及哺乳期和绝经妇女、严重肝肾功能损害者禁用。

（曾贝贝）

第三节 性功能兴奋剂及性功能抑制剂

近年来，由各种原因引起的性功能障碍的发生不断增加，人们正在积极探索治疗性功能障碍的有效药物。而一些药物在治疗疾病的过程中也会对患者性功能产生影响，引起性功能障碍，成为导致患者放弃治疗的一个重要因素，因此，如何防治药物诱导的性功能障碍成为一个值得关注的问题。

一、性功能兴奋剂

能兴奋或增强性功能的药物，称为性功能兴奋剂，也称催欲药，临床主要用于治疗勃起功能障碍。

（一）治疗勃起功能障碍的药物

勃起功能障碍（erectile dysfunction，ED）是指在有性欲要求时，阴茎持续不能获得或维持充分勃起，从而不能进行满意的性生活。ED 正变得越来越普遍，已成为一个重要的公共卫生问题。目前，口服药物仍是治疗 ED 的首选方法。根据药物作用机制及作用部位不同，治疗 ED 的药物分为中枢激动（启动）剂、中枢调节（促进）剂、外周激动（启动）剂和外周调节（促进）剂 4 类。

1.中枢激动（启动）剂

中枢激动（启动）剂作用于下丘脑性活动中枢，启动勃起功能。阿扑吗啡为最常用的中枢激动（启动）剂，吗啡的衍生物，脂溶性强，可直接通过血-脑屏障，与下丘脑内 DA_2 受体结合，通过控制性欲的下丘脑室旁核，把下丘脑的电脉冲传至脊髓促使血液流往阴茎。同时它亦激活 NOS，使 NO 合成增加，血液流动增加，并导致阴茎勃起。

主要不良反应为恶心、打哈欠、嗜睡、疲乏、低血压等,多与刺激中枢神经系统的 DA 受体有关。

2.中枢调节(促进)剂

中枢调节(促进)剂通过改善中枢神经系统内环境,促进或增强勃起功能。

(1)育亨宾:也称痿必治或安慰乐得,最早是从非洲的育亨宾树皮中提取的吲哚生物碱,在非洲自古以来就用作催欲药。其主要作用是中枢效应,能选择性阻断突触前的 α_2 受体,使海绵体神经末梢释放较多的去甲肾上腺素,减少阴茎静脉回流,利于充血勃起。少量应用时,可使会阴部肿胀,刺激脊髓勃起中枢而使性功能亢进。可用于各种原因引起的勃起功能障碍。不良反应有恶心、呕吐、皮肤潮红,偶有心悸、失眠、眩晕等。

(2)十一酸睾酮:也称安雄或安特尔,为睾酮衍生物,具有显著的雄激素活性,维持成年男性性欲和阴茎勃起能力。主要用于原发性或继发性性腺功能低下引起的性欲减退、内分泌性勃起功能障碍,但对血管性或神经性勃起功能障碍没有明显效果。

3.外周激动(启动)剂

外周激动(启动)剂作用于外周神经系统启动并促进勃起。前列腺素 E_1(prostaglandin E, PGE_1)是广泛存在于体内的生物活性物质,具有显著的扩张血管、抑制血小板聚集和防止血栓形成等作用。PGE_1 抑制血管交感神经末梢释放去甲肾上腺素,使血管平滑肌舒张,降低海绵体的阻力,增加动脉血流量;另外,PGE_1 还能与阴茎海绵体的 PGE_1 受体结合,激活腺苷酸环化酶,使 ATP 转化为 cAMP,降低细胞内 Ca^{2+} 浓度,使阴茎海绵体平滑肌松弛,阴茎勃起。适用于心理性、神经性、内分泌性和轻度血管性勃起功能障碍。

PGE_1 的主要不良反应为注射部位疼痛、纤维化和异常勃起。口服给药有头痛、食欲缺乏、恶心、腹泻、低血压、室上性期前收缩、心动过速等。

4.外周调节(促进)剂

外周调节(促进)剂通过改变局部或周围神经系统的内环境,促进或增强勃起功能。此类药物包括肾上腺素受体阻滞剂酚妥拉明,5 型磷酸二酯酶(PED5)抑制剂西地那非、伐地那非和他达那非等。

(1)酚妥拉明:为非选择性 α 受体阻断剂,可扩张血管,降低外周血管阻力,主要用于外周血管痉挛性疾病的治疗。作为一种外周调节(促进)剂,主要通过抑制肾上腺素和去甲肾上腺素的作用,舒张阴茎动脉血管,使海绵体血流量增加,促进或增强勃起功能。常见的不良反应有低血压、心动过速或心律失常、鼻塞、恶心、呕吐等。严重动脉硬化、心脏器质性损害及肾功能不全者禁用。

(2)西地那非:俗称万艾可或伟哥,是美国辉瑞制药公司在研发治疗心血管疾病药物时意外发明的第一个口服治疗 ED 的药物,于 1998 年 4 月在美国首次上市,西地那非的问世成为治疗 ED 的里程碑。西地那非用于治疗器质性、心理性和混合型 ED。

西地那非口服吸收迅速,10~40 分钟起效,绝对生物利用度约为 40%。空腹口服 30~120 分钟后达 C_{max},餐后口服 90~180 分钟达 C_{max},高脂饮食影响其吸收。西地那非主要通过肝脏微粒体酶细胞色素 P450 3A4(CYP 3A4,主要途径)和细胞色素 P450 2C9(CYP 2C9,次要途径)清除,主要代谢产物(N-去甲基化物)具有与本药相似的 PDE 选择性,约为西地那非的 50%。西地那非及其主要循环代谢产物(N-去甲基化物)均约有 96% 与血浆蛋白结合。本药主要以代谢产物的形式经粪便排泄(约为口服剂量的 80%),小部分经肾排泄(约为口服剂量的 13%)。老年人、重度肾损害(肌酐清除率≤30 mL/min)、肝功能损害者血浆西地那非水平升高。

西地那非为环磷酸鸟苷(cGMP)特异性5型磷酸二酯酶(PDE5)的选择性抑制药。正常人阴茎勃起的生理机制涉及性刺激过程中体内一氧化氮(NO)的释放。一氧化氮激活阴茎海绵体平滑肌细胞内鸟苷酸环化酶,导致cGMP水平升高,使得海绵体内平滑肌松弛,海绵窦扩张,血液流入而使阴茎勃起。当性刺激引起局部NO释放时,西地那非抑制PDE5,增加海绵体内cGMP水平,松弛海绵体平滑肌,血液流入海绵体。在没有性刺激时,通常剂量的西地那非不起作用。

临床试验中观察到的发生率大于2%的不良反应有流感症状、呼吸道感染、关节痛、背痛、消化不良和视觉异常,发生率小于2%的不良反应涉及系统较多。上市后报道的不良反应如下。①心血管系统:有发生心肌梗死、心源性猝死、心力衰竭、心律失常、低血压、脑出血、一过性局部缺血性休克和高血压等心血管不良反应事件报道,多数发生在性活动期间或刚结束时,个别发生在用药或性活动后数小时至数天内,甚至还有少量发生在服药后不久尚未进行性活动时。目前尚未确定这些反应是否由本药直接引起,还是由性活动、患者的心血管状况等多种因素共同作用而引起。②泌尿生殖系统:可出现尿道感染、勃起时间延长、异常勃起、异常射精、血尿等。③中枢神经系统:可出现头痛、眩晕、共济失调、神经痛、焦虑等。④特殊感觉:视物色淡、视物模糊及复视、短暂视觉丧失或视力下降、眼内压增高、视网膜血管病变或出血、玻璃体剥离、黄斑周围水肿等。

对本药过敏者,正在使用硝酸甘油、硝普钠或其他含有机硝酸盐者禁用。

(二)治疗女性性功能障碍的药物

女性性功能障碍(female sexual dysfunction,FSD)在成年女性中的发生率为30%~50%。对FSD的研究起步较晚,对治疗FSD的药物研究与开发远落后于ED药物研究,迄今为止还没有一种药物在临床上获得广泛认可。选择性组织雌激素活性调节剂替勃龙用于治疗性欲低下、性唤起障碍,已在欧洲上市。促皮质激素(ACTH)可增强多次性高潮能力。前列地尔、酚妥拉明和阿扑吗啡对性唤起障碍有作用。目前正在开发中的治疗女性性欲低下的药物有雄激素、雌激素和雌雄激素复合制剂。

二、性功能抑制剂

能抑制或减弱性功能的药物,称为性功能抑制剂,也称制欲药,临床上许多常用药物对性功能产生很强的抑制作用,其影响性功能的机制主要与以下因素有关:①作用于中枢神经系统,通过改变其功能提高或降低性欲;②作用于外周神经系统,影响勃起功能及射精作用;③影响内分泌功能,通过抑制下丘脑-垂体-睾丸轴功能,进而影响性功能。

(一)作用于中枢神经系统的药物

包括镇静、催眠药,抗精神病药,抗抑郁药,阿片类及人工合成镇痛药和食欲抑制药物。

1.镇静、催眠药

长期大量服用苯巴比妥、异戊巴比妥、司可巴比妥等,会抑制垂体促性腺激素的释放,引起性欲减退、性欲高潮反应丧失及月经失调。地西泮、氯氮䓬(利眠宁)、甲丙氨酯,主要有镇静、抗焦虑和肌肉松弛作用,若过多服用,男性可发生勃起功能障碍,女性可导致月经不调和排卵损害等。

2.抗精神病药

抗精神病药吩噻嗪类如氯丙嗪、甲硫哒嗪,丁酰苯类如氟哌啶醇、氟哌利多及其他抗精神病药氯普噻吨(泰尔登)等通过其镇静作用、抗胆碱作用或升高血 PRL 作用,阻断下丘脑 DA 受体导致性功能障碍。导致男性勃起功能障碍、睾丸萎缩;还可阻止排卵,引起月经不调和闭经等。

3.抗抑郁药

三环类抗抑郁药丙咪嗪、阿米替林、去甲替林等,四环类抗抑郁药马普替林、米安舍林,单胺氧化酶抑制剂苯乙肼,新型抗抑郁药选择性 5-羟色胺再摄取抑制剂都可引起性功能障碍。其机制与抗胆碱、α 受体阻断、拟 5-HT_{2a} 及抗 DA_2 受体有关。

4.阿片类及人工合成镇痛药

长期使用可待因、哌替啶、美沙酮及海洛因等均可造成性欲低下、勃起功能障碍及射精延迟。

5.食欲抑制药物

抑制食欲的药物,如芬氟拉明(氟苯丙胺)能降低女性的性欲,在男性可引起性欲降低和勃起功能障碍。

(二)利尿药

噻嗪类利尿药氢氯噻嗪、氯噻嗪、环戊噻嗪、苄氟噻嗪等长期使用,可使约 5% 的男性患者发生性功能紊乱,包括性欲降低、性冷淡、早泄、勃起功能障碍等;强效利尿药呋塞米(速尿)、依他尼酸(利尿酸)、布美他尼等也可引起性功能紊乱;螺内酯(安体舒通)使睾酮水平降低,引起 10% 以上男性性欲下降或勃起功能障碍,女性可出现性高潮缺乏。

(三)降压药

如利血平、可乐宁、甲基多巴,可降低交感神经活性和去甲肾上腺素的释放,小剂量使用也能引起性欲下降。女性服用可乐定,每天剂量若 >1.5 g 时,约 1/4 发生性欲减退或性兴奋损害。

(四)β 肾上腺素能受体阻滞剂

普萘洛尔(心得安)能造成男性和女性的性欲下降,并可导致男性勃起功能障碍。氯酰心安和噻吗洛尔(噻吗心安)可引起勃起功能障碍,但发生率比普萘洛尔低。

(五)调血脂药

目前使用的多种调节血脂药物,如氯贝丁酯、吉非贝齐、非诺贝特、苯扎贝特、辛伐他汀等长期应用后均有可能引起勃起功能障碍,还可表现为性欲下降、性冷淡和阴茎异常勃起等。

(六)激素类药物

男性长期口服雌二醇、己烯雌酚、炔雌酮等可使性欲减退、射精障碍甚至勃起功能障碍。男性长期口服孕酮可致勃起功能障碍。睾酮反馈性抑制下丘脑-垂体-睾丸轴功能,进而影响性功能。滥用皮质激素可引起性欲减退。口服避孕药如炔诺酮、甲地孕酮、53 号抗孕片、探亲长效避孕片等可致性欲低下、性唤起困难和性高潮抑制。

(七)抗组胺药

组胺 H_1 受体阻滞剂苯海拉明、氯苯那敏(扑尔敏)、异丙嗪(非那根)、赛庚啶等可引起性欲减退。组胺 H_2 受体阻滞剂西咪替丁和雷尼替丁,引起的性功能障碍以勃起功能障碍、性欲下降多见,其他如早泄、射精障碍等,西咪替丁发生率较高,尤其在大剂量或长期用药时。

(八)抗胆碱类药

抗胆碱药阿托品、东莨菪碱、山莨菪碱、溴丙胺太林、苯海索等,能抑制副交感神经,使阴茎不能反射性地充血而发生勃起功能障碍,使女性阴道分泌物减少而降低性兴奋。

(九)抗肿瘤药物

可损害性腺结构及其功能,降低男性和女性的性功能。

此外,还有许多药物会影响性功能,如长期使用强心苷类药物洋地黄、地高辛,解热镇痛药吲哚美辛、非那西丁、保泰松、阿司匹林等,抗菌药物酮康唑、联苯苄唑、甲硝唑、灰黄霉素、头孢唑啉钠、异烟肼、乙胺丁醇等,均可致不同程度的性功能障碍。药物对性功能的影响程度以及发生率与所用药物剂量和疗程有关,还存在明显的个体差异。减少剂量或停药后,性功能一般可改善或恢复。

(马文静)

第十章 感染科常用药物

第一节 四环素类药

四环素类抗生素包括四环素、土霉素、金霉素以及四环素的多种衍生物——半合成四环素。后者有多西环素(强力霉素)、米诺环素等。目前,四环素类耐药现象严重,大多常见革兰阳性和阴性菌对此类药物呈现耐药。四环素、土霉素等盐类的口服制剂吸收不完全,四环素和土霉素碱吸收尤差。四环素类尚可有毒性反应的发生,如对胎儿、新生儿、婴幼儿牙齿和骨骼发育的影响,对肝脏有损害以及加重氮质血症等。由于上述原因,目前四环素类的主要适应证为立克次体病、布氏杆菌病(与其他药物联合)、支原体感染、衣原体感染、霍乱和回归热等,半合成四环素类也可用于某些敏感菌所致轻症感染,由于此类药物的毒性反应,8岁以下小儿、孕妇均须避免应用。

一、四环素

(一)作用与用途

本品为广谱抑菌剂,高浓度时具杀菌作用。口服可吸收但不完全,30%～40%的给药量可从胃肠道吸收。口服吸收受食物和金属离子的影响。单剂口服本品250 mg后,血药峰浓度为2～4 mg/L。本品能沉积于骨、骨髓、牙齿及牙釉质中。血清蛋白结合率为55%～70%,血中半衰期为6～11小时。临床用于立克次体、支原体、衣原体、放线菌及回归热螺旋体等非细菌性感染和布氏杆菌病。由于目前常见致病菌对四环素类耐药现象严重,仅在病原菌对本品呈现敏感时,方有指征选用该类药物。

(二)注意事项

不良反应有胃肠道症状、肝毒性、变态反应以及血液系统、中枢神经系统和二重感染等。在牙齿发育期间(怀孕中后期、婴儿和8岁以下儿童)应用本品时,四环素可在任何骨组织中形成稳定的钙化合物,导致恒齿黄染、牙釉质发育不良和骨生长抑制,故8岁以下小儿不宜用本品。本品忌与制酸药,含钙、镁和铁等金属离子的药物合用。

(三)用法与用量

口服。

1.成人

常用量,1次0.25～0.50 g,每6小时1次。

2.儿童

8 岁以上儿童常用量,每次 25～50 mg/kg 体重,每 6 小时 1 次;疗程一般为 7～14 天,支原体肺炎、布鲁菌病需3周左右。本品宜空腹口服。

(四)制剂与规格

片剂:0.25 g。遮光,密封,干燥处保存。

二、土霉素

(一)作用与用途

抗菌谱及应用与四环素相同。但对肠道感染,包括阿米巴痢疾,疗效略强于四环素。本品口服后的生物利用度仅 30% 左右。单剂口服本品 2 小时到达血药峰浓度,为 2.5 mg/L。本品血清蛋白结合率约为 20%。肾功能正常者血中半衰期为 9.6 小时。本品主要自肾小球滤过排出,给药后 96 小时内排出给药量的 70%。

(二)注意事项

见四环素。

(三)用法与用量

口服。成人 1 天 1.5～2 g,分 3～4 次;8 岁以上小儿 1 天 30～40 mg/kg 体重,分 3～4 次;8 岁以下小儿禁用本品。本品宜空腹口服。

(四)制剂与规格

片剂:0.25 g。遮光,密封,干燥处保存。

三、多西环素

(一)作用与用途

抗菌谱及应用与四环素相同。多西环素口服吸收良好,在胸导管淋巴液、腹水、肠组织、眼和前列腺组织中的浓度均较高,为血浓度的 60%～75%,胆汁中的浓度可达血药浓度的 10～20 倍。单剂量口服200 mg,2 小时后达峰值,血药峰浓度约为 3 μg/mL,血清蛋白结合率为 80%～95%,主要在肝脏内代谢灭活,通过肾小球滤过随尿液排泄,血中半衰期为 16～18 小时。适应证见四环素,也可应用于敏感菌所致的呼吸道、胆管、尿路和皮肤软组织感染。由于多西环素无明显肾脏毒性,临床用于有应用四环素适应证而合并肾功能不全的感染患者。此外,还可短期服用作为旅行者腹泻的预防用药。

(二)注意事项

口服多西环素可引起恶心、呕吐、上腹不适、腹胀、腹泻等胃肠道症状。其他见四环素。

(三)用法与用量

宜空腹口服。

1.成人

一般感染,首次 0.2 g,以后每次 0.1 g,每天 1～2 次;疗程为 3～7 天。

2.儿童

一般感染,8 岁以上儿童首剂按体重 4 mg/kg 体重;以后,每次 2～4 mg/kg 体重,每天 1～2 次;疗程为 3～7 天。

(四)制剂与规格

片剂:0.1 g。遮光,密封保存。

四、米诺环素

(一)作用与用途

米诺环素抗菌谱与四环素相似。具有高效与长效性,米诺环素口服吸收迅速,药物在胆及尿中浓度比血药浓度高 10～30 倍,本品血清蛋白结合率为 76%～83%,血中半衰期约为 16 小时。临床用于治疗支原体肺炎、淋巴肉芽肿、下疳、鼠疫和霍乱;当患者不耐青霉素时,米诺环素可用于治疗淋病奈瑟菌、梅毒和雅司螺旋体、李斯特菌、梭状芽孢杆菌、炭疽杆菌、放线菌和梭杆菌所致感染;阿米巴病的辅助治疗等。

(二)注意事项

大剂量用药可引起前庭功能失调,但停药后可恢复。用药后应避免立即日晒,以免引起光感性皮炎。其他见四环素。

(三)用法与用量

口服。

1.成人

一般首次剂量 200 mg,以后每 12 小时 100 mg;或在首次用量后,每 6 小时服用 50 mg。

2.儿童

8 岁以上儿童首剂按体重 4 mg/kg 体重,以后每次 2 mg/kg 体重,每天 2 次。通常治疗的时间至少持续到发热症状消失 24～48 小时后为止。

(四)制剂与规格

胶囊:50 mg,100 mg。遮光,密闭,干燥处保存。

五、替加环素

(一)作用与用途

本品是静脉给药的甘氨酰环素类抗生素。其结构与四环素类药物相似。都是通过与细菌 30S 核糖体结合,阻止转移 RNA 的进入,使得氨基酸无法结合成肽链,最终起到阻断细菌蛋白质合成,限制细菌生长的作用。但替加环素与核糖体的结合能力是其他四环素类药物的 5 倍。替加环素的抗菌谱包括革兰阳性菌、革兰阴性菌和厌氧菌。体外实验和临床试验显示,替加环素对部分需氧革兰阴性菌(如弗氏枸橼酸杆菌、阴沟肠埃希菌、大肠埃希菌、产酸克雷伯菌和肺炎克雷伯菌、鲍曼不动杆菌、嗜水气单胞菌、克氏枸橼酸杆菌、产气肠埃希菌、黏质沙雷菌和嗜麦芽寡养单胞菌等)敏感。铜绿假单胞菌对替加环素耐药。替加环素静脉给药的峰浓度为 0.63～1.45 μg/mL,蛋白结合率为 71%～89%。本品给药后有 22% 以原形经尿排泄,其平均血中半衰期范围为 27(单剂量 100 mg)～42 小时(多剂量)。临床用于成人复杂皮肤及软组织感染和成人复杂的腹内感染,包括复杂阑尾炎、烧伤感染、腹内脓肿、深部软组织感染及溃疡感染。

(二)注意事项

常见不良反应为恶心和呕吐,其发生时间通常在治疗头 1～2 天之内,程度多为轻中度。复杂皮肤和皮肤结构感染患者应用替加环素治疗时,其恶心和呕吐的发生率分别为 35% 和 20%,替加环素不会抑制细胞色素 P450 酶系介导的代谢。孕妇若应用替加环素可能会对胎儿造成损害。在牙齿发育过程中(包括妊娠后期、婴儿期和 8 岁以前幼儿期)应用替加环素可使婴幼儿牙齿变色(黄色或灰棕色)。

(三)用法与用量

替加环素的推荐初始剂量为 100 mg,维持剂量为 50 mg,每 12 小时经静脉滴注 1 次;每次滴注时间为30~60 分钟。替加环素治疗复杂皮肤和皮肤结构感染或者复杂腹内感染的推荐疗程均为5~14 天。轻中度肝功能损害患者、肾功能损害患者或者血液透析患者均无须调整给药剂量;重度肝功能损害患者的推荐初始剂量仍为 100 mg,维持剂量降低至 25 mg,每 12 小时1 次。

(四)制剂与规格

替加环素为橙色冻干粉针,规格为 50 mg。

(苏传龙)

第二节 酰胺醇类药

酰胺醇类抗生素目前临床应用的有氯霉素和甲砜霉素。

氯霉素具广谱抗菌作用,但其对革兰阴性杆菌如流感嗜血杆菌、沙门菌属等的作用较葡萄球菌等革兰阳性菌为强;氯霉素对厌氧菌,包括脆弱拟杆菌等亦有效;对衣原体属、支原体属和立克次体属亦具抗微生物作用。氯霉素对细胞内病原微生物有效,也易通过血-脑屏障进入脑脊液中。故氯霉素目前仍为下列感染的选用药物:①伤寒等沙门菌感染,目前耐氯霉素的伤寒沙门菌呈增多趋势,但对氯霉素敏感者,该药仍为适宜选用药物。②化脓性脑膜炎,流感嗜血杆菌脑膜炎或病原菌不明的化脓性脑膜炎。③脑脓肿,因病原菌常系需氧和厌氧菌的混合感染。④腹腔感染,常须与氨基糖苷类联合应用以控制需氧及厌氧菌的混合感染。

氯霉素有血液系统毒性,因此不宜用作轻症感染的选用药,更不应作为感染的预防用药。宜用于某些重症感染,低毒性药物治疗无效或属禁忌的患者。甲砜霉素亦可引起红细胞生成抑制以及白细胞、血小板的减少,其抗菌作用较氯霉素为弱,故亦不宜作为常见感染的选用药。另外,具有较氯霉素明显增强的免疫抑制作用,但对其临床应用价值尚无定论。除血液系统毒性外,由于氯霉素的大剂量应用可致早产儿或新生儿发生外周循环衰竭(灰婴综合征),故在妊娠后期、孕妇及新生儿中应避免使用氯霉素,有指征应用者必须进行血药浓度监测,给药个体化。

一、氯霉素

(一)作用与用途

本品抗菌谱包括流感嗜血杆菌、肺炎链球菌和脑膜炎奈瑟菌、某些厌氧菌、立克次体属、螺旋体和衣原体属。对金黄色葡萄球菌、链球菌、大肠埃希菌、肺炎克雷伯杆菌、奇异变形杆菌、伤寒沙门菌、副伤寒沙门菌、志贺菌属等具有抑菌作用。本品静脉给药后可透过血-脑屏障进入脑脊液中。脑膜无炎症时,脑脊液药物浓度为血药浓度的 21%~50%;脑膜有炎症时,可达血药浓度的45%~89%。新生儿及婴儿患者可达 50%~99%,也可透过胎盘屏障进入胎儿循环。血清蛋白结合率为 50%~60%。成人血中半衰期为1.5~3.5 小时,在 24 小时内 5%~10%以原形由肾

231

小球滤过排泄,80%以无活性的代谢产物由肾小管分泌排泄。本品为敏感菌株所致伤寒、副伤寒的选用药物,与氨苄西林合用治疗流感嗜血杆菌脑膜炎或对青霉素过敏患者的肺炎链球菌、脑膜炎奈瑟菌脑膜炎,敏感的革兰阴性杆菌脑膜炎等。

(二)注意事项

对造血系统的毒性反应是氯霉素最严重的不良反应,表现为白细胞和血小板减少、不可逆性再生障碍性贫血。早产儿或新生儿应用大剂量氯霉素易发生灰婴综合征。还可引起周围神经炎和视神经炎、变态反应、二重感染及消化道反应。妊娠末期或分娩期、哺乳期妇女及新生儿不宜应用本品。由于氯霉素可抑制肝细胞微粒体酶的活性替代合用药物的血清蛋白结合部位,与抗癫痫药、降血糖药合用时可增加后者的药理作用。本品与林可霉素类或大环内酯类抗生素合用可发生拮抗作用,因此不宜联合应用。

(三)用法与用量

口服或静脉滴注,本品不宜肌内注射。

1.成人

静脉滴注,1天2~3 g,分2次给予;口服,1天1.5~3 g,分3~4次给予。

2.儿童

静脉滴注,按体重1天25~50 mg/kg体重,分3~4次给予;新生儿必须用时1天不超过25 mg/kg体重,分4次给予。

(四)制剂与规格

注射液:2 mL:0.25 g;片剂:0.25 g。密闭,避光贮存。

二、甲砜霉素

(一)作用与用途

本品是氯霉素的同类物,抗菌谱和抗菌作用与氯霉素相仿,具广谱抗微生物作用,但有较强的免疫抑制作用,且较氯霉素约强6倍。本品口服后吸收迅速而完全,正常人口服400 mg后2小时血药浓度达峰值,为4 mg/L。经吸收后在体内广泛分布,以肾、脾、肝、肺等中的含量较多,比同剂量的氯霉素高3~4倍。血中半衰期约1.5小时,肾功能正常者24小时内自尿中排出给药量的70%~90%,部分自胆汁中排泄,胆汁中浓度可为血药浓度的几十倍。甲砜霉素在体内不代谢,故肝功能异常时血药浓度不受影响。临床用于敏感菌如流感嗜血杆菌、大肠埃希菌、沙门菌属等所致的呼吸道、尿路、肠道等感染。

(二)注意事项

本品可致10%患者发生消化道反应,亦可引起造血系统的毒性反应,主要表现为可逆性红细胞生成抑制,白细胞、血小板减低;发生再生障碍性贫血者罕见。早产儿及新生儿中尚未发现有灰婴综合征者。其他见氯霉素。

(三)用法与用量

口服。成人1天1.5~3 g,分3~4次;儿童按体重1天25~50 mg/kg体重,分4次服。

(四)制剂与规格

胶囊:0.25 g。密闭,避光保存。

(苏传龙)

第三节　喹诺酮类药

喹诺酮类属化学合成抗菌药物。自 1962 年合成第 1 个喹诺酮类药物萘啶酸,20 世纪 70 年代合成吡哌酸以来,该类药物发展迅速,尤其是近年来新一代喹诺酮类——氟喹诺酮类的众多品种面世,在感染性疾病的治疗中发挥了重要作用。氟喹诺酮类具有下列共同之处:①抗菌谱广,尤其对需氧革兰阴性杆菌具强大抗菌作用,由于其结构不同于其他抗生素,因此对某些多重耐药菌仍具良好抗菌作用。②药物在组织、体液中浓度高,体内分布广泛。③消除半衰期长,多数品种有口服及注射用两种制剂,因而减少了给药次数,使用方便。由于上述特点,氟喹诺酮类药物在国内外均不断有新品种用于临床。

在国内已广为应用者有诺氟沙星、氧氟沙星、环丙沙星等,近期一些氟喹诺酮类新品种相继问世,如左氧氟沙星、加替沙星、莫西沙星等,上述新品种与沿用品种相比,明显增强了对社区获得性呼吸道感染主要病菌肺炎链球菌、溶血性链球菌等需氧革兰阳性菌的抗菌作用,对肺炎支原体、肺炎衣原体和军团菌的抗微生物活性亦增高,因此这些新品种有指征用于社区获得性肺炎、急性鼻窦炎、急性中耳炎,故又被称为"呼吸喹诺酮类"。然而近几年来,国内临床分离菌对该类药物的耐药性明显增高,尤以大肠埃希菌为著,耐甲氧西林葡萄球菌及铜绿假单胞菌等的耐药率亦呈上升趋势,直接影响了该类药物的疗效。耐药性的增长与近几年来国内大量无指征滥用该类药物密切有关,因此,有指征地合理应用氟喹诺酮类药物是控制细菌耐药性增长、延长该类药物使用寿命的关键。在喹诺酮类药物广泛应用的同时,该类药物临床应用的安全性日益受到人们的关注,除已知该类药物在少数病例中可致严重中枢神经系统反应、光毒性、肝毒性、溶血性尿毒症等外,某些氟喹诺酮类药致 QT 间期延长引发严重室性心律失常;对血糖的影响,尤其在与糖尿病治疗药同用时发生的低血糖和高血糖等,虽均属偶发不良事件,但亦需引起高度警惕。在应用该类药物时,进行严密观察及监测,以保障患者的安全。

一、诺氟沙星

(一)作用与用途

本品对枸橼酸杆菌属、阴沟肠埃希菌、产气肠埃希菌等肠埃希菌属、大肠埃希菌、克雷伯菌属、变形菌属、沙门菌属、志贺菌属等,有较强的抗菌活性。对青霉素耐药的淋病奈瑟菌、流感嗜血杆菌和卡他莫拉菌亦有良好抗菌作用。静脉滴注 0.4 g,经 0.5 小时后达血药峰浓度,约为 5 $\mu g/mL$。血清蛋白结合率为 10%～15%,血中半衰期为(0.245±0.93)小时,26%～32% 以原形和 10% 以代谢物形式自尿中排出,自胆汁和/或粪便中的排出量占 28%～30%。临床用于敏感菌所致的呼吸道感染、尿路感染、淋病、前列腺炎、肠道感染和伤寒及其他沙门菌感染。

(二)注意事项

不良反应有胃肠道反应,少数患者出现周围神经的刺激症状,变态反应,光敏反应,应避免过度暴露于阳光。本品在婴幼儿及 18 岁以下青少年的安全性尚未确定。但本品用于数种幼龄动物时,可致关节病变。因此不宜用于 18 岁以下的小儿及青少年。孕妇、哺乳期妇女禁用。本品与茶碱类药物、环孢素合用可引起相应药物代谢减少,需调整剂量。

(三)用法与用量

成人静脉滴注,1 次 0.2～0.4 g,1 天 2 次;口服,1 次 0.1～0.2 g,1 天 3～4 次;空腹口服吸收较好。

(四)制剂与规格

注射液:100 mL：0.2 g;胶囊:0.1 g。避光,干燥处保存。

二、环丙沙星

(一)作用与用途

抗菌谱与诺氟沙星相似,静脉滴注本品 0.2 g 和 0.4 g 后,其血药峰浓度分别为 2.1 μg/mL 和 4.6 μg/mL。血清蛋白结合率为 20%～40%,静脉给药后 50%～70% 的药物以原形从尿中排出。口服本品 0.2 g 或 0.5 g 后,其血药峰浓度分别为 1.21 μg/mL 和 2.5 μg/mL,达峰时间为 1～2 小时。血清蛋白结合率为 20%～40%。血中半衰期为 4 小时。口服给药后 24 小时以原形经肾脏排出给药量的 40%～50%。临床用于敏感菌引起的泌尿生殖系统感染、呼吸道感染、胃肠道感染、伤寒、骨和关节感染、皮肤软组织感染、败血症等全身感染。

(二)注意事项

含铝或镁的制酸药可减少本品口服的吸收,其他参见氧氟沙星。

(三)用法与用量

成人静脉滴注,1 天 0.2 g,每 12 小时 1 次;口服,1 次 250 mg,1 天 2 次,重症者可加倍量;1 天剂量不得超过 1.5 g。

(四)制剂与规格

注射液:100 mL：0.2 g;200 mL：0.4 g。片剂:0.25 g。遮光,密封保存。

三、氧氟沙星

(一)作用与用途

本品作用机制是通过抑制细菌 DNA 旋转酶的活性,阻止细菌 DNA 的合成和复制而导致细菌死亡。本品对多数肠埃希菌科细菌,如大肠埃希菌、克雷伯菌属、变形杆菌属、沙门菌属、志贺菌属和流感嗜血杆菌、嗜肺军团菌、淋病奈瑟菌等革兰阴性菌有较强的抗菌活性。对金黄色葡萄球菌、肺炎链球菌、化脓性链球菌等革兰阳性菌和肺炎支原体、肺炎衣原体也有抗菌作用。口服 100 mg 和 200 mg,血药达峰时间为 0.7 小时,血药峰浓度分别为 1.33 μg/mL 和 2.64 μg/mL。尿中 48 小时可回收药物 70%～87%。血中半衰期为 4.7～7 小时。临床用于敏感菌引起的泌尿生殖系统感染、呼吸道感染、胃肠道感染、伤寒、骨和关节感染、皮肤软组织感染、败血症等全身感染。

(二)注意事项

不良反应有胃肠道反应,中枢神经系统反应可有头昏、头痛、嗜睡或失眠,变态反应,光敏反应较少见,但应避免过度暴露于阳光下。本品在婴幼儿及 18 岁以下青少年的安全性尚未确定。但本品用于数种幼龄动物时,可致关节病变。因此不宜用于 18 岁以下的小儿及青少年。孕妇、哺乳期妇女禁用。本品与茶碱类药物、环孢素合用可引起相应药物代谢减少,需调整剂量。

(三)用法与用量

成人静脉缓慢滴注,1 次 0.2～0.3 g,1 天 2 次;口服,1 次 0.2～0.3 g,1 天 2 次。

（四）制剂与规格

注射液:100 mL:0.2 g。片剂:0.1 g,0.2 g。遮光,密封保存。

四、依诺沙星

（一）作用与用途

本品对葡萄球菌、链球菌、志贺杆菌、克雷伯杆菌、大肠埃希菌、沙雷杆菌、变形杆菌、铜绿假单胞菌及其他假单胞菌、流感嗜血杆菌、不动杆菌、淋病奈瑟菌、螺旋杆菌等有良好的抗菌作用。静脉给药 0.2 g 和 0.4 g,血药达峰时间约为 1 小时,血药峰浓度约为 2 mg/L 和 3～5 mg/L。血中半衰期为 3～6 小时,血清蛋白结合率为 18%～57%。本品主要自肾排泄,48 小时内给药量的 52%～60% 以原形自尿中排出,胆汁排泄为 18%。临床用于由敏感菌引起的泌尿生殖系统感染、呼吸道感染、胃肠道感染、伤寒、骨和关节感染、皮肤软组织感染、败血症等全身感染。

（二）注意事项

参见诺氟沙星。

（三）用法与用量

静脉滴注。成人 1 次 0.2 g,1 天 2 次;重症患者最大剂量 1 天不超过 0.6 g;疗程 7～10 天;滴注时注意避光。

（四）制剂与规格

注射液:100 mL:0.2 g。遮光,密闭保存。

五、洛美沙星

（一）作用与用途

本品对肠埃希菌科细菌如大肠埃希菌、志贺菌属、克雷伯菌属、变形杆菌属、肠埃希菌属等具有高度的抗菌活性;流感嗜血杆菌、淋病奈瑟菌等对本品亦呈现高度敏感;对不动杆菌、铜绿假单胞菌等假单胞菌属、葡萄球菌属和肺炎链球菌、溶血性链球菌等亦有一定的抗菌作用。本品静脉滴注后血药峰浓度为(9±2.72)mg/L。血中半衰期为 7～8 小时。本品主要通过肾脏排泄,给药后 48 小时可自尿中以药物原形排出给药量的 60%～80%,胆汁排泄约 10%。空腹口服本品 200 mg 后,(0.55±0.58)小时达血药浓度峰值,峰浓度为(2.29±0.58)mg/L。血中半衰期为 6～7 小时,主要通过肾脏以原形随尿排泄,在 48 小时内 70%～80% 随尿排出。临床用于敏感细菌引起的呼吸道感染,泌尿生殖系统感染,腹腔胆管、肠道、伤寒等感染,皮肤软组织感染等。

（二）注意事项

参见氧氟沙星。

（三）用法与用量

成人静脉滴注,1 次 0.2 g,1 天 2 次;尿路感染,1 次 0.1 g,1 天 2 次;疗程 7～14 天。口服,1 天 0.3 g,1 天 2 次;重者可增至 1 天 0.8 g,分 2 次服。单纯性尿路感染,1 次 0.4 g,1 天 1 次。

（四）制剂与规格

注射剂:0.2 g;250 mL:0.2 g。片剂:0.2 g。遮光,密封,凉暗处保存。

六、甲磺酸培氟沙星

（一）作用与用途

本品对肠埃希菌属细菌如大肠埃希菌、克雷伯菌属、变形杆菌属、志贺菌属、伤寒沙门菌属等以及流感嗜血杆菌、奈瑟菌属等具有强大抗菌活性，对金黄色葡萄球菌和铜绿假单胞菌亦具有一定抗菌作用。静脉滴注 0.4 g 后，血药浓度峰值为 5.8 mg/L，与血清蛋白结合率为 20％～30％，血中半衰期较长，为 10～13 小时，本品及其代谢物主要经肾脏排泄，约占给药剂量的 58.9％。临床用于敏感菌所致的各种感染：尿路感染，呼吸道感染，耳鼻喉部感染，妇科、生殖系统感染，腹部和肝胆系统感染，骨和关节感染，皮肤感染，败血症和心内膜炎，脑膜炎。

（二）注意事项

不良反应主要有胃肠道反应、光敏反应、神经系统反应、皮疹等。偶见注射局部刺激症状。孕妇及哺乳期妇女及 18 岁以下患者禁用。避免同时服用茶碱、含镁或氢氧化铝抗酸剂。稀释液不能用氯化钠溶液或其他含氯离子的溶液。

（三）用法与用量

成人静脉滴注，常用量，1 次 0.4 g，每 12 小时 1 次；口服，每天 0.4～0.8 g，分 2 次服。

（四）制剂与规格

注射液：5 mL：0.4 g；胶囊：0.2 g。遮光，密封，阴凉处保存。

七、司帕沙星

（一）作用与用途

本品对金黄色葡萄球菌、表皮葡萄球菌、链球菌、粪肠球菌等有明显抗菌作用；对大肠埃希菌、克雷伯菌属、志贺菌属、变形杆菌属、肠埃希菌属、假单胞菌属、不动杆菌属等亦有很好的抗菌作用。本品还对支原体、衣原体、军团菌、厌氧菌包括脆弱类杆菌也有很好的抗菌作用。单次口服本品 100 mg 或 200 mg 时，达峰时间为 4 小时，血药峰浓度为 0.34 μg/mL 或 0.58 μg/mL。生物利用度为 90％。胆囊的浓度约为血浆药物浓度的 7 倍，血清蛋白结合率为 50％。本品血中半衰期 16 小时左右。肾脏清除率为 1.51％。健康人单次口服本品 200 mg，72 小时后给药量的 12％以原形、29％以复合物形式随尿排出体外。胆汁排泄率高，给药量的 51％左右以原形随粪便排出体外。临床用于敏感菌所致的呼吸道感染、肠道感染、胆管感染、泌尿生殖系统感染、皮肤软组织感染等。

（二）注意事项

不良反应的发生率极低，主要有胃肠道反应、变态反应、神经系统反应、QT 间期延长等。对喹诺酮类药物过敏者、孕妇、哺乳期妇女及 18 岁以下患者禁用。光过敏患者禁用或慎用。其他见喹诺酮类药物。

（三）用法与用量

成人口服给药，每次 100～300 mg，最多不超过 400 mg，每天 1 次；疗程为 4～7 天。

（四）制剂与规格

片剂：100 mg。避光，密闭，室温保存。

八、左氧氟沙星

(一)作用与用途

本品为氧氟沙星的左旋体,其体外抗菌活性约为氧氟沙星的 2 倍。本品对多数肠埃希菌科细菌,如大肠埃希菌、克雷伯菌属、变形杆菌属、沙门菌属、志贺菌属和流感嗜血杆菌、嗜肺军团菌、淋病奈瑟菌等革兰阴性菌有较强的抗菌活性。对金黄色葡萄球菌、肺炎链球菌、化脓性链球菌等革兰阳性菌和肺炎支原体、肺炎衣原体也有抗菌作用。单次静脉注射 0.3 g 后,血药峰浓度约为 6.3 mg/L,血中半衰期约为 6 小时。血清蛋白结合率为 30%～40%。本品主要以原形药自肾排泄。口服 48 小时内尿中排出量为给药量的 80%～90%。临床用于敏感菌引起的泌尿生殖系统感染、呼吸道感染、胃肠道感染、伤寒、骨和关节感染、皮肤软组织感染、败血症等全身感染。

(二)注意事项

不良反应有胃肠道反应和变态反应,中枢神经系统反应可有头昏、头痛、嗜睡或失眠,光敏反应较少见,但应避免过度暴露于阳光下。本品在婴幼儿及 18 岁以下青少年的安全性尚未确定。但本品用于数种幼龄动物时,可致关节病变。因此不宜用于 18 岁以下的小儿及青少年。孕妇、哺乳期妇女禁用。本品与茶碱类药物、环孢素合用可引起相应药物代谢减少,需调整剂量。

(三)用法与用量

成人静脉滴注,1 天 0.4 g,分 2 次滴注;重度感染患者 1 天剂量可增至 0.6 g,分 2 次。口服,每次 100 mg,每天 2 次;严重感染最多每次 200 mg,每天 3 次。

(四)制剂与规格

注射剂:0.1 g,0.2 g,0.3 g。片剂:0.1 g。遮光,密闭,阴凉处保存。

九、莫西沙星

(一)作用与用途

莫西沙星对耐青霉素和红霉素肺炎链球菌、流感嗜血杆菌、卡他莫拉汉菌、肺炎支原体、肺炎衣原体以及军团菌等有良好抗菌作用,1 次用药后 1～3 小时药物的血清浓度达到高峰,服药 200～400 mg 后血药峰浓度范围在 1.2～5 mg/L。单剂量 400 mg 静脉滴注 1 小时后,在滴注结束时血药浓度达峰值,约为 4.1 mg/L,与口服相比平均约增加 26%。血中半衰期为 11.4～15.6 小时,口服绝对生物利用度达到 82%～89%,静脉滴注略高。口服或静脉给药后约有 45% 的药物以原形自尿(约 20%)和粪便(约 25%)中排出。临床用于敏感菌所致的呼吸道感染,包括慢性支气管炎急性发作,轻、中度社区获得性肺炎和急性细菌性鼻窦炎。

(二)注意事项

禁用于儿童、处于发育阶段的青少年和孕妇。不良反应主要有胃肠道反应、变态反应、神经系统反应、QT 间期延长等。

(三)用法与用量

成人口服每天 1 次 400 mg,连用 5～10 天;静脉滴注,1 次 400 mg,1 天 1 次。

(四)制剂与规格

片剂:0.4 g。避光,密封,干燥条件下贮存。注射液:250 mL:400 mg 莫西沙星,2.25 g 氯化钠。避光,密封保存,不要冷藏或冷冻。

十、加替沙星

(一)作用与用途

加替沙星为新一代喹诺酮类抗生素。甲氧西林敏感金黄色葡萄球菌、青霉素敏感的肺炎链球菌,对大肠埃希菌、流感和副流感嗜血杆菌、肺炎克雷伯杆菌、卡他莫拉菌、淋病奈瑟菌、奇异变形杆菌及肺炎衣原体、嗜肺性军团杆菌、肺炎支原体对其敏感。本品静脉滴注约 1 小时达血药峰浓度。400 mg 每天 1 次静脉注射的平均稳态血药浓度峰值和谷值分别约为 4.6 mg/L 和 0.4 mg/L。加替沙星片口服与本品静脉注射生物等效,口服的绝对生物利用度约为 96%。加替沙星血清蛋白结合率约为 20%,与浓度无关。加替沙星广泛分布于组织和体液中,唾液中药物浓度与血浆浓度相近,而在胆汁、肺泡巨噬细胞、肺实质、肺表皮细胞层、支气管黏膜、窦黏膜、阴道、宫颈、前列腺液和精液等靶组织的药物浓度高于血浆浓度。加替沙星无酶诱导作用,在体内代谢极低,主要以原形经肾脏排出。本品静脉注射后 48 小时,药物原形在尿中的回收率达 70%以上,加替沙星血中半衰期为 7~14 小时。本品口服或静脉注射后,粪便中的原药回收率约为 5%,提示加替沙星也可经胆管和肠道排出。临床用于治疗敏感菌株引起的中度以上的下列感染性疾病:慢性支气管炎急性发作、急性鼻窦炎、社区获得性肺炎、单纯性或复杂性泌尿道感染(膀胱炎)、肾盂肾炎、单纯性尿道和宫颈淋病等。

(二)注意事项

可见症状性高血糖和低血糖的报道,严禁将其他制剂加入含本品的瓶中静脉滴注,也不可将其他静脉制剂与本品经同一静脉输液通道使用。如果同一静脉输液通道用于输注不同的药物,在使用本品前后必须用与本品和其他药物相容的溶液冲洗通道。本品在配制供静脉滴注用 2 mg/mL 的静脉滴注液时,为保证滴注液与血浆渗透压等张,不宜采用普通注射用水。本品静脉滴注时间不少于 60 分钟,严禁快速静脉滴注或肌内、鞘内、腹腔内、皮下用药。其他见莫西沙星。

(三)用法与用量

成人口服 400 mg,每天 1 次;静脉滴注 200 mg,每天 2 次。

(四)制剂与规格

片剂:100 mg;200 mg;400 mg。密封,30 ℃以下干燥处保存。注射剂:5 mL:100 mg;10 mL:100 mg;100 mL:200 mg;200 mL:400 mg。遮光,密闭,阴凉处保存。

十一、氟罗沙星

(一)作用与用途

本品对大肠埃希菌、肺炎克雷伯杆菌、变形杆菌属、伤寒沙门菌、副伤寒杆菌、志贺菌属、阴沟肠埃希菌、铜绿假单胞菌、脑膜炎奈瑟菌、流感嗜血杆菌、摩拉卡他菌、嗜肺军团菌、淋球菌等均有较强的抗菌作用。对葡萄球菌属、溶血性链球菌等革兰阳性菌亦具有中等抗菌作用。静脉缓慢滴注100 mg 或 400 mg 后,血清峰浓度分别为 2.9 mg/L 或 5.75 mg/L。血中半衰期为(12±3)小时,血清蛋白结合率低,约为 23%。给药量的 60%~70%以原形或代谢产物经肾脏排泄。口服 200 mg,最高血药峰浓度为 2.9 μg/mL;血中半衰期为 10~12 小时,血清蛋白结合率为 32%。本品主要从尿中排泄,口服 72 小时后,在尿中回收率为 83%,其中 90%为原药形式。临床用于对本品敏感细菌引起的膀胱炎、肾盂肾炎、前列腺炎、附睾炎、淋病奈瑟菌性尿道炎等泌尿生殖系统感染;伤寒沙门菌感染、细菌性痢疾等消化系统感染;皮肤软组织感染、骨感染、腹腔感染及盆腔感染等。

(二)注意事项

孕妇、哺乳期妇女及 18 岁以下患者禁用。本品不良反应为胃肠道反应、中枢神经系统反应等。本品避免同时服用茶碱、含镁或氢氧化铝抗酸剂。稀释液不能用氯化钠溶液或其他含氯离子的溶液。

(三)用法与用量

成人避光缓慢静脉滴注,1 次 0.2～0.4 g,1 天 1 次;口服,1 次 0.2～0.3 g,1 天 1 次。

(四)制剂与规格

注射液:100 mL(氟罗沙星 0.2 g,葡萄糖 5 g)。遮光,密闭,阴凉处保存。

十二、妥舒沙星

(一)作用与用途

本品对革兰阳性菌、革兰阴性菌、大多数厌氧菌均有良好的抗菌作用。口服本品150 mg、300 mg 的达峰时间为 1～2.5 小时,峰浓度分别为 0.37 μg/mL 和 0.81 μg/mL,本品在血浆中主要以原形存在,主要随尿排泄。临床用于敏感菌引起的呼吸道、肠道、泌尿系统及外科、妇产科、耳鼻喉科、皮肤科、眼科、口腔科感染。

(二)注意事项

见司帕沙星片。

(三)用法与用量

成人口服给药。每天 300 mg,分 2 次服;或每天 450 mg,分 3 次服;少数患者可达每天600 mg,分3 次服。

(四)制剂与规格

片剂:150 mg。密封,干燥,避光凉暗处保存。

十三、芦氟沙星

(一)作用与用途

本品对革兰阴性菌具良好抗菌作用,包括大肠埃希菌、伤寒沙门菌、志贺菌属、流感嗜血杆菌、淋病奈瑟菌等均具有较强的抗菌活性。对葡萄球菌属、溶血性链球菌等革兰阳性球菌也有一定的抗菌作用。对铜绿假单胞菌无效。单剂量口服 0.2 g 后,血药峰浓度约为 2.3 mg/L,达峰时间约为 3 小时。血中半衰期长,约为 35 小时。本品主要以原形自肾脏排泄,约为 50%,胆汁排泄占 1%。临床用于敏感菌引起的下呼吸道和泌尿生殖系统感染。

(二)注意事项

见司帕沙星片。

(三)用法与用量

口服。1 次 0.2 g,1 天 1 次,首剂量加倍为 0.4 g;疗程 5～10 天,对前列腺炎的疗程可达 4 周。

(四)制剂与规格

胶囊:0.2 g。遮光,密封,干燥处保存。

(杨晓燕)

第四节　林可霉素类药

　　林可霉素类也称林可酰胺类,有林可霉素和其半合成衍生物克林霉素两个品种,后者的体外抗菌活性较前者强 4~8 倍。两者的抗菌谱与红霉素相似而较窄,仅葡萄球菌属(包括耐青霉素株)、链球菌属、白喉杆菌、炭疽杆菌等革兰阳性菌对本类药物敏感,革兰阴性需氧菌如流感嗜血杆菌、奈瑟菌属以及支原体属均对本类药物耐药,这有别于红霉素等大环内酯类药。林可霉素类,尤其是克林霉素对厌氧菌有良好抗菌活性,拟杆菌属包括脆弱拟杆菌、梭杆菌属、消化球菌、消化链球菌、产气荚膜杆菌等大多对本类药物高度敏感。细菌对林可霉素与克林霉素间有完全交叉耐药性,与红霉素间存在部分交叉耐药。

　　林可霉素类主要作用于细菌核糖体的 50S 亚基,抑制肽链延长,因而影响细菌蛋白质合成。红霉素、氯霉素与林可霉素类的作用部位相同,相互间竞争核糖体的结合靶位;由于前两者的亲和力比后者大,常可取而代之,因此合用时可出现拮抗现象。林可霉素类主要用于厌氧菌和革兰阳性球菌所致的各种感染,对金黄色葡萄球菌所致的急性和慢性骨髓炎也有明确指征。本类药物的不良反应主要为胃肠道反应,口服后腹泻较多见,一般轻微,也可表现为假膜性肠炎,系由艰难梭菌外毒素引起的严重腹泻。克林霉素口服后吸收完全(90%),故口服给药时宜选用本品。

一、林可霉素

(一)作用与用途

　　本品对常见的需氧革兰阳性菌有较高抗菌活性,对厌氧菌有良好的抗菌作用,与大环内酯类有部分交叉耐药。成人肌内注射 600 mg,30 分钟达血药峰浓度。吸收后广泛及迅速分布于各体液和组织中,包括骨组织。血清蛋白结合率为 77%~82%。血中半衰期为 4~6 小时,本品可经胆管、肾和肠道排泄,肌内注射后1.8%~24.8%药物经尿排出,静脉滴注后 4.9%~30.3%经尿排出。本品适用于敏感葡萄球菌属、链球菌属、肺炎链球菌及厌氧菌所致的呼吸道感染、皮肤软组织感染、女性生殖道感染和盆腔感染及腹腔感染等,后两种病种可根据情况单用本品或与其他抗菌药联合应用。

(二)注意事项

　　不良反应有胃肠道反应,可引起假膜性肠炎、血液系统反应等。本品可增强吸入性麻醉药、神经-肌肉阻滞药的神经肌肉阻滞现象,导致骨骼肌软弱和呼吸抑制或麻痹,与氯霉素、红霉素具拮抗作用,不可合用。

(三)用法与用量

1.肌内注射

成人每天 0.6~1.2 g;小儿每天按体重 10~20 mg/kg 体重,分次注射。

2.静脉滴注

成人每次 0.6 g,每 8 小时或 12 小时 1 次;小每天按体重 10~20 mg/kg 体重。

(四)制剂与规格

注射液:2 mL:0.6 g。密闭保存。

二、克林霉素

(一)作用与用途

本品为林可霉素的衍生物,抗菌谱与林可霉素相同,抗菌活性较林可霉素强4～8倍。对革兰阳性菌如葡萄球菌属、链球菌属、白喉杆菌、炭疽杆菌等有较高抗菌活性。对革兰阴性厌氧菌也有良好抗菌活性,拟杆菌属包括脆弱拟杆菌、梭杆菌属、消化球菌、消化链球菌、产气荚膜杆菌等大多对本品高度敏感。本品肌内注射后血药浓度达峰时间,成人约为3小时,儿童约为1小时。静脉注射本品300 mg,10分钟血药浓度为7 mg/L。血清蛋白结合率为92%～94%。在骨组织、胆汁及尿中可达高浓度。约10%给药量以活性成分由尿排出,血中半衰期约为3小时。空腹口服的生物利用度为90%。口服克林霉素150 mg、300 mg后的血药峰浓度分别约为2.5 mg/L、4 mg/L,达峰时间为0.75～2小时。临床用于链球菌属、葡萄球菌属及厌氧菌所致的中、重度感染,如吸入性肺炎、脓胸、肺脓肿、骨髓炎、腹腔感染、盆腔感染及败血症等。

(二)注意事项

不良反应有胃肠道反应,可引起假膜性肠炎、血液系统反应等。本品可增强吸入性麻醉药、神经-肌肉阻滞药的神经-肌肉阻滞现象,导致骨骼肌软弱和呼吸抑制或麻痹;与氯霉素、红霉素具拮抗作用,不可合用。

(三)用法与用量

肌内注射或静脉滴注。

(1)成人:每天0.6～1.2 g,分2～4次应用;严重感染,每天1.2～2.4 g,分2～4次静脉滴注。

(2)儿童:4周及4周以上小儿按体重每天15～25 mg/kg体重,分3～4次应用;严重感染,每天25～40 mg/kg体重,分3～4次应用。

(3)禁止直接静脉推注,可致小儿呼吸停止。

(四)制剂与规格

盐酸克林霉素注射液:2 mL：0.3 g;克林霉素葡萄糖注射液:100 mL：0.6 g;盐酸克林霉素胶囊:0.15 g。密闭,阴凉处保存。

三、盐酸克林霉素棕榈酸酯

(一)作用与用途

本品系克林霉素的衍生物,在体内经酯酶水解形成克林霉素而发挥抗菌活性。本品口服后药物自胃肠道迅速吸收水解为克林霉素,吸收率约为90%,血清蛋白结合率90%以上,血中半衰期儿童约为2小时,成人约为2.5小时,肝肾功能损害时血中半衰期可延长,尿中24小时排泄率达10%。其他见克林霉素。

(二)注意事项

见克林霉素。

(三)用法与用量

口服。儿童每天按体重8～25 mg/kg体重,分3～4次服用;成人每次150～300 mg(重症感染可用450 mg),每天4次。

(四)制剂与规格

盐酸克林霉素棕榈酸酯颗粒剂:1 g：37.5 mg。密闭,阴凉干燥处保存。　　　　　　(杨晓燕)

第五节 抗 病 毒 药

目前,临床上应用的抗病毒药,根据其作用机制有以下几类:①阻止病毒吸附于细胞的药物,因而阻止其侵入细胞内,如丙种球蛋白或高效价免疫球蛋白,通过与病毒结合以阻止其与宿主细胞结合。②阻止病毒进入细胞的药物,如盐酸金刚烷胺、金刚乙胺等。③抑制病毒核酸复制的药物,如利巴韦林、阿昔洛韦等。④抑制病毒蛋白合成的药物,如利福霉素类药物。⑤干扰素,能诱导宿主细胞产生一种抗病毒蛋白,抑制多种病毒繁殖。

按对不同病毒的作用,抗病毒药可分为两大类:抗非反转录病毒药和抗反转录病毒药。后者多用于治疗人类免疫缺陷病毒(HIV)感染的获得性免疫缺陷综合征(艾滋病,AIDS)。

一、阿昔洛韦

(一)别名

无环鸟苷,建适辽。

(二)作用与用途

本品为一种高效广谱抗病毒药。对单纯疱疹病毒Ⅰ型、Ⅱ型及水痘-带状疱疹病毒有抑制作用。口服后可吸收15%～30%,血药达峰时间为15～41小时,体内分布广,主要自肾排出,小部分经肝脏代谢,血中半衰期约2.9小时。注射剂:健康成人以5 mg/kg体重剂量静脉滴注1小时,平均稳态峰、谷浓度分别为9.8 μg/mL和0.7 μg/mL。在组织和体液中分布广泛,脑脊液中所达浓度大约是血浆浓度的50%,血浆蛋白结合率低(9%～33%)。本品主要以原形通过肾小球和肾小管排泄。临床用于单纯疱疹和带状疱疹病毒引起的皮肤和黏膜感染,也可用于巨细胞病毒感染。

(三)注意事项

(1)口服可有头痛、头晕、关节痛、恶心、呕吐、腹泻、胃部不适等症状。眼部用药偶见轻微刺激,皮肤外用偶有轻度发红、痒感、脱皮等。

(2)丙磺舒可减少本品自肾小管分泌而使血药浓度升高,毒性亦可增加,齐多夫定可增强本品作用,肾毒性亦可增强;也应避免与氨基糖苷类、环孢素等肾毒性药物合用。静脉给药时与干扰素、甲氨蝶呤合用可引起精神异常。

(3)孕妇、哺乳期妇女禁用。肾功能不全者、小儿慎用。服药期间多饮水。

(四)用法与用量

1.口服

成人每次200 mg,每4小时1次,疗程为5～10天;儿童(12岁以下)每次15～20 mg/kg体重,4～5次/天。

2.静脉滴注

成人按体重每次5～10 mg/kg体重,每天3次,每天不宜超过30 mg/kg体重;儿童每次5～10 mg/kg体重,每天3次。

（五）制剂与规格

片剂：0.2 g。密闭，阴凉干燥处保存。注射剂：0.25 g。避光，密闭保存。

二、更昔洛韦

（一）别名

赛美维。

（二）作用与用途

核苷类抗病毒药。本品在脑脊液内浓度为同期血药浓度的 7%～67%；本品亦可进入眼内组织。血清蛋白结合率低，为 1%～2%。口服吸收差，成人静脉滴注 5 mg/kg 体重（1 小时内）后的血药峰浓度可达8.3～9 mg/L，血中半衰期为 2.5～3.6 小时，肾功能减退者可延长至 9～30 小时。本品主要以原形经肾脏排出。临床用于：①免疫缺陷患者并发巨细胞病毒视网膜炎的诱导期和维持期治疗。②接受器官移植的患者预防巨细胞病毒感染及用于巨细胞病毒血清试验阳性的艾滋病患者预防发生巨细胞病毒疾病。

（三）注意事项

常见的不良反应为骨髓抑制，此外可有贫血。中枢神经系统症状如精神异常、紧张、震颤等。可出现皮疹、头痛、头昏、呼吸困难、恶心、呕吐等。本品须静脉滴注给药，不可肌内注射。本品与齐多夫定同用时可增强对造血系统的毒性，必须慎用。本品与亚胺培南-西司他丁同用可发生全身抽搐。应避免与氨苯砜、氟胞嘧啶、长春碱、多柔比星、甲氧苄啶、磺胺类及核苷类药物合用。

（四）用法与用量

1.诱导期

静脉滴注按体重 1 次 5 mg/kg 体重，每 12 小时 1 次，每次静脉滴注 1 小时以上；疗程14～21天。肾功能减退者剂量应酌减。

2.维持期

静脉滴注按体重 1 次 5 mg/kg 体重，每天 1 次，静脉滴注 1 小时以上。口服，1 天 3 次，每次1 g与食物同服。肾功能减退者按肌酐清除率调整剂量。

3.预防用药

静脉滴注按体重 1 次 5 mg/kg 体重，滴注时间至少 1 小时以上，每 12 小时 1 次，连续7～14 天；继以5 mg/kg 体重，每天 1 次，共 7 天。

（五）制剂与规格

胶囊：0.25 g。密封保存。注射剂：50 mg；0.5 g。密闭，干燥处保存。

三、泛昔洛希

（一）作用与用途

本药为核苷类化合物，在体内迅速转化为有抗病毒活性的化合物喷昔洛韦，后者对Ⅰ型单纯疱疹病毒（HSV-I）、Ⅱ型单纯疱疹病毒（HSV-Ⅱ）以及水痘-带状疱疹病毒（VZV）有抑制作用。临床用于带状疱疹和原发性生殖器疱疹。

（二）注意事项

见阿昔洛韦。

(三)用法与用量

口服。250 mg,每天 3 次,连用 7 天。肾功能不全者减量。

(四)制剂与规格

片剂:250 mg。遮光,密封保存。

四、伐昔洛韦

(一)别名

万乃洛韦。

(二)作用与用途

见阿昔洛韦。本药是阿昔洛韦的前体,进入体内水解成阿昔洛韦而抑制病毒。盐酸伐昔洛韦口服后被迅速吸收并转化为阿昔洛韦,血中母体阿昔洛韦达峰时间为 0.88～1.75 小时。口服生物利用度为 67%±13%,是阿昔洛韦的 3～5 倍。口服给药后母体阿昔洛韦的消除为单相,半衰期为(2.86±0.39)小时,代谢产物主要从尿中排除。

(三)注意事项

见阿昔洛韦。

(四)用法与用量

饭前空腹服用。300 mg,每天 2 次。带状疱疹疗程 10 天,单纯疱疹为 7 天。

(五)制剂与规格

片剂:0.3 g。密闭保存。

五、膦甲酸钠

(一)作用与用途

广谱抗病毒药物。对Ⅰ型、Ⅱ型单纯疱疹病毒和巨细胞病毒等有抑制作用。本品能进入脑脊液,平均血中半衰期约 3 小时,药量的 80%～90% 以原形由尿排出。用于艾滋病患者巨细胞病毒性视网膜炎,免疫功能损害患者耐阿昔洛韦单纯疱疹病毒性皮肤黏膜感染。

(二)注意事项

不良反应有肾功能损害,用药期间患者应多饮水;另有胃肠系统反应,疲乏,不适,寒战,发热,脓毒症,代谢及营养失调,中枢及周围神经系统反应。本品不能与其他药物混合静脉滴注,不能与其他肾毒性药物如氨基糖苷类抗生素、两性霉素 B 或万古霉素等同时使用。

(三)用法与用量

中央静脉插管滴注,注射液(24 mg/mL)可不需稀释,直接使用。周围静脉滴注,必须用 5% 葡萄糖或生理盐水稀释至 12 mg/mL 后使用。

(1)艾滋病患者巨细胞病毒性视网膜炎(肾功能正常)。①诱导治疗:推荐初始剂量为按体重 60 mg/kg 体重,每 8 小时 1 次,静脉滴注时间＞1 小时,连用 2～3 周。②维持治疗:维持剂量为每天 90～120 mg/kg 体重,静脉滴注时间＞2 小时,维持治疗期间,若病情加重,可重复诱导治疗及维持治疗过程。

(2)免疫功能损害患者耐阿昔洛韦的单纯疱疹病毒皮肤黏膜感染:推荐剂量为 40 mg/kg 体重,每 8 小时或 12 小时 1 次,静脉滴注时间＞1 小时,连用 2～3 周至治愈。使用本品期间应密切监测肾功能,调整用药剂量。

(四)制剂与规格

注射剂:250 mL:3 g。避光,密闭保存。

六、利巴韦林

(一)别名

三氮唑核苷,病毒唑。

(二)作用与用途

为广谱抗病毒核苷类化合物。能抑制病毒合成核酸,对多种 MGA、DNA 病毒有抑制作用。口服后血药达峰时间 1~1.5 小时,主要由肝脏代谢,口服和静脉给药的血中半衰期为 0.5~2 小时。临床用于病毒性感冒、甲型肝炎、流行性出血热、带状疱疹及病毒性脑炎等。

(三)注意事项

不良反应有轻度胃肠道反应、结膜炎、皮疹和低血压。长期或大剂量给药,可引起可逆性贫血、心搏停止。本品可拮抗齐多夫定或扎西他滨的作用。孕妇、哺乳期妇女禁用。

(四)用法与用量

1.口服

成人 0.2~0.3 g,每天 3 次,疗程 7 天;儿童按体重 15~30 mg/kg 体重,每天 2 次。

2.肌内注射或静脉滴注

10~15 mg/kg 体重,每天 2 次,静脉滴注必须缓慢。

(五)制剂与规格

片剂:0.1 g。遮光,密封保存。颗粒剂:0.1 g;50 mg。密封,干燥处保存。注射剂:0.25 g。密闭保存。

七、拉米夫定

(一)别名

贺普丁。

(二)作用与用途

本品是一种抗病毒药物,对乙型肝炎病毒(HBV)有较强的抑制作用。口服给药后迅速经肠道吸收,达峰时间为 0.5~1 小时,绝对生物利用度稳定在 80%~85%;食物能延缓本品的吸收,当血药浓度<100 ng/mL 时,血清蛋白结合率为 35%~50%;但血药浓度>100 ng/mL 时,则<10%。口服给药后24 小时内,大约 90%以原形从尿中排泄,其血中半衰期为 5~7 小时。临床用于慢性乙型病毒性肝炎的治疗。

(三)注意事项

肌酐清除率<30 mL/min 的患者不能使用本品。不良反应有轻度头痛、头昏、恶心、呕吐、腹痛、腹泻及上呼吸道感染样症状。

(四)用法与用量

成人口服。每天 1 片。

(五)制剂与规格

片剂:100 mg。遮光,密封,30 ℃以下干燥处保存。

八、阿德福韦酯

(一)别名

贺维力。

(二)作用与用途

阿德福韦是一种单磷酸腺苷的无环磷酸化核苷类似物。在细胞激酶的作用下被磷酸化为有活性的代谢产物即阿德福韦二磷酸盐。作用机制为抑制 HBVDNA 聚合酶(反转录酶)。口服本品 10 mg 后阿德福韦的生物利用度为59％。慢性乙型肝炎患者单剂口服本品 10 mg 后达到血药峰浓度的中位数时间为1.75 小时,通过肾脏排泄。阿德福韦酯 10 mg 多次给药后,24 小时后尿中可以回收到给药剂量的 45％。终末消除半衰期的中位数为 7.22 小时。临床用于治疗有乙型肝炎病毒活动复制证据,并伴有血清谷丙转氨酶或谷草转氨酶持续升高或肝脏组织学活动性病变的肝功能代偿的成年慢性乙型肝炎患者。

(三)注意事项

在停止服用阿德福韦酯的患者中,已有报道发生肝炎的急性加重,所以停止阿德福韦酯治疗的患者,必须严密监测肝功能数月,包括临床表现和实验室指标。需要时应恢复乙型肝炎的治疗。停药指标:HBeAg 阳性的患者在使用本品治疗发生 HBeAg 血清转阴后,继续治疗 6 个月,检测确认疗效巩固,可考虑中止治疗。对于 HBeAg 阴性的患者,建议长期治疗,至少达到 HBsAg 发生血清转阴或失去疗效才停药。在治疗过程中发生失代偿肝病或肝硬化失代偿的患者,不主张停药。本品最常见的不良反应为疲乏,还有胃肠道反应、鼻咽炎、头晕、皮疹、脱发、肝区痛、自发流产、失眠,谷丙转氨酶、肌酸磷酸激酶和碱性磷酸酶(ALP)升高,中性粒细胞和白细胞减少等,任何单个不良事件的总体发生率均≤2％。

(四)用法与用量

口服。成人每天 1 次,每次 10 mg,饭前或饭后服均可。

(五)制剂与规格

片剂:10 mg。密封,25 ℃以下干燥处保存。

九、恩替卡韦

(一)别名

博路定。

(二)作用与用途

本品为鸟嘌呤核苷类似物,对乙肝病毒(HBV)聚合酶具有抑制作用。它能够通过磷酸化成为具有活性的三磷酸盐,三磷酸盐在细胞内的半衰期为 15 小时。体外研究发现,对拉米大定耐药的病毒株对恩替卡韦的典型敏感性明显降低 8～30 倍。口服本品后被迅速吸收,0.5～1.5 小时达血药峰浓度。每天给药1 次,6～10 天后可达稳态,累积量约为 2 倍。有效累积半衰期约为 24 小时。本品主要以原形通过肾脏清除,清除率为给药量的 62％～73％。临床用于病毒复制活跃,血清谷丙转氨酶持续升高或肝脏组织学显示有活动性病变的慢性成人乙型肝炎的治疗。

(三)注意事项

如果本品在未达到停药标准而停药时,则发生停药后谷丙转氨酶暴增的概率增加。核苷类药物在单独或与其他抗反转录病毒药物联合使用时,已经有乳酸性酸中毒和重度的脂肪性肝大,包括死亡病例的报道。本品最常见的不良反应有:头痛、疲劳、眩晕、恶心。

(四)用法与用量

成人和 16 岁以上青年口服本品,每天 1 次,每次 0.5 mg。拉米夫定治疗病毒血症或出现拉米夫定耐药突变的患者为每天 1 次,每次 1 mg。本品应空腹服用(餐前或餐后至少 2 小时)。

(五)制剂与规格

片剂:0.5 mg。密封,15～30 ℃干燥处保存。

十、替比夫定

(一)别名

素比伏。

(二)作用与用途

替比夫定为天然胸腺嘧啶脱氧核苷的自然 L-对映体,是人工合成的胸腺嘧啶脱氧核苷类抗 HBV DNA 聚合酶药物。在服用 1～4 小时(中值为 2 小时)后,替比夫定最大血药浓度为 (3.69 ± 1.25) μg/mL,AUG 为 (26.1 ± 7.2) μg/mL,低谷血药浓度为 0.2～0.3 μg/mL。每天 1 次,每次 600 mg,连续给药5～7 天后达到稳态浓度,药物半衰期为 15 小时。单剂 600 mg 服用时,食物不影响替比夫定的药代动力学。替比夫定与人血浆蛋白结合率低(3.3%),替比夫定对任何一种常见的人体 CYP450 酶都无抑制作用。替比夫定通过被动扩散的方式以原药的形式通过肾脏排出,因为药物主要由肾脏分泌,所以中重度肾功能不全者或正进行血液透析者应相应调整剂量和服用方法。

耐药性:替比夫定对与 rtM204V 变异有关的拉米夫定耐药的病毒仍有效(效果降低1.2 倍),表现出中度的抗病毒活性。在细胞培养中,与阿德福韦酯耐药有关的 rtA181V 变异的病毒对替比夫定的敏感度减低 3～5 倍;与阿德福韦酯耐药有关的 N236T 变异的病毒对替比夫定仍然敏感。临床用于治疗有乙型肝炎病毒活动复制证据,并伴有血清谷丙转氨酶或谷草转氨酶持续升高或肝脏组织学活性病变的肝功能代偿的成年慢性乙型肝炎患者。

(三)注意事项

(1)不良反应:常见虚弱、头痛、腹痛、恶心、(胃肠)气胀、腹泻和消化不良。

(2)患者停止抗乙肝治疗会发生肝炎急性加重,包括停止使用替比夫定。因此,停止抗乙肝治疗者应密切监测肝功能,若必要,应重新进行抗乙肝治疗。

(3)对于肾功能障碍或潜在肾功能障碍风险者,使用替比夫定慢性治疗会导致肾毒性。这些患者应密切监测肾功能并适当调整剂量。

(4)单用核苷类似物或合用其他抗反转录病毒药物会导致乳酸性酸中毒和严重的伴有脂肪变性的肝大,包括致命事件。本品不宜用于儿童和青少年。

(四)用法与用量

成人和青少年(≥16 岁)本品的推荐剂量为每天 1 次,每次 600 mg,饭前或饭后口服均可。服用本品期间,应当定期监测乙型肝炎生化指标、病毒学指标和血清标记物,至少每6 个月 1 次。

(五)制剂与规格

片剂:600 mg。阴凉处(15～30 ℃)密封保存。

十一、吗啉胍

(一)作用与用途

本品为广谱抗病毒药,对流感病毒等多种病毒增生期的各个环节都有作用。临床用于呼吸道感染、流行性感冒、流行性腮腺炎、水痘、疱疹及扁平疣等治疗。

(二)注意事项

可引起出汗及食欲缺乏等反应。

(三)用法与用量

口服。成人每天 0.1～0.2 g,每天 3 次;小儿按体重每天 10 mg/kg 体重,分 3 次服用。

(四)制剂与规格

片剂:0.1 g。

十二、莪术油注射液

(一)作用与用途

(1)抗病毒药以病毒颗粒溶解方式抗病毒。对呼吸道合胞病毒有直接抑制作用,对流感病毒 A1 和 A3 型有直接灭活作用。

(2)抗菌抗炎作用:抑制金黄色葡萄球菌、大肠埃希菌、伤寒沙门菌等。临床用于病毒引起的感冒、上呼吸道感染、小儿病毒性肺炎、消化道溃疡、甲型病毒性肝炎、小儿病毒性肠炎及病毒性心肌炎、脑炎等。

(二)注意事项

静脉滴注过快可有胸闷、颜面潮红、呼吸困难等症状。孕妇忌用,哺乳妇女尚不明确。

(三)用法与用量

静脉滴注。滴速每分钟 30～40 滴;成人或 12 岁以上儿童,0.2～0.4 g,每天 1 次;6 个月以上婴幼儿,每次 0.1 g;6 个月以下减半或遵医嘱。疗程 7～10 天。

(四)制剂与规格

注射剂:250 mL:40 mg。遮光,密闭,阴凉处保存。

十三、聚肌胞

(一)作用与用途

抗病毒药由多分子核苷酸组合而成,在体内能诱生干扰素,对多种病毒引起的疾病有效,并能增强抗体形成和刺激巨噬细胞吞噬作用。本品肌内注射后 10～20 分钟血液浓度达峰值,代谢产物主要从尿排出。临床用于治疗病毒性角膜炎、单纯疱疹和慢性病毒性肝炎的辅助治疗。

(二)注意事项

少数患者可有低热,如 2 天后不能自行消失,应即停药。孕妇禁用。

(三)用法与用量

1.肌内注射

1 次 1～2 mg,每 2 天 1 次。

2.结膜内注射

0.2～0.5 mg,每 3 天 1 次。患带状疱疹者可配合局部外用,1 天数次。

(四)制剂与规格

注射剂:2 mL:2 mg。密闭,凉暗处保存。

十四、奥司他韦

(一)别名

达菲。

(二)作用与用途

本品在体内转化为对流感病毒神经氨酸酶具有抑制作用的代谢物,有效地抑制病毒颗粒释放,阻抑甲、乙型流感病毒的传播。口服后在体内大部分转化为有效活性物,可进入气管、肺泡、鼻黏膜等部位,并由尿排泄,半衰期为 6~10 小时。临床用于治疗流行性感冒。

(三)注意事项

主要不良反应有呕吐、恶心、失眠、头痛、腹痛,尚有腹泻、头晕、疲乏、鼻塞、咽痛等。

(四)用法与用量

成人推荐口服剂量每次 1 粒,每天 2 次,共 5 天。在流感症状开始的第 1 天或第 2 天就应该开始治疗。

(五)制剂与规格

胶囊:75 mg。30 ℃以下保存。

(杨晓燕)

第十一章　肿瘤科常用药物

第一节　作用于 DNA 分子结构的抗肿瘤药

一、烷化剂

烷化剂在肿瘤治疗中有非常重要的作用。该类药物的化学活性高,呈脂溶性,容易穿透细胞膜,一旦进入细胞内就会形成不稳定的中间体,可形成碳正离子或其他具有活泼的亲电性基团,能与细胞中许多具有亲核作用的生物大分子基团(如 DNA、RNA 和酶等)快速共价结合,使生物大分子丧失活性或 DNA 分子发生断裂,从而抑制细胞的分裂增殖或者导致细胞死亡。尽管在大多数上皮癌的治疗方案中烷化剂已逐渐被取代,但在儿童实体肿瘤、淋巴瘤、成人肉瘤及高剂量化疗方案中,烷化剂仍是主要药物。经过发展,目前已有多种烷化剂用于临床。

(一)氮芥类

氮芥类抗肿瘤药物是 β-氯乙胺类化合物的总称。该类药物的作用机制一般认为是通过形成不稳定的乙撑亚胺干扰 DNA 和 RNA 的功能而发挥细胞毒性作用。该类药物对 DNA 的损伤能够阻碍 DNA 复制、转录或引起基因突变,因此具有强烈的细胞毒性与致癌性。这种强烈的细胞毒性使得氮芥类成为十分有效的化疗药物,但同时也使它们具有较严重的不良反应。最早的盐酸氮芥已不再是常用的化疗药物,其他常用的氮芥类化疗药物包括环磷酰胺、异环磷酰胺、苯丁酸氮芥、白消安、美法仑等。

1.环磷酰胺

(1)药理作用:环磷酰胺在体外无抗肿瘤活性,进入体内后通过肝 CYP450 酶水解成醛磷酰胺,再转运至组织中形成磷酰胺氮芥,抑制 DNA 合成而发挥作用;经脱氨酶转化为羧磷酰胺而失活,或以丙烯醛形式经尿道排出。

(2)药动学:口服吸收完全,1 小时可达峰浓度,生物利用度为 74%～97%。吸收后迅速分布至全身,肿瘤组织内的浓度高于正常组织,脏器中以肝脏最高。可少量通过血-脑屏障,脑脊液中的浓度仅为血浆浓度的 20%。静脉注射后半衰期为 4～6.5 小时,50%～70%在 48 小时内通过肾脏排泄,其中 68%为代谢物、32%为原形。

(3)适应证:用于恶性淋巴瘤、多发性骨髓瘤、淋巴细胞白血病、实体瘤如神经母细胞瘤、卵巢癌、乳腺癌、各种肉瘤及肺癌等。

(4)用法用量:静脉注射,联合用药1次500 mg/m²,每周静脉注射1次,每3~4周为1个疗程。口服,每次50~100 mg,每天2~3次,1个疗程的总量为10~15 g。

(5)不良反应:①骨髓抑制是最常见的毒性,白细胞最低点通常在给药后的10~14天,多在21天左右恢复正常,血小板减少较其他烷化剂少见;其他常见不良反应还有恶心、呕吐等。严重程度与给药剂量有关。②大剂量使用时,代谢产物丙烯醛可引起严重的出血性膀胱炎,表现为膀胱刺激症状、少尿、血尿及蛋白尿;常规量使用时发生率较低。大量补液及使用美司钠可以预防。③超高剂量(>120 mg/kg)可引起心肌损伤及肾毒性。④用于白血病或淋巴瘤时易发生高尿酸血症及尿酸性肾病。⑤其他反应尚包括脱发、口腔炎、中毒性肝炎、皮肤色素沉着、月经紊乱、无精或少精及肺纤维化等。

(6)禁忌证:感染、严重肝肾功能损害者禁用或慎用,孕妇及哺乳期妇女禁用。

(7)药物相互作用:①由于本药能增加血尿酸水平,故与抗痛风药合用需增加后者的使用量;但别嘌醇能增加本药的肾毒性,需严密监测。②与大剂量的巴比妥或皮质激素合用可增加急性毒性。③与多柔比星合用可增加心脏毒性,多柔比星的总剂量应不超过400 mg/m²。④本药可降低假胆碱酯酶的浓度,因此加强琥珀胆碱的神经肌肉阻滞作用,可使呼吸暂停延长。

(8)注意事项:①肝肾功能不全者应适当减量。②白血病、淋巴瘤患者出现尿酸性肾病时可通过大量补液、碱化尿液及或给予抗痛风处理。③口服给药一般空腹服用,如果胃部不适,可与食物一起分次给予。④常规剂量无心脏毒性,但高剂量有心肌损害及肺纤维化。

2.异环磷酰胺

(1)药理作用:与CTX相比,IFO仅一个氯乙基的取代位置不同,使其水溶性增大,稳定性增强。IFO也属于前药,需经肝脏活化成活性代谢产物。作用机制与CTX相似。

(2)药动学:主要通过肝脏激活和降解,活性代谢产物仅少量通过血-脑屏障。单次高剂量快速静脉给药,药物平均终末消除半衰期约15小时,大多数较低剂量则为4~8小时。以原形和代谢物的形式经尿排出。

(3)适应证:用于睾丸癌、卵巢癌、乳腺癌、肉瘤、恶性淋巴瘤和肺癌等。

(4)用法用量。①单药化疗:每次1.2~2.5 g/m²,每天1次,静脉滴注,连续5天为1个疗程,每3~4周重复1次。②联合化疗:每次1.2~2.0 g/m²,每天1次,静脉滴注,连续3~5天为1个疗程,每3~4周重复1次。治疗肉瘤时也可6~10 g/m²,连续静脉给药72~96小时。

(5)不良反应:参见环磷酰胺,但心脏毒性和肺毒性较环磷酰胺少见。另外还有神经毒性,与剂量相关,通常表现为焦虑不安、神情慌乱、幻觉和乏力等,少见晕厥、癫痫样发作甚至昏迷。

(6)禁忌证:严重感染、骨髓抑制者禁用;肾功能不全和/或尿路梗阻者禁用;膀胱炎者禁用;孕妇及哺乳期妇女禁用。

(7)药物相互作用:①曾应用顺铂的患者骨髓抑制、神经毒性及肾毒性明显。②同时使用抗凝药物可能引起凝血机制紊乱而导致出血危险。③同时使用降血糖药可增加降糖作用。④与别嘌醇合用可引起更严重的骨髓抑制。

(8)注意事项:①与放疗同时应用可使放疗引起的皮肤反应加重。②应用时需要使用尿路保护剂美司钠及适当水化。③儿童长期应用可引起Fanconi综合征。④忌与其他中枢神经抑制药(镇静药、镇痛药、抗组胺药及麻醉药等)合用,一旦出现脑病症状,应停止使用,即使患者在恢复正常后也不应再次使用。

3.苯丁酸氮芥

(1)药理作用:具有双功能烷化剂的作用,通过形成不稳定的亚乙基亚胺而发挥作用,对处于增殖状态的细胞敏感,特别对 G_1 期和 M 期细胞作用最强。

(2)药动学:口服吸收完全,生物利用度>70%,达峰时间为 40～70 分钟,蛋白结合率约99%,不能通过血-脑屏障。半衰期约 1.5 小时,主要经肾脏排泄,24 小时内约 50% 随尿液排出。

(3)适应证:慢性淋巴细胞白血病、卵巢癌和低度恶性非霍奇金淋巴瘤。

(4)用法用量:口服给药,每天 0.1～0.2 mg/kg(或 4～8 mg/m²),每天 1 次,连服 3～6 周,1 个疗程总量为 300～500 mg。也可以 10～15 mg/(m²·d),每 2 周 1 次。

(5)不良反应:消化道反应、骨髓抑制均较轻;但高剂量或长期使用骨髓抑制较严重,恢复缓慢。少数患者有变态反应和发热。长期使用可导致间质性肺炎及抽搐。

(6)禁忌证:严重骨髓抑制、严重肝肾功能不全者禁用;孕妇及哺乳期妇女禁用。

(7)药物相互作用:免疫受损者不推荐免疫接种疫苗;苯丁唑酮可增加本药的毒性,故合用时需减少本药用量。

(8)注意事项:给药期间避免接种活体疫苗。

4.白消安

(1)药理作用:属于双甲基磺酸酯类双功能烷化剂。与 DNA 相互作用时,形成 7-(4'-羟丁基)鸟嘌呤和 1',4'-二(7-鸟嘌呤基)丁烷,主要的反应有可能发生在螺旋链内而不在连接鸟嘌呤残基的链间。

(2)药动学:口服吸收良好,吸收后很快自血浆消失,反复给药可逐渐蓄积。主要在肝脏代谢,半衰期为 2～3 小时,以代谢物的形式经肾脏排出。

(3)适应证:慢性粒细胞白血病。

(4)用法用量:口服,每天 2～8 mg,分 3 次口服;维持量为 1 次 0.5～2 mg,每天 1 次。小儿每天 0.05 mg/kg。

(5)不良反应:主要为消化道反应及骨髓抑制、肺纤维化。有的患者可有头昏、面红、男性乳腺发育或睾丸萎缩;妇女无月经,可能会导致畸胎。

(6)禁忌证:急性白血病、再生障碍性贫血或其他出血性疾病者及孕妇禁用。

(7)药物相互作用:①苯妥英钠可使本药的清除率增加。②与硫鸟嘌呤合用于慢性髓性白血病时,出现了多例肝结节再生性增生,伴肝功能异常、门静脉高压和食管静脉曲张,单独使用本药则无此反应。③使用高剂量的本药为干细胞移植前清髓治疗的患者,使用甲硝唑可显著增加本药的血药浓度和毒性反应,包括肝功能异常、静脉闭塞性病变和黏膜炎。④合并使用 α 干扰素可出现严重的血细胞数量减少。

(8)注意事项:慢性粒细胞白血病急变期应停药。肾上腺皮质功能不全者慎用。用药期间应严格检查血常规。

5.美法仑

(1)药理作用:作用机制与其他烷化剂相同。抑制谷胱甘肽 S 转移酶可增加本药的抗肿瘤作用。

(2)药动学:口服吸收个体差异大。分布半衰期为 6～10 分钟,消除半衰期为 40～120 分钟。不足 15% 以原形经尿排泄,大部分以代谢物的形式排出。脑脊液中的浓度不足血浆浓度的 10%。

(3)适应证:①多发性骨髓瘤、乳腺癌、卵巢癌、慢性淋巴细胞和粒细胞白血病、恶性淋巴瘤、骨软骨病。②动脉灌注用于肢体恶性黑色素瘤、软组织肉瘤及骨肉瘤。

(4)用法用量:口服,8～10 mg/m²,每天 1 次,共 4～6 天,间隔 6 周重复。动脉灌注,一般每次 20～40 mg,视情况而定。

(5)不良反应:有消化道反应和骨髓抑制;可能会出现超敏反应(包括过敏),有报道心跳停止可能与此有关。其他尚有溶血性贫血、脉管炎、肺纤维化、肝炎和黄疸等肝功能异常。

(6)禁忌证:严重贫血者、孕妇禁用。

(7)药物相互作用:儿童使用萘啶酸和高剂量的美法仑静脉给药会导致致命的出血性小肠结肠炎。

(8)注意事项:根据肾功能和骨髓抑制程度增减剂量。

(二)亚硝基脲类

亚硝基脲类抗肿瘤药物的分子结构中含有 β-氯乙基亚硝基脲结构,N-亚硝基的存在使该氮原子与邻近羰基之间的键变得不稳定,在体内分解生成偶氮氢氧化物中间体,继续分解产生碳正离子,碳正离子可与 DNA 发生反应,从而破坏 DNA 的结构。此类药物具有较强的亲脂性,易通过血-脑屏障进入脑脊液中,可用于脑瘤、转移性脑瘤、中枢神经系统肿瘤和恶性淋巴瘤的治疗。目前用于临床的亚硝基脲类抗肿瘤药物有卡莫司汀、洛莫司汀、司莫司汀、尼莫司汀等。

1.卡莫司汀

(1)药理作用:本药进入体内后,在 OH⁻ 的作用下形成异氰酸盐和重氮氢氧化物。异氰酸盐使蛋白质氨甲酰化,重氮氢氧化物生成正碳离子使生物大分子烷化。异氰酸盐可抑制 DNA 聚合酶,抑制 DNA 修复和 RNA 合成。

(2)药动学:口服吸收迅速,但仅静脉注射有效。化学半衰期为 5 分钟,生物半衰期为 15～30 分钟。经肝脏代谢,代谢物可在血浆中停留数天,造成延迟性骨髓毒性,可能存在肝肠循环。96 小时内有 60%～70% 由肾脏排出,1% 由粪便排出,10% 以 CO_2 的形式由呼吸道排出。可以通过血-脑屏障,脑脊液中的浓度为血浆浓度的 50% 以上。

(3)适应证:主要用于脑瘤、恶性淋巴瘤及小细胞肺癌,对多发性骨髓瘤、恶性黑色素瘤、头颈部癌及睾丸癌也有效。

(4)用法用量:静脉滴注,每天 75～100 mg/m²,连用 2 天。使用时与生理盐水或 5% 葡萄糖注射液 200 mL 混合,1～2 小时内滴完。

(5)不良反应:①骨髓抑制,白细胞及血小板减少在给药后的 3～4 周后出现;白细胞最低值在 5～6 周,在 6～7 周内逐渐恢复,但多次给药后可延迟至 10～12 周恢复;血小板最低值见于给药后的 4～5 周,在 6～7 周内恢复。②大剂量使用可产生脑脊液病。③长期治疗可产生肺间质纤维化或间质性肺炎,有的甚至 1～2 个疗程后即出现肺部并发症,部分患者不能恢复。此外,还有恶心、呕吐等消化道反应。④有继发白血病、致畸胎的风险。⑤对生殖功能有影响,可抑制睾丸或卵巢功能。⑥静脉注射部位可产生血栓性静脉炎。

(6)禁忌证:孕妇禁用。严重骨髓抑制者禁用。

(7)药物相互作用:应避免和其他骨髓抑制作用强烈或呕吐反应强烈的药物合用。

(8)注意事项:①应用期间停止哺乳。②用药期间注意检查血常规,肝肾功能,肺功能。③有免疫抑制功能,化疗结束后的 3 个月内不宜接种活疫苗。④预防感染,注意口腔卫生。⑤美国 FDA 妊娠期药物安全性分级为肠道外给药 D 级。

2.洛莫司汀

(1)药理作用:药理作用与卡莫司汀相近。

(2)药动学:口服后 30 分钟可完全吸收,体内迅速转化为代谢产物,代谢产物 3 小时可达血药峰浓度。器官分布以肝(胆汁)、肾、脾中为多,其次为肺、心、肌肉、小肠、大肠等。可以透过血-脑屏障,脑脊液中的浓度为血浆浓度的 15%~30%。在肝内完全代谢,存在肝肠循环。半衰期为 15 分钟,代谢产物的半衰期为 16~48 小时。口服后的 24 小时内,50%以代谢物的形式随尿排出,但 4 天内的排出量<75%,从粪便排泄的少于 5%,从呼吸道排出 10%。

(3)适应证:原发性或继发性脑瘤、恶性淋巴瘤、肺癌及恶性黑色素瘤。

(4)用法用量:口服,1 次 80~100 mg/m²,顿服,每 6~8 周 1 次,3 次为 1 个疗程。

(5)不良反应:①胃肠道反应:口服后 6 小时内可发生恶心、呕吐,预先使用镇静药或甲氧氯普胺并空腹服用可减轻。少数患者可出现胃肠道出血及肝功能损害。②骨髓抑制:服药后 3~5 周可见血小板降低,白细胞降低可在服药后第 1 及第 4 周内出现 2 次,第 6~8 周才恢复;具有累积性。③可能会抑制睾丸或卵巢功能。④有致畸胎的可能。

(6)禁忌证:孕妇及哺乳期妇女禁用。严重骨髓抑制者禁用。

(7)药物相互作用:同卡莫司汀。

(8)注意事项:同卡莫司汀。

3.司莫司汀

(1)药理学:作用机制与卡莫司汀相近。

(2)药动学:口服后易从胃肠道吸收,迅速代谢,能通过血-脑屏障进入脑脊液中。以代谢物的形式经尿排出,48 小时内可排出 60%,少量经粪便排出,部分经呼吸道排出。

(3)适应证:为洛莫司汀的衍生物。对脑部原发性或继发性肿瘤、恶性淋巴瘤、肺癌等有较好作用;与氟尿嘧啶联合用于直肠癌、胃癌和肝癌。

(4)用法用量:口服,成人 1 次 100~120 mg/m²,间隔 6~8 周,临睡前与止吐、安眠药同服。

(5)不良反应:①消化道反应,如恶心、呕吐。②肝肾功能损害。③骨髓抑制:呈延迟反应,有累积性。血小板和白细胞在服药后的第 1~4 周降低,于第 6~8 周恢复。④其他:偶见全身性皮疹,有致畸胎的风险,对睾丸及卵巢有抑制作用。

(6)禁忌证:同卡莫司汀。

(7)药物相互作用:同卡莫司汀。

(8)注意事项:同卡莫司汀。

4.尼莫司汀

(1)药理作用:与卡莫司汀相近。

(2)药动学:本药在肝、肾中的浓度高于血浆浓度,在肿瘤组织内的浓度稍高于血中浓度。可通过血-脑屏障,给药 30 分钟后脑脊液中的浓度可达高峰。

(3)适应证:用于脑瘤、肺癌、慢性白血病、恶性淋巴瘤及消化道肿瘤。

(4)用法用量:成人按体重 2~3 mg/kg 或体表面积 90~100 mg/m²,溶于灭菌注射用水(5 mg/mL)中静脉注射;或溶于生理盐水、5%葡萄糖注射液 250 mL 中静脉滴注,每 6 周给药1 次。

(5)不良反应:同卡莫司汀。间质性肺炎少见。

(6)禁忌证:同卡莫司汀。

(7)药物相互作用:同卡莫司汀。

(8)注意事项:①不得用于皮下或肌内注射。②静脉注射过程中避免药液外渗,导致局部结节坏死。

(三)三氮烯咪唑类

不同于氮芥类烷化剂的乙基转运至 DNA 分子的亲电子部位及其他大分子上,三氮烯咪唑类药物是将单个甲基转运至 DNA 分子上,药物有达卡巴嗪和替莫唑胺。

1.达卡巴嗪

(1)药理作用:为嘌呤生物合成的中间体,进入体内后由肝微粒体去甲基形成单甲基化合物,有直接细胞毒作用。主要作用于 G2 期,抑制嘌呤、RNA 和蛋白质的合成,也影响 DNA 的合成。

(2)药动学:口服吸收不良,需静脉给药。血浆蛋白结合率为 20%~28%,仅少量通过血-脑屏障。分布半衰期为 19 分钟,消除半衰期为 5 小时,6 小时内 30%~45%以原形经尿排出。

(3)适应证:主要用于霍奇金淋巴瘤、黑色素瘤及软组织肉瘤。

(4)用法用量:静脉注射,1 次 200~400 mg/m²,每天 1 次,连用 5~10 天,以生理盐水 10~15 mL 溶解后静脉注射;或再用 5%葡萄糖注射液 250 mL 稀释后静脉滴注,30 分钟以上滴完,每 4~8 周重复 1 次。联合用药时每次 200 mg/m²,静脉滴注,连用 5 天,每 3 周重复 1 次。

(5)不良反应:①骨髓抑制,白细胞减少发生于给药后的 16~20 天,最低值见于给药后的 21~25 天;血小板计数减少见于给药后的 16 天。②胃肠道反应常见,如食欲缺乏、恶心、呕吐,一般发生于给药后的 1~12 小时,偶有黏膜炎。③流感样综合征偶见,发生于给药后的第 7 天,持续 1~3 周。④可能会导致发生致命性的肝血管毒性,由肝静脉血栓、坏死和大范围出血所致,一般出现在达卡巴嗪治疗的第 2 个疗程。⑤其他如脱发和面部麻木。

(6)禁忌证:孕妇禁用;水痘或带状疱疹患者及有严重的过敏史者禁用。

(7)药物相互作用:与其他骨髓抑制剂或放疗合用时需减少药物剂量。

(8)注意事项:①用药期间应停止哺乳。②用药期间禁止接种活病毒疫苗。③肝肾功能不全,感染者慎用。④用药期间监测肝肾功能及血常规。

2.替莫唑胺

(1)药理作用:给药后在体内迅速转化为活性产物 MTIC。MTIC 主要作用表现为 DNA 分子上鸟嘌呤第 6 位氧原子上的烷基化以及第 7 位氮原子的烷基化,通过甲基化加成物的错配修复,发挥细胞毒作用。

(2)药动学:可迅速通过血-脑屏障,进入脑脊液中。口服吸收完全,1 小时后可达峰。进食高脂肪的早餐后服药,C_{max} 和 AUC 分别减少 32%和 9%,t_{max} 增加 2 倍。平均消除半衰期为 1.8 小时,大部分经肾脏排泄,5%~10%为原形。

(3)适应证:用于多形性胶质母细胞瘤,开始先与放疗联合治疗,随后作为辅助治疗;常规治疗后复发或进展的多形性胶质母细胞瘤或间变性星形细胞瘤。

(4)用法用量:口服给药。①新诊断的多形性胶质母细胞瘤:同步放化疗期间,按体表面积每天 75 mg/m²,共 42 天,同时接受放疗。根据患者的耐受程度可暂停药,但无须降低剂量。接受同步放、化疗后 4 周,进行 6 个周期的本药单药辅助治疗,起始剂量为每天 150 mg/m²,共 5 天,然后暂停 23 天,一个周期为 28 天。从第 2 周开始,根据前一周期的不良反应,剂量可增至 200 mg/m²或减至 100 mg/m²。②常规治疗后复发或进展的多形性胶质母细胞瘤或间变性星形细胞瘤:以前曾接受过化疗者的起始剂量为 150 mg/m²,未接受过化疗者起始剂量为

200 mg/m^2,共 5 天,28 天为一个周期。治疗可持续至病变进展,最多为 2 年。

(5)不良反应:轻、中度的消化道反应,恶心,呕吐等,具有自限性或标准止吐方案可控制;重度呕吐的发生率为 4%。骨髓抑制一般出现在开始几个周期的第 21~28 天,通常在 1~2 周内可恢复,与给药剂量有关。其他常见的不良反应有疲乏、便秘、头痛、食欲缺乏、腹泻、发热等。有致癌、致畸及致突变作用。

(6)禁忌证:对 DTIC 及本药过敏者禁用。严重的骨髓抑制及孕妇或计划妊娠的妇女禁用。

(7)注意事项:①对于接受 42~49 天合并治疗者需要进行预防卡氏肺孢子菌感染,可以予复方磺胺甲噁唑等抗菌药物。②严重肝肾功能不全者尚无资料,需严密观察。老年患者(>70 岁)的骨髓毒性发生率可能会增加。③有致癌、致畸及致突变作用。

二、铂类

铂类抗肿瘤药物是多种恶性肿瘤的治疗基石。作用机制主要通过与 DNA 结合形成交叉键,从而破坏 DNA 的功能,导致 DNA 不能进行复制;高浓度时也能抑制 RNA 和蛋白质的合成。该类药物具有周期非特异性作用特征。第一代铂类药物顺铂是目前最常用的抗肿瘤药物之一,但由于存在肾毒性,现已经开发出了第二、第三代铂类药物。具体药物有卡铂、奈达铂和奥沙利铂等。

(一)顺铂

1.药理作用

本药能与 DNA 结合形成交叉键,从而破坏 DNA 的功能,使其不能再复制;高浓度时也能抑制 RNA 及蛋白质的合成;对乏氧细胞也有作用。

2.药动学

仅供静脉、动脉或腔内给药。给药后吸收迅速,分布于全身各组织内,肾、肝、卵巢、子宫、皮肤和骨骼内的含量较多,脾、胰、肠、心、肌肉和脑中较少,肿瘤组织无选择性分布。血浆蛋白结合率高,分布半衰期为 25~49 分钟,消除半衰期为 58~73 小时。药物自体内清除缓慢,5 天内仅 27%~54% 经尿排出,少量经胆道排出。腹腔内给药时腹腔器官内的药物浓度是静脉给药时的 2.5~8 倍。

3.适应证

适用于多种实体瘤,特别是膀胱、宫颈、肺、卵巢和睾丸的肿瘤,同时也用于胃癌、食管癌、子宫内膜癌、前列腺癌、乳腺癌、头颈部癌、恶性黑色素瘤、骨肉瘤、恶性淋巴瘤及儿童的神经母细胞瘤等治疗。

4.用法用量

作为单药治疗成人按照体表面积 1 次 15~20 mg/m^2,连续 5 天静脉滴注,间隔 3~4 周可重复用药;亦可 80~100 mg/m^2,最大不超过 120 mg/m^2,1 次使用或分成 3 天静脉滴注,每间隔 3~4 周 1 次。

5.不良反应

通常为剂量限制性和累积性毒性。

(1)肾脏毒性:单次中、大剂量用药后可能会出现轻微的、可逆的肾功能障碍,可以为血尿或氮质血症;多次高剂量和短期内反复用药会导致不可逆性的肾功能损害,重者可表现为肾小管坏死。采用静脉水化、甘露醇利尿及延长顺铂输注时间至 6~8 小时可减轻肾毒性。

（2）消化道反应：包括恶心、呕吐、食欲缺乏及腹泻。恶心、呕吐的发生率在 $17\%\sim100\%$，一般在给药后的 $1\sim6$ 小时内出现，多数可以在 3 天内恢复，但也有持续至给药后的 1 周。

（3）骨髓抑制：表现为白细胞、血小板减少，在剂量 >50 mg/m^2 更为显著，最低点一般发生在用药后的 3 周。其导致的贫血可能与肾小管功能损伤后促红细胞生成素缺乏有关。

（4）神经毒性：主要为感觉神经损害，表现为麻木、刺痛感、振动感和深部肌腱反射减弱，重者可发展为感觉性共济失调。多见于累积剂量达到 $300\sim600$ mg/m^2 者，为可逆性，但可能需要很长时间恢复。

（5）听力损害：可出现耳鸣和高频听力减弱，多为可逆性的。

（6）超敏反应：常在给药后的几分钟内出现，膀胱内灌注、腹膜或胸膜内给药也可发生过敏。

（7）电解质紊乱：顺铂引起的电解质紊乱可发生于治疗后的数天至数周不等，绝大部分出现在反复长时间治疗后，其原因可能在于消化道反应及肾毒性。顺铂导致的肾损害可以发生在承担机体电解质重吸收的近端小管、远端小管及集合管等不同部位，因此当肾小管重吸收功能受到影响时，血 Na$^+$、K$^+$、Cl$^-$、Mg^{2+}、Ca^{2+} 等均有可能下降，其中以低钾及低镁最常见，也可发生严重的低钙血症。

6.禁忌证

肾功能严重损害者、孕妇及对顺铂或其他含铂化合物过敏者禁用。

7.药物相互作用

与其他骨髓抑制剂、有肾毒性或耳毒性的药物联合会增加顺铂的毒性反应；顺铂对肾功能的影响也可能会影响其他经肾排泄药物的药动学参数。

8.注意事项

治疗期间应监测肾功能、神经系统功能和听力；定期监测血常规，观察血细胞计数；监测患者的肝功能、电解质及尿酸水平。

（二）卡铂

1.药理作用

作用有待深入研究，主要引起靶细胞 DNA 的链间及链内交联，破坏 DNA 而抑制肿瘤的生长。

2.药动学

血浆蛋白结合率低，终末半衰期至少 5 天，分布半衰期为 $1.1\sim2$ 小时，消除半衰期为 $2.6\sim5.9$ 小时。肌酐清除率为 60 mL/min 时，24 小时内由肾脏清除 71%。

3.适应证

其为顺铂类似物，与顺铂具有相似的抗肿瘤活性及用途。主要用于小细胞肺癌、卵巢癌、睾丸肿瘤、头颈部肿瘤，也可用于非小细胞肺癌、膀胱癌、子宫颈癌、胸膜间皮瘤、黑色素瘤及子宫内膜癌。

4.用法用量

目前多采用根据 Calvert 公式给药，即根据患者的肾小球滤过率（GFR，mL/min）和设定的药-时曲线下面积[AUC，mg/(mL·min)]计算卡铂的用量，具体为卡铂的总剂量（mg）＝目标 AUC×（GFR＋25）。推荐的目标 AUC 见表 11-1。

5.不良反应

（1）肾脏毒性：较轻。肌酐清除率＜60 mL/min 时卡铂的肾脏和全身清除率随肌酐清除率降低而降低,故需要减量;<20 mL/min 时应避免使用。

(2)消化道反应:较顺铂轻,表现为恶心、呕吐、腹泻、畏食等。

表 11-1　卡铂的剂量调整参照表

目标 AUC[mg/(mL·min)]	化疗方案	患者情况
5～7	单药	初次化疗
4～6	单药	接受过化疗
4～6	联合用药	初次化疗

(3)骨髓抑制:最常见,为剂量依赖性毒性。1 次用药后,白细胞和血小板在用药后的 21 天最低;联合化疗一般在 15 天。

(4)超敏反应:常在给药后的几分钟内出现,常见于多个周期给药后。

(5)神经毒性:较罕见。

6.禁忌证

禁用于对本品及其他含铂类化合物曾有过敏史的患者;禁用于出血性肿瘤患者。

7.药物相互作用

与其他骨髓或肾毒性药物合用时,警惕骨髓抑制及肾损害的发生。

8.注意事项

定期监测血常规及仔细评估肾功能。

(三)奈达铂

1.药理学

顺铂类似物。进入细胞后,甘醇酸酯配基上的醇性氧与铂之间的键断裂,水与铂结合,导致离子型物质的形成;然后断裂的甘醇酸酯基配基变得不稳定并被释放,产生多种离子型物质与 DNA 结合,抑制 DNA 复制,从而产生抗肿瘤活性。

2.药动学

本药主要以游离形式存在于血浆中,动物实验发现本药主要分布在肾脏和膀胱内,组织浓度高于血浆浓度。主要经尿排泄,24 小时内尿液中的铂回收率在 40%～69%。

3.适应证

头颈部癌、小细胞肺癌、非小细胞肺癌、食管癌、卵巢癌等实体瘤。

4.用法用量

临用前生理盐水溶解,再稀释至 500 mL,静脉滴注时间>1 小时,静脉滴注完成后需继续予 1 000 mL 以上的液体。推荐剂量为每次 80～100 mg/m²,每个疗程给药 1 次,间隔 3～4 周后方可进入下一个周期。

5.不良反应

主要不良反应为骨髓抑制,可见白细胞、血小板计数及血红蛋白含量下降;其他常见的不良反应有恶心、呕吐、食欲缺乏等消化道症状以及肝肾功能损害、耳神经毒性、脱发等;也有肺间质病变的报道。这些不良反应的发生率较低。

6.禁忌证

禁用于有明显的骨髓抑制及严重的肝肾功能不全者;对其他铂类过敏及对赋形剂右旋糖酐过敏者;妊娠期妇女及有严重并发症者。

7.药物相互作用

因本品有耳、肾毒性,故与其他具有耳、肾毒性的药物合用时需警惕,如氨基糖苷类抗生素、呋塞米、万古霉素等。

8.注意事项

(1)长期给药的毒副作用可累加,需警惕。

(2)有较强的骨髓毒性,故应定期监测血常规,观察白细胞、血小板、红细胞及中性粒细胞计数等。

(3)有肝、肾损害的可能,需定期监测肝肾功能,给药完成后需水化 1 000 mL,对于血容量不足的患者需更加注意。

(4)本品禁止与含铝制品接触,输注时避免阳光直射。

(四)奥沙利铂

1.药理学

奥沙利铂是二氨环己烷的铂类化合物,即以 1,2-二氨环己烷基团代替顺铂的氨基。与其他铂类的作用机制相同。

2.药动学

给药后可迅速分布于全身,和红细胞呈不可逆性结合。以 130 mg/m^2 静脉连续滴注 2 小时,C_{max} 为 $(5.1\pm0.8)\mu g/mL$,AUC 为 $(189\pm45)\mu g/(mL\cdot h)$。50% 的铂与红细胞结合,50% 存在于血浆中,其中 25% 为游离状态、75% 与蛋白结合。给药后 5 天蛋白结合率稳定在 95% 左右。分布相迅速在 15 分钟内完成,但消除很慢,给药后的 3 小时仍能测出残余铂。分布半衰期为 (0.28 ± 0.06) 小时,消除半衰期为 (16.3 ± 2.90) 小时,终末半衰期为 (273 ± 19.0) 小时。给药后 28 小时,尿中排出 40%~50%。

3.适应证

与氟尿嘧啶和亚叶酸钙联合一线用于转移性结直肠癌(FOLFOX 方案);对卵巢癌有较好疗效,对胃癌、非霍奇金淋巴瘤、非小细胞肺癌及头颈部肿瘤有一定效果。与其他铂类无交叉耐药性。

4.用法用量

推荐剂量为 85 mg/m^2,溶于 250~500 mL 5%GS 中,静脉滴注时间 2~6 小时,每 2 周重复 1 次;或 130 mg/m^2,每 3 周 1 次;严重肾功能不全者的起始剂量下调至 65 mg/m^2(Ccr>30 mL/min);肝功能异常者、轻至中度肾功能不全者无须调整剂量。禁止用含盐溶液配制或稀释。

5.不良反应

(1)与顺铂相似,但恶心和呕吐、肾毒性及骨髓抑制较轻。

(2)具有独特的神经毒性,可以在静脉给药后立即发生,表现为受冷后加重的感觉异常、肌肉痉挛和肌颤。这些急性症状通常在 1 周内缓解,但累积剂量较高时,奥沙利铂可以诱发剂量限制性感觉神经病变,并导致功能障碍甚至共济失调。

(3)奥沙利铂可以导致肝窦损伤(肝窦阻塞综合征或蓝肝综合征),病理变化与肝窦阻塞综合征相似,以肝窦扩张和充血,随后发生结节性增生为特点,化验指标可见氨基转移酶和碱性磷酸酶升高;当出现无法用肝转移解释的肝功能异常或门静脉高压时,应警惕该综合征。

(4)变态反应可见于治疗的任何周期中。

6.禁忌证

禁用于已知对本品过敏者;哺乳期妇女;Ccr<30 mL/min 者。

7.药物相互作用

高剂量的奥沙利铂(130 mg/m²)会降低氟尿嘧啶的清除率,导致后者的血药浓度增高;铂类主要经肾脏排泄,因此与其他有肾毒性的药物合用时需警惕肾损害;本品不经肝药酶代谢,故药物之间的相互影响不大。

8.注意事项

(1)高剂量的奥沙利铂与氟尿嘧啶合用时,因氟尿嘧啶的清除率降低,ADR 发生率增高,此时可以根据 ADR 程度适当调整氟尿嘧啶的用量。

(2)美国 FDA 妊娠期药物安全性分级为肠道外给药 D 级。

三、其他

(一)丝裂霉素

1.药理作用

本药在细胞内通过还原酶活化后,可使 DNA 解聚,同时拮抗 DNA 的复制。高浓度时对 RNA 和蛋白质的合成亦有抑制作用。主要作用于晚 G1 期和早 S 期。在酸性和乏氧条件下也有作用。

2.药动学

主要在肝脏进行生物转化,不能透过血-脑屏障,静脉给药后分布半衰期和消除半衰期分别为 5~10 分钟和 50 分钟,主要通过肾脏排泄。口服能吸收,但浓度仅为静脉给药的 1/20,故采用静脉给药方式。主要经过肾小球滤过,肝、脾、肾、脑及心脏等组织参与本药失活,最可能经肝内微粒体代谢。静脉注射后有相当剂量由尿排出,数小时内有 10% 以原形排出。

3.适应证

对多种实体瘤有效,特别是消化道肿瘤。

4.用法用量

静脉注射,每天 2 mg;或每周 2 次,每次 4~6 mg,40~60 mg 为 1 个疗程;或 8~10 mg/m² 静脉冲入,每 3 周 1 次。

5.不良反应

毒性反应与烷化剂相似,主要为骨髓抑制和消化道反应;对肾脏和肺也有毒性;个别患者可引起发热、乏力、肌肉痛及脱发。

6.禁忌证

水痘或带状疱疹患者禁用;用药期间禁用活病毒疫苗接种和避免口服脊髓灰质炎疫苗;孕妇及哺乳期妇女禁用。

7.药物相互作用

其与多柔比星合用可增加心脏毒性,建议多柔比星的总剂量限制在 450 mg/m² 以下。

8.注意事项

(1)用药期间应严格检查血常规;避免药液外渗。

(2)本药溶解后需在 4~6 小时内应用。与维生素 C、维生素 B₆ 等配伍时,本药的疗效显著下降。

(二)博来霉素

1.药理作用

本药与铁的复合物嵌入 DNA 中,引起 DNA 单链和双链断裂,它不引起 RNA 链断裂。作用的第一步是本药的二噻唑环嵌入 DNA 的 G-C 碱基对之间,同时末端三肽氨基酸的正电荷和 DNA 的磷酸基作用,使其解链;作用的第二步是本药与铁的复合物导致超氧或羟自由基的生成,引起 DNA 链断裂。

2.药动学

口服无效,需静脉或肌内注射。肌内或静脉注射后在血中消失较快,广泛分布到肝、脾、肾等组织中,以肺和皮肤中最多,因该处细胞中酰胺酶活性低,本药水解失活少,在其他正常组织内可迅速代谢失活。部分药物可以通过血-脑屏障,血浆蛋白结合率近 1%。1 次量静脉注射后,消除半衰期和终末半衰期分别为 24 小时和 4 小时,3 岁以下的儿童分别为 54 分钟和 3 小时。静脉滴注后消除半衰期为 1.3 小时,终末半衰期为 8.9 小时。主要经肾脏排泄,24 小时内可排出 50%～80%。不能被血液透析清除。

3.适应证

用于头颈部、食管、皮肤、宫颈、阴道、外阴、阴茎的鳞癌和霍奇金淋巴瘤、睾丸癌等,亦用于治疗银屑病。

4.用法用量

肌内、静脉及动脉注射,成人每次 15 mg,每天 1 次或每周 2～3 次,总量不超过 300 mg;小儿每次按体表面积 10 mg/m²。第 1 次用药时,先肌内注射 1/3 量,若无反应再将剩余量注射完。静脉注射应缓慢,注射时间不少于 10 分钟。

5.不良反应

(1)主要的急性毒性为皮肤红斑、触痛和关节或四肢末端溃疡,偶有雷诺现象;长期用药会发生色素沉着、指甲改变和脱发。

(2)最严重的远期毒性是肺毒性,为剂量相关性毒性。主要表现为干咳、气短,有些患者可能伴有发热,后期会导致肺实质纤维化。

(3)其他反应有恶心、呕吐、口腔炎、食欲缺乏、脱发等。

6.禁忌证

禁用于严重的肺部疾病、严重的弥散性肺纤维化者;对本药有过敏史者;严重的肾功能障碍者;严重的心脏疾病;胸部及周围接受过放疗的患者。

7.药物相互作用

其与顺铂合用可能会导致药物的清除速度变慢,毒性反应增加;与吉西他滨合用则肺毒性的发生率很高。

8.注意事项

(1)肾功能减退(Ccr<80 mL/min)者应至少减量 50%;肾衰竭(Ccr<30 mL/min)者禁用本药。

(2)接受博来霉素治疗后的患者再接受高浓度的吸氧,有时会出现急性肺功能减退。

(3)需定期检查血常规、肝肾功能和肺功能。用药过程中出现发热、咳嗽和活动性呼吸困难时应立即停药,并予影像学、血气分析等检查,以免出现严重的肺毒性。

(4)长期使用博来霉素不良反应有增加及延迟性发生的倾向,需十分注意。

(5)儿童和育龄者应考虑对性腺的影响。

(三)平阳霉素

1.药理作用

本品为博来霉素的活性成分 A5,作用与博来霉素相近。

2.药动学

动物实验发现除肾脏外,肿瘤组织中的药物浓度最高,瘤血比达到 4∶1。静脉注射后 30 分钟血药浓度达最高峰,以后迅速下降。在 24 小时内由尿排出 25%～50%。

3.适应证

头颈部鳞癌、恶性淋巴瘤、乳腺癌、食管癌及鼻咽癌等,亦可用于肺、子宫颈及皮肤的鳞癌。

4.用法用量

肌肉、静脉或肿瘤内注射,1 次 8 mg,隔天 1 次,1 个疗程的总量为 240 mg。

5.不良反应

有发热、胃肠道反应、皮肤反应(色素沉着、皮炎、角化增厚、皮疹等)、脱发、肢端麻痛、口腔炎等。肺毒性的发生率较博来霉素少。

6.禁忌证

对本药过敏者禁用。

7.注意事项

应用时须接受试验剂量,一般可以小剂量 2 mg 以下开始。用药期间关注肺功能。

(王宗岩)

第二节 影响核酸合成或转录的抗肿瘤药

一、二氢叶酸还原酶抑制剂

抗叶酸药最早是作为抗白血病药物应用于临床的,主要影响细胞周期 S 期,临床应用最主要的是甲氨蝶呤和培美曲塞。甲氨蝶呤是天然的叶酸盐类似物,一方面通过竞争性抑制二氢叶酸还原酶,阻止食物中的叶酸还原成二氢叶酸和四氢叶酸,从而阻止嘧啶核苷酸的合成;另一方面还能抑制嘌呤合成前期的转甲基酶,直接阻断嘌呤的生物合成。培美曲塞是一种新型的多靶点抗叶酸药,能抑制嘧啶和嘌呤生物合成通路中的多种酶,包括胸苷酸合成酶、二氢叶酸还原酶、甘氨酸核苷甲基转移酶。尽管同属于抗叶酸药,但两药的适应证却有较大差异。

(一)甲氨蝶呤

1.药理作用

本药不可逆性抑制叶酸还原酶,阻断四氢叶酸的生物合成;1～24 天后胸腺嘧啶核苷合成酶也受到抑制。本药可使细胞阻断在 S 期,是否影响从 G1 期进入 S 期尚且认识不一致。此外,由于还原性叶酸不足,可导致嘌呤和胸腺嘧啶核苷酸合成的障碍,从而引起 DNA、RNA 及蛋白质合成的抑制。

2.药动学

低剂量给药可迅速从胃肠道吸收,高剂量口服吸收较差,肌内注射后吸收也迅速及完全。口服 1～2 小时可达峰浓度,肌内注射为 30～60 分钟。本药主要分布在组织和细胞外液中,能穿过腹水和渗出物,并将其作为储库。血中清除呈三相模式,剂量低于 30 mg/m² 时终末消除半衰期为 3～10 小时;高剂量胃肠外给药时终末消除半衰期为 8～15 小时,血浆蛋白结合率为 50%。本药进入细胞后,一部分通过自主转运机制和聚谷氨酸盐形成轭合物,结合的药物可以在体内保持数月,尤其在肝脏中。口服或胃肠外给药时可以少量通过血-脑屏障,本药可以通过胎盘屏障。主要经肾小球滤过和肾小管主动分泌排泄,少量经粪便排泄,存在肝肠循环。

3.适应证

用于各种类型的急性白血病,特别是急性淋巴细胞白血病、恶性葡萄胎、绒毛膜上皮癌、乳腺癌、恶性淋巴瘤、头颈部癌、卵巢癌、宫颈癌、睾丸癌、支气管肺癌、多发性骨髓瘤和各种软组织肉瘤;大剂量用于骨肉瘤。鞘内注射可以用于预防和治疗脑膜白血病以及恶性淋巴瘤的神经侵犯。

4.用法用量

(1)白血病:每天 0.1 mg/kg,1 次口服,一般有效疗程的安全剂量为 50～150 mg,总剂量视骨髓情况而定。对急性淋巴细胞白血病,有颅内侵犯者或作为缓解后预防其复发,可给鞘内注射每次 10～15 mg,每 5～14 天 1 次,共 5～6 次。

(2)绒毛膜癌:成人一般 1 次 10～30 mg 口服或肌内注射,每天 1 次,连续 5 天。

(3)实体癌:根据情况可给 10～20 mg 静脉注射,每周 2 次,连续 6 周为 1 个疗程。

(4)骨肉瘤:大剂量化疗,一般 3～15 g/m² 溶于 5% 葡萄糖注射液 500～1 000 mL 中,静脉给药 6 小时。给药前需予以水化、碱化尿液,同时需要监测血药浓度以调整亚叶酸钙的解救剂量。

5.不良反应

(1)胃肠道反应:包括口腔炎、咽喉炎、恶心、呕吐、腹痛、腹泻、消化道出血。

(2)肝功能损害:可见氨基转移酶升高、黄疸,长期口服可导致肝细胞坏死、脂肪肝、肝纤维化甚至肝硬化。

(3)肾脏:本药主要经肾脏排泄(40%～90%),大剂量使用时药物原形及代谢产物可以沉积在肾小管中,进而导致高尿酸血症性肾病,此时可出现血尿、蛋白尿、少尿、氮质血症甚至肾衰竭。

(4)呼吸系统:长期用药可引起咳嗽、气短、肺炎或肺间质纤维化。

(5)血液系统:主要为白细胞和血小板下降;大剂量化疗可能会导致死性血恶病质疾病。

(6)皮肤及附件:脱发、皮肤发红、瘙痒或皮疹等。

(7)鞘内注射可引起视物模糊、眩晕、头痛、意识障碍,甚至嗜睡或抽搐等。

(8)致突变、致畸和致癌作用较烷化剂轻,但长期给药有潜在的继发肿瘤的风险。

(9)对生殖功能的影响较烷化剂轻,但也能导致闭经和精子减少或缺乏。

6.禁忌证

孕妇禁用。

7.药物相互作用

(1)甲氨蝶呤主要经肾排泄,故能降低其排泄的药物如 NSAIDs 和水杨酸盐、丙磺舒和某些青霉素等可能会增加甲氨蝶呤的作用。同时使用 NSAIDs 和甲氨蝶呤可能会导致死性的毒性反应,故大剂量的甲氨蝶呤禁止和 NSAIDs 同时使用。

(2)与其他有骨髓抑制、肾毒性或肝毒性的药物同时使用,甲氨蝶呤的毒性风险增加。

（3）口服抗菌药物如四环素和不能吸收的广谱抗菌药物可能通过抑制肠道菌群或通过细菌抑制药物代谢,从而降低本药的肠道吸收或干扰肝肠循环。

8.注意事项

（1）用药期间停止哺乳。

（2）美国 FDA 妊娠期药物安全性分级为口服及肠道外均 X 级。

（3）有肾病史或发现肾功能异常时,禁止大剂量甲氨蝶呤疗法;未准备好亚叶酸钙、未充分进行补液和碱化尿液时,也禁止大剂量甲氨蝶呤疗法。

（4）使用大剂量甲氨蝶呤疗法需严密监测血药浓度;静脉滴注给药时间需大于 6 小时,否则肾毒性增加。

（5）胸腔积液或腹水可储存甲氨蝶呤,导致其清除率下降,因此给药前建议引流。

（6）定期监测血常规、肝肾功能,以及胃肠道毒性,如果发生骨髓抑制、腹泻或口腔炎应中断治疗。

（二）培美曲塞

1.药理作用

本品为一多靶点抗叶酸代谢的药物。通过干扰细胞复制过程中叶酸依赖性代谢过程而发挥作用。可抑制胸苷酸合成酶、二氢叶酸还原酶、甘氨酸核糖核苷甲酰基转移酶等叶酸依赖性酶,这些酶参与胸腺嘧啶核苷和嘌呤核苷的生物合成。

2.药动学

本药主要经尿清除,肾功能正常时总清除率为 91.8 mL/min,消除半衰期为 3.5 小时。血浆蛋白结合率为 81%,AUC 和 C_{max} 与给药剂量成正比。在 26～80 岁,未发现年龄对本药的代谢存在影响,无儿童用药的相关资料。药物代谢物有性别差异。肝功能不全者,ALT、AST 及胆红素不影响本药的代谢。

3.适应证

非小细胞肺癌,不推荐用于鳞癌;与顺铂联合用于恶性胸膜间皮瘤。

4.用法用量

静脉注射,与顺铂联用,推荐剂量为 500 mg/m²,第 1 天,滴注时间超过 10 分钟,21 天为一个周期。顺铂的推荐剂量为 75 mg/m²,在培美曲塞滴注完成后 30 分钟给予。

5.不良反应

不良反应主要为骨髓抑制,表现为中性粒细胞、血小板减少和贫血。此外还有发热、感染、口腔炎、咽炎、皮疹和脱发等。

6.禁忌证

禁用于对本药过敏者;禁用于孕妇及哺乳期妇女;Ccr<45 mL/min 者禁用。

7.药物相互作用

高剂量的 NSAIDs 和水杨酸类药物可能会降低本药的清除率。Ccr 45～79 mL/min 的患者,在使用培美曲塞的前 2 天及后 2 天内应避免使用 NSAIDs 和水杨酸类。

8.注意事项

（1）为减轻本药对骨髓造血系统的影响,接受培美曲塞治疗的患者必须在首次培美曲塞治疗的前 7 天中,至少有 5 天每天口服低剂量的叶酸制剂或含叶酸的复合物（一般为 0.4 mg/d）,并持续服药至给药后的 21 天。在培美曲塞给药的前 1 周,必须接受 1 次维生素 B_{12} 肌内注射（一般为 1 mg/d),此后每 3 个周期 1 次(可以与培美曲塞同天给药)。

(2)为减轻皮肤毒性,可以在培美曲塞给药的前 1 天开始连续 3 天予地塞米松 4 mg 口服。

(3)Ccr≥45 mL/min 者不需要进行剂量调整,但不推荐用于 Ccr<45 mL/min 者。

(4)美国 FDA 妊娠期药物安全性分级为肠道外给药 D。

二、DNA 聚合酶抑制剂

(一)阿糖胞苷

1.药理作用

本品为抗嘧啶药。在细胞内先经脱氧胞苷酶催化磷酸化,转变为有活性的阿糖胞苷酸,再转为二磷酸及三磷酸阿糖胞苷起作用。现认为本药主要通过与三磷酸脱氧胞苷竞争,抑制 DNA 多聚酶,干扰核苷酸掺入 DNA。并能抑制核苷酸还原酶,阻止核苷酸转变为脱氧核苷酸。但对 RNA 和蛋白质的合成无显著作用。属作用于 S 期的周期特异性药物,并对 G1/S 级 S/G2 转换期也有作用。

2.药动学

本药不宜口服,可经静脉、皮下、肌内或鞘内注射吸收。静脉注射后能广泛分布于体液、组织及细胞内,静脉滴注后有中等量的药物可以进入血-脑屏障,其浓度约为血浆浓度的 40%。本药主要在肝、肾内代谢,在血及组织中容易被胞嘧啶脱氨酶迅速脱氨而失活。在脑脊液内,由于脱氨酶的含量低,故脱氨作用较为持久。静脉给药的分布半衰期为 10~15 分钟,消除半衰期为 2.0~2.5 小时;鞘内给药的半衰期可延至 11 小时。24 小时内约 10% 以阿糖胞苷、90% 以尿嘧啶阿糖胞苷为主的无活性物质经尿排出。

3.适应证

用于急性淋巴细胞及肺淋巴细胞白血病的诱导缓解期及维持巩固期、慢性粒细胞白血病的急变期。亦适用于恶性淋巴瘤。

4.用法用量

(1)成人常用量如下。①诱导缓解:静脉注射,每天 2 mg/kg,连用 10 天,若无明显的不良反应,剂量可增大至 4 mg/kg;静脉滴注按 0.5~1.0 mg/kg,持续 1~24 小时,连用 10 天,如无明显的不良反应,可增大至 2 mg/kg。②维持巩固:完全缓解后改用继续治疗量,皮下注射,按体重 1 次 1 mg/kg,每天 1~2 次。

(2)中、大剂量方案:①中剂量:按体表面积 1 次 0.5~1.0 mg/m², 一般静脉注射 1~3 小时,每 12 小时 1 次,以 2~6 天为 1 个疗程;②大剂量:1 次 1~3 g/m², 一般静脉注射 1~3 小时,每 12 小时 1 次,2~6 天为 1 个疗程。因阿糖胞苷的不良反应随剂量增大而增加,故目前一般采用中剂量。大剂量化疗主要用于难治性或复发性急性白血病,亦用于急性白血病的缓解后,试以延长缓解期。

(3)小剂量方案:1 次 10 mg/m², 皮下注射,每 12 小时 1 次,14~21 天为 1 个疗程;如不缓解而患者情况允许,可于 2~3 周后重复 1 个疗程。这种给药方式一般用于原始细胞增多或转化型原始细胞增多的骨髓增生异常综合征患者,亦可治疗低增生性急性白血病、老年急性非淋巴细胞白血病。

(4)鞘内注射:主要用于预防脑膜白血病的第二线药物,1 次 10~25 mg,加地塞米松 5 mg 鞘内注射,1 周 2 次,共约 5 次;如预防性使用则每 4~8 周 1 次,中枢系统已有病变者应加放疗。

5.不良反应

(1)骨髓抑制及消化道反应常见,严重者可发生再生障碍性贫血。

(2)较少见口腔炎、食管炎、肝功能损害、血栓性静脉炎。阿糖胞苷综合征多出现于用药后的6～12小时,表现为骨痛或肌痛、咽痛、发热、全身不适、皮疹、眼睛发红等。

(3)中、大剂量治疗时,部分患者可能发生严重的胃肠道反应及神经系统反应,如胃肠道溃疡、坏死性结肠炎、腹膜炎、周围神经病变、大小脑功能障碍如性格改变、肌张力减退、癫痫、嗜睡、昏迷、语音失调等;其他尚有严重的心肌病、肺脓肿、毒血症、出血性结膜炎、皮疹和脱发等。如果出现,则应立即停药,并给予治疗,使用肾上腺皮质激素可能会减轻。

6.禁忌证

有增加胎儿死亡及先天性畸形的风险,故应避免在妊娠初期的3个月内使用。

7.药物相互作用

四氢尿苷可抑制脱氨酶,延长本品血浆半衰期,提高血中浓度,起增效作用。使用胞苷也有类似增效作用。本品可使细胞部分同步化,继续应用柔红霉素、阿霉素、环磷酰胺及亚硝脲类可增效。在用药后6～8小时,再用6-MP可加强对粒细胞白血病的作用。

8.注意事项

(1)给药期间适当增加患者的补液量,保持尿液呈碱性,必要时可使用别嘌醇以防止高尿酸血症。

(2)本药快速静脉滴注可引起恶心、呕吐,但对骨髓的抑制作用较轻。

(3)哺乳期妇女慎用。

(4)用药期间监测血常规、肝肾功能。

(5)过去曾接受过门冬酰胺酶的患者,再使用阿糖胞苷时可能会发生急性胰腺炎。本药不能和氟尿嘧啶合用。

(6)美国FDA妊娠期药物安全性分级为肠道外给药D级。

(二)吉西他滨

1.药理作用

作用机制和阿糖胞苷相同。但不同的是本药除了掺入DNA外,还能抑制核苷酸还原酶,导致细胞内脱氧核苷三磷酸酯减少;和阿糖胞苷另一不同点是它能抑制脱氧胞嘧啶脱氨酶减少细胞内代谢物的降解,具有自我增效的作用。

2.药动学

本药的血浆蛋白结合率极低,半衰期为32～94分钟,药物分布容积与性别有关。总清除率为30～90 L/(h·m²),受年龄和性别影响。药物在体内代谢为活性的双氟脱氧尿苷,99%经尿排泄,原药的排泄不足10%。

3.适应证

主要用于非小细胞肺癌和胰腺癌,也用于膀胱癌、乳腺癌、卵巢癌等。

4.用法用量

(1)非小细胞肺癌及其他肿瘤:1次800～1 000 mg/m²,溶于250 mL生理盐水中,静脉滴注30分钟,1周1次,连用2周休息1周(3周方案)或连用3周休息1周(4周方案)。

(2)胰腺癌1次800～1 000 mg/m²,溶于250 mL生理盐水中,静脉滴注30分钟,1周1次,连用7周休息1周,以后1周1次,连用3周休息1周或4周方案。

5.不良反应

(1)骨髓抑制:为剂量限制性毒性,对中性粒细胞及血小板均有较大影响。4周方案(第1、第8和第15天给药)比3周方案(第1和第8天给药)对血常规的影响大。

(2)胃肠道反应:轻到中度,如腹泻、便秘、口腔炎等。

(3)肝功能损害:一过性氨基转移酶升高,胆红素升高少见。

(4)皮肤毒性:躯干、四肢斑疹及斑丘疹,呈一过性,必要时可以服用地塞米松或抗组胺药。

(5)其他可见发热、流感样症状;罕见呼吸困难、ARDS、蛋白尿、血尿等。

6.禁忌证

孕妇及哺乳期妇女禁用。

7.药物相互作用

与其他抗肿瘤药物合用需要考虑骨髓毒性的累积。

8.注意事项

(1)定期监测肝肾功能及血常规;用药期间必须停止驾驶和操纵机器。

(2)高龄患者不需要调整剂量;剂量调整主要根据血液毒性,参考肝肾功能。

(3)美国FDA妊娠期药物安全性分级为肠道外给药D级。

三、胸腺核苷合成酶抑制剂

其主要为氟尿嘧啶类。除氟尿嘧啶外,其余药物均为前药,在体内代谢成氟尿嘧啶起抗肿瘤作用。此类药物具有广谱抗肿瘤活性,是治疗上皮来源肿瘤的基石类药物,尤其是乳腺癌、头颈部和消化道肿瘤。主要通过多种途径和多种代谢产物干扰肿瘤细胞的核酸代谢:①氟尿嘧啶在肿瘤细胞中转化为5-氟尿嘧啶脱氧核苷酸(5F-dUMP),与还原型四氢叶酸及胸腺嘧啶核苷酸合成酶(TS)共价结合成三联复合物,阻止dUMP转化为dTMP,后者是胸腺嘧啶三磷酸脱氧核苷酸(dTTP)合成所需的前体物质,而dTTP则是DNA合成所需的四个脱氧核苷酸底物中的一个;②转化为5-氟尿嘧啶核苷(5-FdUTP),整合入RNA分子中,干扰蛋白质合成;③5F-dUMP也可进一步磷酸化为5F-dUTP,直接掺入DNA中,抑制DNA链的延长,同时改变DNA的稳定性,继而引起DNA双链断裂。目前应用于临床的药物有氟尿嘧啶、卡莫氟、卡培他滨、替吉奥等。

(一)氟尿嘧啶

1.药理作用

本药需经过酶转化为5-氟脱氧尿嘧啶核苷酸而具有抗肿瘤活性。氟尿嘧啶通过抑制胸腺嘧啶核苷酸合成酶而抑制DNA的合成,对RNA的合成也有一定抑制作用。

2.药动学

本药主要由肝脏代谢,大部分代谢为CO_2,经呼吸道排出,约15%在给药后的1小时内经肾以原形排泄。大剂量用药时能透过血-脑屏障,静脉给药30分钟后到达脑脊液,并可维持3小时。分布半衰期为10~20分钟,消除半衰期为20小时。

3.适应证

对多种肿瘤有效,如消化道肿瘤、乳腺癌、卵巢癌、绒毛膜上皮癌、子宫颈癌、肝癌、膀胱癌、皮肤癌等。

4.用法用量

(1)静脉注射:1次0.25~0.50 g,每天或隔天1次,1个疗程的总量为5~10 g。

(2)静脉滴注:1 次 0.25～0.75 g,每天或隔天 1 次,1 个疗程的总量为 8～10 g。治疗绒毛膜癌可将剂量增大至每天 25～30 mg/kg,溶于 1 000 mL 5％葡萄糖注射液中滴注 6～8 小时,每 10 天为 1 个疗程。根据时辰药理学,在转移性结直肠癌上,氟尿嘧啶通常采用持续给药的方式。

5.不良反应

(1)食欲缺乏、恶心、呕吐,一般不严重;口腔黏膜炎常见于持续给药。常见白细胞计数减少,血小板数下降少见。脱发或注入药物的静脉上升性色素沉着常见。

(2)长期用药可发生神经系统反应,如小脑变性、共济失调;偶有用药后出现心肌缺血。

6.禁忌证

当伴发水痘或带状疱疹时禁用;妊娠初期的 3 个月内禁用。

7.药物相互作用

先予亚叶酸钙再予本药,可增效;与 MTX 合用,应先给 MTX,4～6 小时后再给本药,否则会减效。

8.注意事项

(1)肝肾功能不全者慎用。

(2)给药期间不宜饮酒或同时予水杨酸类及 NSAIDs,以减少消化道出血的风险。

(3)静脉注射部位药液外渗可引起局部疼痛、坏死或蜂窝织炎。

(4)口服能吸收,但达峰时间较长,体液分布和浓度不恒定,生物利用度不如静脉给药。

(5)美国 FDA 妊娠期药物安全性分级为肠道外给药 D 级,局部/皮肤外用 X 级。

(二)卡莫氟

1.药理作用

为氟尿嘧啶的衍生物,给药后可迅速释放氟尿嘧啶,干扰或阻断 DNA、RNA 及蛋白质合成而发挥抗肿瘤作用。

2.药动学

口服给药。口服后能在体内经多种途径代谢,逐渐释放出氟尿嘧啶,并能较长时间维持氟尿嘧啶于有效的血药浓度范围内,t_{max} 为 2～4 小时,肝、肾及胃壁内的浓度较高,主要由尿排出。

3.适应证

用于消化道肿瘤,对乳腺癌亦有效。

4.用法用量

口服,每天 600～800 mg,分 2～4 次。

5.不良反应

有引起脑白质病变的可能,出现言语、步行、意识及认知障碍;造血系统毒性不明显;消化道反应可见恶心、呕吐、腹泻、口炎等;部分病例可有尿路刺激症状及热感。

6.禁忌证

孕妇及哺乳期妇女禁用。

7.药物相互作用

与抗胆碱药、镇静药合用疗效降低;与胸腺嘧啶、尿嘧啶合用增加疗效。

8.注意事项

用药期间出现下肢乏力、步行摇晃、说话不清、头晕麻木、站立不稳和健忘等症状应及时停药。慎用于营养状况差或有肝病、肾病的患者。

(三)卡培他滨

1.药理作用

口服给药后迅速吸收,在肝脏被羧基酯酶转化为无活性的中间体 5′-脱氧-5′-氟胞苷,以后经肝脏和肿瘤组织胞苷脱氨酶的作用转化为 5′-脱氧-5-氟尿苷,最后在肿瘤组织内经胸苷磷酸化酶催化为氟尿嘧啶起作用。

2.药动学

本药易经胃肠道吸收,t_{max}约为 1.5 小时,食物可以减少吸收的速度和程度,血浆蛋白结合率<60%。

3.适应证

晚期乳腺癌、大肠癌;可作为蒽环类和紫杉醇治疗失败的乳腺癌解救治疗。

4.用法用量

每天 2 500 mg/m²,连用 2 周停 1 周。食物同服可使本药不被降解,因此推荐每天剂量分早、晚 2 次于饭后 30 分钟服用。

5.不良反应

参见氟尿嘧啶。卡培他滨的常见不良反应有腹泻(可能为重度)、恶心和呕吐、腹痛、口腔炎及手足综合征,并且可能是剂量限制性毒性。

6.禁忌证

严重骨髓抑制者,严重肝肾功能不全者及孕妇、哺乳期妇女禁用。

7.药物相互作用

服用华法林的患者给予本药可出现凝血参数改变和出血。

8.注意事项

(1)无论单药或联合化疗,手足综合征对接受卡培他滨的患者而言非常常见,出现的时间为单药化疗的前两个周期或联合化疗的前三个周期。与多西他赛合用时,之前化疗诱导的口腔炎是手足综合征出现的重要危险因素。

(2)卡培他滨引起的腹泻有时可能会较重,应仔细监护严重的腹泻患者,出现脱水症状应补充液体和电解质。

(3)轻度肾功能损害者无须调整剂量;中度肾功能损害(Ccr 30~50 mL/min)者减量 25%;重度肾功能损害者禁用。

(四)替吉奥

1.药理作用

本药为复方制剂,由替加氟(FT)、吉美嘧啶(CDHP)和奥替拉西钾(Oxo)按照 1∶0.4∶1 的摩尔比组成。其中 FT 是氟尿嘧啶的前体药物,可在体内转化为氟尿嘧啶;CDHP 可抑制氟尿嘧啶的代谢酶二氢嘧啶脱氢酶活性,从而抑制 FT 分解,增加氟尿嘧啶浓度;Oxo 具有选择性抑制氟尿嘧啶代谢酶的作用,在肠道中的浓度远高于肿瘤和血清中,因此可以抑制氟尿嘧啶在胃肠道中的磷酸化,降低其消化道毒性,且对氟尿嘧啶的抗肿瘤作用无明显影响。

2.药动学

12 名癌症患者于餐后单次口服本药 32~40 mg/m²,72 小时内尿中各成分累积排泄率:吉美嘧啶 52.8%,替加氟 7.8%,奥替拉西钾 2.2%,代谢物氰尿酸 11.4%、氟尿嘧啶 7.4%。口服 25~200 mg后,吉美嘧啶、替加氟、奥替拉西钾、氟尿嘧啶的 AUC 和C_{max}呈剂量依赖性上升。

3.适应证

晚期胃癌、头颈部癌。

4.用法用量

口服。体表面积<1.25 m²者每次 40 mg,每天 2 次,早餐和晚餐后服用,28 天为一个周期,间隔 14 天后再重复;体表面积在 1.25～1.5 m²者每次 50 mg;体表面积在≥1.5 m²者每次 60 mg。可根据患者情况进行增减药量,每次给药量按 4 mg、50 mg、60 mg 和 75 mg 四级等级顺序递增或递减。如果患者服药期间肝肾功能正常,未胃肠道出现不适,可将间隔时间缩短至 7 天。在没有出现安全性问题的情况下,判断可增减量时从初次标准量开始逐级增加或减少,最大剂量限定为 1 次 75 mg,最低为 40 mg。

5.不良反应

骨髓抑制、肝功能损伤、食欲缺乏;严重腹泻的发生率为 0.4%,严重肠炎的发生率为 0.2%,间质性肺炎的发生率为 0.4%,严重口腔溃疡和出血的发生率为 0.2%。

6.禁忌证

严重骨髓抑制者,严重肝肾功能损害者禁用。

7.药物相互作用

可增强双香豆素类的作用,导致凝血功能异常。

8.注意事项

(1)停药后,至少间隔 7 天以上再给予其他氟尿嘧啶类药物或抗真菌药物氟胞嘧啶。

(2)本药的限制性毒性是骨髓抑制,需密切关注。

(3)孕妇需考虑潜在的性腺影响。

(4)本药可能会引发或加重间质性肺炎,因此给药前需确定患者是否有间质性肺炎,给药期间关注患者的呼吸、咳嗽和有无发热等症状,必要时进行影像学检查。

(5)本药有可能导致严重的肝功能损害,需加强肝功能监测。

四、嘌呤核苷酸合成抑制剂

本类药物属于抑制嘌呤合成途径的细胞周期特异性药物,经过发展目前已有巯嘌呤、硫鸟嘌呤、氟达拉滨、克拉屈滨和克罗拉滨等。巯嘌呤为次黄嘌呤类似物,能特征性地抑制次黄嘌呤的转变过程而达到抗肿瘤目的;硫鸟嘌呤是鸟嘌呤的类似物,作用途径类似于巯嘌呤;氟达拉滨、克拉屈滨和克罗拉滨是腺嘌呤的 2 位氟或氯取代物,通过对抗腺苷脱氨酶的脱氨作用抑制 DNA 合成和修复而起抗肿瘤作用。

(一)巯嘌呤

1.药理作用

本药属于抑制嘌呤合成途径的细胞周期特异性药物。化学结构与次黄嘌呤相似,因而能竞争性抑制次黄嘌呤的转变过程。本药进入体内后,必须在细胞内经磷酸核糖转移酶转化为 6-巯基嘌呤核糖核苷酸后才具有活性。

2.药动学

口服吸收迅速,广泛分布于体液内,仅少量进入脑脊液,因此常规口服剂量对预防和治疗脑膜白血病无效。血浆蛋白结合率约 20%,主要在肝脏内代谢,经黄嘌呤氧化酶及甲基化作用分解为无活性的代谢物。静脉注射半衰期为 90 分钟,约半量经代谢后在 24 小时内即迅速从肾脏排出,其中 7%～39% 以原形排出,最慢的于开始服药后的 17 天才经尿排出。

3.适应证

适用于绒毛膜上皮癌、恶性葡萄胎、急性淋巴细胞白血病及急性非淋巴细胞白血病、慢性粒细胞白血病的急变期。

4.用法用量

(1)成人用量:绒毛膜上皮癌为每天 6.0～6.5 mg/kg,分早、晚 2 次服用,以 10 天为 1 个疗程,疗程间歇 3～4 周。白血病为开始每天 2.5 mg/kg,每天 1 次或分次服用,一般于用药后的 2～4 周开始显效,如用 4 周后仍未见效,可在仔细观察的情况下加量至每天 5 mg/kg;维持量为每天 1.5～2.5 mg/kg 或 50～100 mg/m²,每天 1 次或分次口服。

(2)儿童用量:小儿常用量为每天 1.5～2.5 mg/kg 或 50 mg/m²,每天 1 次或分次口服。

(3)老年患者用量:由于老年患者对化疗的耐受性差,服用本药时需要加强支持治疗,并严密观察症状、体征及血常规结果等变化。

5.不良反应

(1)主要毒性为骨髓抑制和免疫抑制,表现为白细胞及血小板计数减少,常在用药后的第5、第 6 天出现,停药后仍可持续 1 周左右。

(2)肝脏损害:可致胆汁淤积和肝细胞坏死。

(3)消化系统:恶心、呕吐、食欲缺乏、口腔炎、腹泻,但较少发生,可见于服用量过大的患者。

(4)高尿酸血症:多见于白血病治疗的初期,严重的可发生尿酸性肾病。

(5)少见间质性肺炎及肺纤维化。

6.禁忌证

有增加胎儿死亡及先天性畸形的风险,故妊娠初期的 3 个月内禁用。

7.药物相互作用

本药通过 2 种途径代谢,其中一条为经黄嘌呤氧化酶(XO)氧化,而别嘌醇是 XO 的强抑制剂,故使本药的效果及毒性反应均增加;与肝细胞毒性药物合用时,有增加本药对肝细胞毒性损害的危险,需权衡利弊;本药与其他对骨髓抑制作用的抗肿瘤药物或放射治疗合用时,会增加本药的效应,因而需酌情调整本药的剂量与疗程。

8.注意事项

(1)肝肾功能不全者应适当减量,用药期间需密切监测肝肾功能、血常规等。

(2)服药初期因白血病细胞大量破坏,导致血液及尿中的尿酸浓度明显增高,严重者可产生尿酸盐肾结石,因此需要适当增加患者水的摄入量并维持尿液呈碱性,以加速尿酸的排泄及阻止尿酸性肾病的发生。因与别嘌醇存在相互作用,故使用别嘌醇降尿酸时需要谨慎,仅用于血尿酸含量显著增高的患者,如 1 天加服别嘌醇 300～600 mg 时,本药需减量至常规量的 1/4～1/3。

(3)本药有迟缓作用,因此在疗程中出现显著的粒细胞减少症、粒细胞缺乏症、血小板减少、出血或出血倾向、黄疸等应立即停药,当各项实验室指标恢复后,再恢复给原有剂量的一半,继续服用。

(4)美国 FDA 妊娠期药物安全性分级为口服给药 D 级。

(二)硫鸟嘌呤

1.药理学

本药需转化为 6-TG 核糖核苷酸后才具有活性,作用环节与硫嘌呤相似。此外 6-TG 核糖核苷酸通过对鸟苷酸激酶的抑制作用,阻止 GMP 磷酸化为 GDP。本药经代谢为脱氧核糖三磷酸后,能掺入 DNA,因而能进一步抑制核酸的生物合成,巯嘌呤无此作用。

2.药动学

口服吸收不完全,约 30%,仅少量通过血-脑屏障。主要在肝脏代谢,无黄嘌呤氧化酶参与。静脉注射后半衰期为 25～240 分钟,平均为 80 分钟。经肾脏排泄,1 次口服,约 40% 的药物在 24 小时内以代谢产物的形式排出。

3.适应证

用于急性淋巴细胞白血病及急性非淋巴细胞白血病的诱导缓解期及继续治疗期、慢性粒细胞白血病的慢性期及急变期。

4.用法用量

口服,成人每天 2 mg/kg 或 100 mg/m²,每天 1 次或分次服用,给药 4 周后未见效,可慎将每天剂量增至 3 mg/kg。维持量每天 2～3 mg/kg 或 100 mg/m²。

5.不良反应

参见巯嘌呤。本药有抑制睾丸或卵巢功能的可能,与药物的剂量和疗程有关,可能是不可逆的。

6.禁忌证

孕妇及哺乳期妇女禁用;严重肝肾功能不全者禁用。

7.药物相互作用

与巯嘌呤不同,正常剂量的本药可以与别嘌醇同时使用;与白消安合用时,有门静脉高压和肝结节再生的病例报道;柔红霉素可增加本药的肝毒性。

8.注意事项

参见巯嘌呤。

(三)氟达拉滨

1.药理作用

本药是阿糖腺苷的氟化核苷酸衍生物,某些药理作用与阿糖胞苷相似。阿糖腺苷很快被腺苷脱氨酶作用而失活,而本药却不被这种酶灭活。

2.药动学

本药的药动学表现个体差异较大。静脉给药后,迅速去磷酸化成为氟达拉滨,被淋巴细胞吸收后复磷酸化转变为有活性的三磷酸核苷。细胞内三磷酸氟达拉滨的 t_{max} 约为 4 小时。口服给药的生物利用度为 50%～60%。本药的终末半衰期为 20 小时,主要经肾脏排泄。

3.适应证

对 B 细胞慢性淋巴细胞白血病(CLL)的疗效显著,特别是对常规治疗方案失效的患者有效。

4.用法用量

推荐剂量为 25 mg/m²,每天静脉滴注 30 分钟,连用 5 天,隔 28 天重复给药 1 次。药液配制后 8 小时内使用。

5.不良反应

(1)主要为剂量依赖性骨髓抑制,如中性粒细胞计数减少和贫血。白细胞及血小板计数最低值在出现用药后的 13～16 天。

（2）其他不良反应有恶心、呕吐、腹泻、畏食、药疹、咳嗽等。

（3）可出现神经紊乱，包括周围神经病、精神激动、意识错乱、视觉障碍、癫痫发作和昏迷等；大剂量可发生进行性脑病，可致死。

（4）肺毒性表现为呼吸困难、发热、低氧血症，有发生间质性肺炎的报道。

6.禁忌证

严重骨髓抑制者，严重肝肾功能不全者及孕妇、哺乳期妇女禁用。

7.药物相互作用

与喷司他丁合用可出现高发生率的致命性肺毒性；本药的治疗效果会被双嘧达莫及其他腺苷吸收抑制剂所减弱。

8.注意事项

（1）本药主要经肾脏排泄，Ccr 介于 30～70 mL/min 者剂量需减少 50%，并加强监测不良反应；Ccr<30 mL/min 时不可使用。

（2）有报道接受氟达拉滨治疗的患者在使用血液制品时出现输血引发的移植物抗宿主病，对于这类患者需要输血，应将血制品经过辐射以灭活任何有活性的 T 细胞。

（3）大剂量的氟达拉滨出现神经系统毒性的概率高，但低剂量也有可能会导致进行性白质脑病。

（四）克拉屈滨

1.药理作用

本药的抗肿瘤活性与脱氧胞苷激酶和脱氧核苷酸激酶的活性有关。进入细胞后，可被脱氧胞苷激酶磷酸化，转化为克拉屈滨三磷酸，掺和到 DNA 分子中，妨碍 DNA 断裂后的修复作用，影响 DNA 的合成。

2.药动学

静脉给药后，终末半衰期为 3～22 小时。本药分布较广，可进入脑脊液中。血浆蛋白结合率约 20%。

3.适应证

主要用于淋巴细胞恶性肿瘤，包括毛细胞白血病和慢性淋巴细胞白血病，适用于无痛低度恶性非霍奇金淋巴瘤、组织细胞综合征等。

4.用法用量

（1）毛细胞白血病：每天 90 μg/kg（3.6 mg/m²）连续静脉输注，7 天为 1 个疗程；如患者对初始疗程无应答，也不可能对更多的剂量有所应答。也可每天 140 μg/kg（5.6 mg/m²）皮下给药，连续 5 天。

（2）慢性淋巴细胞白血病：每天 120 μg/kg（4.8 mg/m²），连续 5 天，28 天为一个周期；输注时间为 2 小时。应每隔 2 周期进行疗效评价，一旦出现最大应答，建议增加 2 个周期的治疗，最多可达 6 个周期。对于治疗 2 个周期后淋巴细胞减少没有达到 50% 或 50% 以上者，应停止进一步治疗。也可皮下注射，每天 100 μg/kg（4 mg/m²），连用 5 天。

5.不良反应

（1）可导致严重的骨髓毒性，表现为中性粒细胞、血小板计数减少及贫血等；可出现长时间的 CD4 细胞减少，4～6 个月达最低值；也可发生长时间的骨髓细胞减少。

（2）其他不良反应包括发热、疲劳、不适、轻度呕吐和胃肠道功能紊乱、皮疹、瘙痒、紫癜、头痛、眩晕、咳嗽、呼吸困难、心动过速、关节痛和肌肉痛等。

(3)有致癌性,可能会导致 Epstein-Barr 病毒相关淋巴瘤的报道;肺癌的发生率明显增加。

(4)极高剂量的克拉屈滨会导致严重的神经毒性,正常剂量较少发生严重的神经毒性,但可能会有意识模糊、神经病变、共济失调、失眠和嗜睡等。

6.禁忌证

孕妇及哺乳期妇女禁用。

7.注意事项

(1)5％葡萄糖注射液可使本药发生降解,故不能以此为溶媒。

(2)推荐严密进行血液监测,尤其是治疗开始的 4～8 周期间。

(3)密切监测肝肾功能。

(4)因有严重的骨髓抑制,故在接受克拉屈滨的毛细胞白血病患者,在淋巴细胞计数＞$1×10^9$/L 并且 CD4 细胞计数≥$0.2×10^9$/L 前,应常规予阿昔洛韦和复方磺胺甲噁唑分别预防疱疹病毒和卡氏肺孢子菌病。

(五)克罗拉滨

1.药理作用

本药既能抑制 DNA 聚合酶,又抑制核糖核酸还原酶,具有很强的抗肿瘤活性。

2.药动学

本药的血浆蛋白结合率约 47％,1 次剂量的 50％～60％以原形经尿排出,终末半衰期约5 小时。

3.适应证

用于 1～21 岁的复发或难治性急性淋巴细胞白血病。

4.用法用量

每天 52 mg/m²,静脉输注 2 小时,连续 5 天,每 2～6 周重复 1 次(根据患者的骨髓抑制情况和其他不良反应而定)。

5.不良反应

参见氟达拉滨,但神经毒性轻于氟达拉滨。使用克罗拉滨会导致细胞因子释放引起毛细血管漏综合征,表现为呼吸性窘迫、低血压、胸膜和心包积液以及多器官衰竭,皮质激素预防可能有效;其他不良反应包括全身炎症反应(SIRS)、心动过速、低血压、肝毒性、肌痛、关节痛和头痛。

6.禁忌证

孕妇及哺乳期妇女禁用。

7.药物相互作用

一位曾接受定向造血干细胞器官移植的患者在使用依托泊苷(100 mg/m²)和环磷酰胺(440 mg/m²)时应用氯法拉滨(40 mg/m²)出现静脉闭塞性疾病,暗示一种潜在的肝脏毒性的风险增加。

8.注意事项

(1)使用克罗拉滨治疗期间应监测肝肾功能、血常规。

(2)治疗时应维持水化,使肿瘤溶解综合征和其他不良反应的发生率降至最低。

(3)需要监测血压和呼吸,以防出现毛细血管漏综合征,一旦发生应立即停药。

(4)对于在全身炎症反应、毛细血管渗漏综合征和器官功能障碍之后稳定的患者,再次使用克罗拉滨应减量 25％,可以预防性使用甾类药物来阻止细胞因子释放的症状和体征。

五、影响核酸转录的药物

以放线菌素为例。

(一)药理作用

其能抑制 RNA 的合成,作用于 mRNA 干扰细胞的转录过程。

(二)药动学

静脉注射后迅速由血中消失,在 24 小时内 12％～25％ 由肾脏、50％～90％ 由胆汁排出。与放疗并用可提高肿瘤对放疗的敏感性。

(三)适应证

肾母细胞瘤、横纹肌肉瘤、神经母细胞瘤、霍奇金病及绒毛膜上皮癌,对睾丸肿瘤也有一定作用。

(四)用法用量

1 次 0.2～0.4 mg,溶于 5％葡萄糖注射液 500 mL 中静脉滴注,或溶于生理盐水 20～40 mL 中静脉注射,每天或隔天 1 次,1 个疗程的总剂量为 4～6 mg,两个疗程间隔 2 周。

(五)不良反应

有消化道反应、骨髓抑制,少数者可有脱发、皮炎、发热及肝功能损害。

(六)禁忌证

严重的骨髓抑制,严重的肝肾功能不全者禁用;孕妇及哺乳期妇女禁用。

(七)药物相互作用

可增加放疗的敏感性,与放疗合用可能会加重放疗降低白细胞和局部组织损害作用;本药能削弱维生素 K 的疗效。

(八)注意事项

(1)水痘或近期患过水痘的患者不宜应用。

(2)骨髓功能低下,有痛风病史、肝功能损害、感染及尿酸盐性结石病史者慎用。

(3)用药期间严密检查血常规、肝肾功能。

(金善子)

第三节　干扰有丝分裂或影响蛋白质合成的抗肿瘤药

一、紫杉醇类

紫杉醇类药物是最有效的抗肿瘤药物之一,具有广谱抗肿瘤活性,是目前应用最多的抗肿瘤药物。该类药物通过打破细胞有丝分裂时微管蛋白二聚体和微管蛋白之间的动态平衡起抗肿瘤作用,此类药物目前已上市的有紫杉醇和多西他赛(多烯紫杉醇)。

(一)紫杉醇

1.药理作用

本药是新型的抗微管药物,可促进微管双聚体装配成微管,并通过干扰去多聚化过程使微管稳定,从而抑制微管网正常动力学重组,导致细胞分裂受阻。另外,本药还具有放射增敏效应,可促进离子照射所致细胞损害。

2.药动学

静脉给药后,消除半衰期为 5.3～17.4 小时,有广泛的血管外分布和组织结合效应,本药的血浆蛋白结合率为 89%～98%。主要在肝脏代谢,经胆道排泄,仅有 13% 经尿液排出。

3.适应证

与铂类联合用于卵巢癌;常规治疗失败后的转移性卵巢癌和转移性乳腺癌;与多柔比星、环磷酰胺联合治疗结节阳性乳腺癌;非小细胞肺癌;另外对头颈部癌、食管癌、胃癌、膀胱癌、恶性淋巴瘤及恶性黑色素瘤也有效。

4.用法用量

仅供静脉输注给药,可予 5% 葡萄糖注射液或 0.9% 生理盐水稀释,稀释液浓度应为 0.3～1.2 mg/mL,稀释好后缓慢旋转使紫杉醇分散,禁剧烈摇动。单药剂量一般为 135～200 mg/m²,每 3 周 1 次;联合化疗时一般为 135～175 mg/m²,每 3 周 1 次,输注时间持续 3 小时以上。单周方案时,剂量为 50～80 mg/m²,联用 2～3 周,休息 1 周,为 1 个周期,3～4 周期为 1 个疗程。

5.不良反应

(1)变态反应:由溶剂聚氧乙烯蓖麻油引起,变态反应的发生率很高,需预处理。主要表现为支气管痉挛性呼吸困难、低血压、血管神经性水肿、全身荨麻疹,通常发生于给药后最初的 10 分钟左右,与给药剂量无关。

(2)骨髓抑制:为主要的剂量限制性毒性,但无累积性,延长输注时间亦可增加骨髓毒性,以中性粒细胞减少为主,少见血小板数量减少。白细胞计数最低值一般见于给药后的 11 天之后,15～21 天可恢复。

(3)心脏毒性:紫杉醇治疗过程中可出现心动过缓和低血压,大多数心血管事件为无症状性,不需要治疗。但与蒽环类药物合用时,因为存在药物相互作用,可能会增加充血性心力衰竭的发生率。

(4)神经系统:为周围神经毒性,且为剂量依赖性毒性,表现为指(趾)末端轻度麻木及感觉异常,呈对称性,每周方案可减轻。

(5)肝脏毒性:紫杉醇主要经肝脏代谢、经胆汁排出,因此存在一定的肝损害。为剂量相关性毒性,表现为 ALT、AST 及 AKP 增高。

(6)其他:几乎所有接受紫杉醇治疗的患者均发生脱发;55% 的患者可能会出现关节或肌肉疼痛,症状持续时间一般较短,治疗后的 2～3 天可消失;少数患者可出现轻到中度的胃肠道反应;另外还有指甲毒性。

6.禁忌证

禁用于对本品过敏者;禁用于对聚氧乙基-35-蓖麻油或用聚氧乙基-35-蓖麻油配制的药物(如环孢素浓缩注射液和替尼泊苷浓缩注射液)过敏者。

7.药物相互作用

(1)与肝药酶抑制剂如氟康唑、环孢素、红霉素等合用时需加以注意。

(2)有高致敏风险,尽管给予相应的预处理,但仍能发生,在整个治疗过程中需严加观察,尤其是刚开始输注时。

8.注意事项

(1)因致敏风险高,需予皮质激素、抗组胺药及 H_2 受体抑制剂预处理,但仍有过敏可能,在整个给药过程中需严密观察,尤其在给药后的 10 分钟内。

(2)药液不能接触含有聚氯乙烯树脂(PVC)的器械。

(二)多西他赛

1.药理作用

作用机制与紫杉醇相同。

2.药动学

本药代谢符合三室模型。分布半衰期为 4 分钟,消除半衰期为 36 分钟,终末半衰期为 11.2 小时。血浆蛋白结合率>98%,主要在肝脏代谢,以胆道排泄为主,仅有 5%～7%随尿液排出。肝功能不全者本药的体内清除率减少,但年龄差异未见影响。

3.适应证

多西他赛的适应证与紫杉醇相似,对晚期乳腺癌、非小细胞肺癌、前列腺癌、卵巢癌有较好效果,对头颈部癌、胰腺癌、胃癌、黑色素瘤、软组织肉瘤也有一定作用。

4.用法用量

单药治疗为 75～100 mg/m²,国内一般为 75 mg/m²;联合用药为 60～75 mg/m²,国内用 60 mg/m²,静脉给药 1 小时,每 3 周重复 1 次。每周方案可按 35～40 mg/m²给药,连用 6 周,停 2 周。可以生理盐水或 5%葡萄糖注射液溶解,浓度为 0.3～0.9 mg/mL。

5.不良反应

(1)变态反应:由溶剂聚山梨酯-80(吐温-80)引起,发生率较紫杉醇低。轻度变态反应表现为瘙痒、潮红、皮疹、药物热及寒战;严重变态反应不多见,表现为支气管痉挛、呼吸困难及低血压。使用接受 3 天地塞米松(8 mg,每天 2 次)预防处理仍不能完全避免。

(2)骨髓抑制:为剂量依赖性、非时间依赖性毒性。可见白细胞和中性粒细胞数减少,最低值多见于用药后的 8 天;85.5%的患者可发生贫血,其中 2.4%为Ⅳ度贫血;血小板数减少少见,为 12.9%。

(3)体液潴留:为多西他赛的特殊不良反应,一般发生于累积剂量达 400 mg/m²后,主要表现为下肢水肿、体重增加,少数可出现鞘膜腔积液。给药前连续口服 3～5 天地塞米松不仅能降低发生过敏的风险,同时也能延迟和抑制体液潴留的发生,并降低其严重程度。

(4)指甲、皮肤毒性:与紫杉醇相似,是一种常见的局部不良反应。表现为指甲变色、松动、剥离、疼痛、甲下血肿和囊肿等,与多西他赛的累积剂量有关,无法治愈,但可通过指甲自行生长而好转。

(5)神经毒性:为周围神经病变,是一种剂量累积性中毒,多数情况下停药可逐渐消失。主要包括感觉、运动与视神经毒性,表现为感觉异常、手脚麻木及沉闷感、足踝反射和膝跳反射消失。

(6)胃肠道反应:恶心、呕吐和腹泻。

(7)其他:可见脱发、肌肉关节疼痛、黏膜炎,心脏节律异常的发生率低。

6.禁忌证

(1)孕妇及哺乳期妇女禁用。

(2)严重的肝功能不全者禁用。

(3)对吐温-80 严重过敏者禁用。

7.药物相互作用

(1)同紫杉醇。

(2)多西他赛给药初期若无糖皮质激素预处理,接受 3～5 周期后约 50％的患者可出现累积性体液潴留(毛细血管漏综合征),并呈剂量限制性毒性,因此接受多西他赛化疗的患者需予糖皮质激素预处理,药物剂型一般选择口服制剂。

8.注意事项

(1)静脉输注时,刚开始的 10 分钟滴速宜控制在 20 滴之内,并严密观察变态反应。轻度变态反应一般不需要停止治疗,通常可以采用减慢给药速度来缓解;严重变态反应应立即停止给药并及时对症处理,后续治疗不能再选用该药。

(2)对 ALT 和/或 AST>1.5 倍正常值上限合并 AKP>2.5 倍正常值上限者,重度不良反应的风险增加,包括致死的脓毒血症和胃肠道出血、发热性中性粒细胞减少症、血小板减少症、口腔炎及乏力,所以使用多西他赛前需检查肝功能。若胆红素增高且(或)ALT 及 AST>3.5 倍正常值上限伴 AKP>6 倍正常值上限,除非有严格的使用指征,否则禁用。

(3)患者可发生重度的体液潴留,连续使用 3 天地塞米松预防处理亦不能完全避免,仍有 6.5％发生可能,应密切注意胸腔积液、心包积液和腹水的发生。

二、长春碱类

该类药物主要作用于细胞有丝分裂期。通过与 β-微管蛋白上的一个共价结合位点结合,进而阻断微管蛋白 α 和 β 亚单位形成微管的二聚化过程,导致有丝分裂受阻,细胞死亡。具体药物有长春新碱、长春地辛和长春瑞滨等。

(一)长春新碱

1.药理作用

通过与有丝分裂中的微管蛋白结合,阻止其进一步聚集成纺锤体而起作用。作用方式与浓度有关。低浓度时与微管蛋白的低亲和点结合,抑制微管聚合;高浓度时与高亲和点结合,使微管聚集,形成类结晶。

2.药动学

口服吸收差。静脉给药后迅速分布至各组织中,肝内较多,肿瘤组织可选择性地浓集药物,由于浓集于神经细胞较血细胞多,因此神经毒性较大,本药很少透过血-脑屏障。血浆蛋白结合率为 75％。分布半衰期为 0.07 小时,消除半衰期为 2.27 小时,终末半衰期为 85 小时。本药主要在肝脏内代谢,通过胆汁排泄,可进入肝肠循环。70％经粪便排泄,5％～16％经尿排泄。

3.适应证

主要用于急、慢性白血病,Hodgkin 病以及 Burkitt 淋巴瘤在内的其他淋巴瘤的联合化疗,也用于治疗 Wilin 瘤、骨髓瘤、成神经细胞瘤、肉瘤包括 Kaposi 肉瘤和横纹肌肉瘤以及脑、乳腺、头颈部和肺肿瘤。

4.用法用量

以适量生理盐水稀释,供静脉注射给药。成人常用量为按体表面积 1 次 1～1.4 mg/m² 或体重 1 次 0.02～0.04 mg/kg,1 次量不超过 2 mg,1 周 1 次,1 个疗程的总剂量为 20 mg;儿童 1.5～2.0 mg/m²,每周 1 次,最大 2 mg。

5.不良反应

(1)轻微的骨髓毒性。

(2)反复注射可致血栓性静脉炎;液体外渗可导致局部组织坏死。

(3)在动物中有致癌作用,长期应用可抑制生殖系统功能。

6.禁忌证

对本品过敏者、孕妇禁用。

7.药物相互作用

其与CYP3A4抑制剂合用可能会降低长春新碱的代谢,增加毒性;与门冬酰胺酶合用可增加神经毒性,故需先于门冬酰胺酶12~24小时应用(合用或后用时长春新碱的清除率降低);本品可阻止甲氨蝶呤从细胞内渗出,提高后者的细胞内浓度,故先注射本品;可以改变地高辛的吸收而降低其疗效。

8.注意事项

(1)本品仅供注射给药,主要不良反应为神经系统毒性;如出现严重的神经毒性,应停药或减量。

(2)由于孕妇为D级,应用本品期间应停止哺乳。

(3)可以导致血钾、尿酸水平增高。

(4)2岁以下儿童周围神经的髓鞘尚不健全,应慎用。

(二)长春地辛

1.药理作用

作用机制与长春新碱相同。

2.药动学

本药分布半衰期为0.037小时,消除半衰期为0.912小时,终末半衰期为24.2小时。静脉注射后,血浆中药物浓度迅速下降,广泛分布于脾脏、肺和肝脏中,周围神经和淋巴结等中的浓度高于血浆浓度数倍,但脑脊液中的浓度很低。本药不与血浆蛋白结合,大部分以未代谢物的形式经胆汁分泌至肠道排出,约10%由尿液排出。

3.适应证

非小细胞肺癌、小细胞肺癌、恶性淋巴瘤。

4.用法用量

按体表面积1次3 mg/m²,每周1次,连续用药3周为1个周期,以生理盐水或5%葡萄糖注射液溶解后缓慢静脉滴注(6~12小时)。

5.不良反应

骨髓毒性较长春碱轻,但强于长春新碱,可以引起白细胞减少,但严重的白细胞减少不多见;对血小板的影响小;神经毒性常见;其他可见脱发、静脉炎。

6.禁忌证

骨髓功能低下和严重感染者禁用;孕妇和哺乳期妇女禁用。

7.药物相互作用

(1)主要经过肝药酶CYP3A4代谢,因此潜在的药物相互作用较多。肝药酶诱导剂如苯妥英钠与长春碱类药物相互增加代谢,容易引起癫痫发作;唑类抗真菌药为3A4抑制剂,会减慢长春碱类药物的代谢,因此合用时需要严加注意,必要时减量处理。

(2)与脊髓放疗等合用可加重神经系统毒性。

8.注意事项

(1)应用本品期间应终止哺乳。

(2)用药期间定期检查以下项目:血常规、肝肾功能,注意观察心率、肠鸣音及肌腱反射等。

(3)能增加尿酸量,因此慎用于有痛风病史者;因本品通过胆汁排泄,因此慎用于胆管阻塞、感染者。

(三)长春瑞滨

1.药理作用

作用机制与长春新碱相同。

2.药动学

本药静脉给药后吸收迅速,肝脏中的浓度最高,其次为肺、脾、淋巴结和骨骼,可以在肺内维持较高浓度数天,肺内浓度分别是 VCR 和 VDS 的 14.8 和 3.4 倍。终末半衰期为 40 小时,主要经胆管由粪便排出,经尿排泄 10%~15%。

3.适应证

主要用于非细胞肺癌、乳腺癌、卵巢癌和淋巴瘤等。

4.用法用量

一般为 25~30 mg/m²,静脉滴注,每周 1 次,连用 2 次为 1 个疗程。低于 20 mg/m² 时疗效下降或无效。

5.不良反应

(1)骨髓抑制明显,主要为白细胞减少,多在 7 天内恢复;血小板减少及贫血少见。

(2)神经毒性:主要表现为肌腱反射消失及便秘,个别者有肠麻痹,多为卵巢癌既往腹腔手术或肝功能不全且与顺铂合用者。指(趾)麻木的发生率低于长春新碱。

(3)其他:轻微的消化道反应;肝功能受损、脱发和下颌痛,偶见呼吸困难和支气管痉挛,多于注射给药后的数分钟或数小时内发生。

6.禁忌证

严重的骨髓抑制,严重的肝肾功能不全,孕妇及哺乳期妇女禁用。

7.药物相互作用

主要经过肝药酶 CYP3A4 代谢,因此潜在的药物相互作用较多。肝药酶诱导剂,如苯妥英钠与长春碱类药物相互增加代谢,容易引起癫痫发作;唑类抗真菌药为 3A4 抑制剂,会减慢长春碱类药物的代谢,因此合用时需要严加注意,必要时减量处理。

8.注意事项

可刺激静脉,给药后予 100~250 mL 生理盐水冲洗静脉。

三、影响蛋白合成的药物

门冬酰胺是细胞合成蛋白质及增殖生长必需的氨基酸,正常细胞有合成门冬酰胺的功能,而一些肿瘤细胞却不能自身合成,必须从血中获取。门冬酰胺酶是一种细菌来源性蛋白,通过催化左旋门冬酰胺的脱氨基作用使其含量下降,导致肿瘤细胞增殖受抑;同时,也能干扰细胞 DNA 和 RNA 的合成。主要有 2 种剂型:普通门冬酰胺酶(L-ASP)和聚乙二醇化的门冬酰胺酶(培门冬酶,PEG-ASP)。这两种制剂的药理作用及不良反应相似,故只介绍门冬酰胺酶。

(一)应用原则与注意事项

(1)L-ASP 具有高度的致敏风险,故给药前需皮试,给药后需严密观察患者的生命体征;PEG-ASP 的过敏风险尽管低于 L-ASP,但仍需给予地塞米松及抗组胺药预防。

(2)本类药物通过影响蛋白质合成而起抗肿瘤作用,因此正常组织蛋白质的合成也会受到影响,如肝脏蛋白质合成障碍导致低蛋白血症、抑制胰岛素合成导致高血糖、抑制纤维蛋白原和凝血因子合成导致凝血异常等,建议在使用过程中常规监测凝血功能。

(二)门冬酰胺酶

1.药理作用

本药可将血清中的门冬酰胺水解为门冬氨酸和氨,而门冬酰胺是细胞合成蛋白质及增殖生长所必需的氨基酸。正常细胞具有自身合成门冬酰胺的功能,而肿瘤细胞却无此作用。因而,当本药使门冬酰胺急剧缺失时,可导致肿瘤细胞蛋白质合成障碍,增殖受抑,达到抗肿瘤的目的。

2.药动学

本药经肌肉或静脉途径吸收,血浆蛋白结合率约 30%,吸收后能在淋巴液中测出,但在脑脊液中的浓度很低。注射后,血中的门冬酰胺浓度几乎立即下降至不能检测出的水平,说明本药能很快起作用。肌内注射后,本药的半衰期为 39～49 小时;静脉注射后,本药的半衰期为 8～30 小时。

3.适应证

对急性淋巴细胞白血病疗效最好,缓解率在 50% 以上;对急性粒细胞白血病和急性单核细胞白血病也有一定的疗效;对恶性淋巴瘤也有较好的疗效。单药应用缓解期短,多与其他药物联合应用。

4.用法用量

根据不同疾病,用量差异较大。以急淋的缓解方案为例,按体表面积日剂量为 500 U/m² 或 1 000 U/m²,最高 2 000 U/m²,10～20 天为 1 个疗程。

5.不良反应

(1)变态反应:主要表现为突发性呼吸困难、关节肿痛、皮疹、皮肤瘙痒和面部水肿,严重者可发生呼吸窘迫、休克甚至致死,一般在多次反复注射者中易发生。

(2)肝功能损害常见,一般见于开始治疗的 2 周内发生,表现为氨基转移酶及胆红素升高。

(3)胰腺炎、恶心、呕吐和腹泻。

(4)脱氨基作用可导致血氨、血/尿尿酸水平升高。

(5)血糖过高:停药或给予适量胰岛素及补液可减轻或消失。

(6)高热、畏寒、寒战,可能由制剂中的内毒素引起。

(7)精神及神经毒性:程度不一的嗜睡、精神抑郁、错乱、激动或幻觉;偶可导致帕金森综合征。

(8)罕见的有凝血异常,包括血栓及出血、骨髓抑制等。

6.禁忌证

(1)对本品过敏者禁用。

(2)有胰腺炎病史或患胰腺炎者禁用。

(3)现患水痘、广泛带状疱疹等严重感染者禁用。

(4)妊娠 3 个月的孕妇禁用。

7.药物相互作用

(1)在使用甲氨蝶呤前应用门冬酰胺酶会导致甲氨蝶呤的活性降低。

(2)静脉使用门冬酰胺酶可能会增加长春碱类药物的神经毒性。

8.注意事项

(1)超敏反应的发生率高,应用前后密切监测呼吸、血压、心率及出入量,一般给药后观察1小时,防止超敏反应。抢救措施与青霉素过敏相同,包括应用肾上腺素、糖皮质激素、抗组胺药及吸氧。首次使用或停药1周及以上者必须皮试。

(2)血糖、血氨、尿酸、尿素氮水平可能会增加。监测血糖;大量补充水分、碱化尿液和口服别嘌醇,以预防高尿酸血症及尿酸性肾病。

(3)治疗的最初3周内部分凝血酶原时间、凝血酶时间可能延长,血小板计数增加。

(4)本品可抑制蛋白质合成,患者的血浆纤维蛋白原、抗凝血酶、纤维蛋白溶酶原和血清蛋白等可能降低。

(5)可进一步抑制患者的免疫功能,并增加所接种病毒的增殖能力、毒性和不良反应,故接受本品后的3个月内禁止接种活病毒疫苗,另与患者密切接触者的口服脊髓灰质炎疫苗的时间亦推迟。

(王宗岩)

第十二章　中医科常用药物

第一节　清热泻火药

一、石膏

(一)别名
细石、白虎、软石膏、细理石。

(二)处方名
生石膏、熟石膏、煅石膏。

(三)常用量
10～30 g。

(四)常用炮制

1.石膏
取原药材,捣碎或研细即可。

2.煅石膏
取石膏放入砂锅或铁锅内,煅至酥松为度,放冷研细即可。

(五)常用配伍

1.配知母
清热泻火,用于治疗发热口渴、头痛、小便黄赤等症。

2.配熟地黄
滋阴泻火,用于治疗阴虚火旺所致之牙痛、头痛、口渴、舌黄等症。

3.配麻黄
清肺止喘,用于治疗支气管哮喘、慢性支气管炎咳喘、痰黄、口苦、舌黄等症。

4.配黄芩
清肺胃火邪,用于治疗肺胃热盛,痰黄口渴、恶心腹胀等症。

5.配牡丹皮
凉血消疹,用于治疗血热皮肤斑疹之症。

(六)临床应用

1.流行性乙型脑炎

生石膏 40 g(先煎),知母 18 g,生甘草 6 g,粳米 10 g,生大黄 10 g,板蓝根 15 g,水牛角粉 6 g。水煎服,日服 1 剂。

2.牙痛

生石膏 30 g,细辛 5 g。水煎服,日服 1 剂。

3.急性扭伤

生石膏粉 150 g,鲜白萝卜 50 g,捣料成糊,外敷患处。

4.皮肤溃疡不敛

煅石膏 45 g,红花 5 g,共研细粉,外用适量,撒于患处。

5.口舌生疮

口炎颗粒(石膏、知母、生地黄、玄参、青蒿、木通、淡竹叶、板蓝根、儿茶、芦竹根、甘草),口服, 1 次 3～6 g,1 天 3 次。

6.淋巴结炎

生石膏 100 g,研细末。与桐油调匀,敷患处,外加纱布包扎,每天换药 1 次(脓肿溃破者勿用)。

(七)不良反应与注意事项

(1)用量过大,可致神呆不语,疲倦乏力,精神不振。

(2)脾胃虚寒者忌用。

二、知母

(一)别名

名母肉、毛知母、光知母。

(二)处方名

知母、盐知母、炒知母、酒知母、知母肉。

(三)常用量

6～15 g。

(四)常用炮制

1.知母

取原药材,去须毛及外皮,用冷水或温水洗净,闷润,切 0.1～0.3 cm 厚之片,晒干。

2.炒知母

取知母片,放热锅中,用微火炒至深黄色,放冷即可。

3.酒知母

知母片 5 kg,黄酒 1 kg。取知母片,加黄酒拌匀,用微火炒至微黄色。

4.盐知母

知母 5 kg,盐 90 g,水适量。先将知母片加盐水拌匀,微火炒至变色或炒干。

(五)常用配伍

1.配黄柏

滋阴降火,舌红苔黄、咳血等症。

2.配麦冬

清肺泻火,用于治疗肺结核午后低热、手足心热、盗汗、口渴、用于治疗肺中燥热,气管炎导致的干咳、咽喉干燥等症。

3.配酸枣仁

清热养阴除烦,用于治疗虚烦失眠之症。

4.配郁李仁

清火通便,用于治疗血虚津少,大便秘结之症。

(六)临床应用

1.外感发热

白虎汤:生石膏 30～50 g(先煎),知母 12 g,粳米 10 g,甘草 4 g。水煎服,日服 1 剂。

2.肺结核低热咳嗽

知母 15 g,川贝母 10 g,苦杏仁 9 g,炒葶苈子 10 g,法半夏 10 g,秦艽 10 g,橘红 10 g,甘草 6 g。水煎服,日服 1 剂。

3.流行性乙型脑炎

白虎加人参汤:石膏 30 g(先煎),知母 10 g,人参 6 g,粳米 10 g,炙甘草 6 g。水煎至米熟汤成。

4.遗精

知母 15 g,熟地黄 24 g,山茱萸 12 g,山药 12 g,牡丹皮 10 g,云苓 10 g,泽泻 8 g,黄柏 12 g。水煎服,日服 1 剂。

5.妊娠反应

知母 12 g,人参 3 g,黄芩 3 g。水煎服,日服 1 剂。

6.胃火牙痛

知母 15 g,紫花地丁 30 g,白芷 10 g。水煎服,13 服 1 剂。

(七)注意事项

脾胃虚寒、腹泻者慎服。

三、芦根

(一)别名

苇根、芦苇根、苇子根、甜梗子。

(二)处方名

芦根、鲜芦根。

(三)常用量

10～30 g。鲜品 30～60 g。

(四)常用炮制

取鲜品洗净,切 1.5～3 cm 段,晒干即可。

(五)常用配伍

1.配白茅根

增强清热利水功效,用于治疗肾炎水肿及泌尿道感染尿频尿急之症。

2.配竹茹

清胃止呕,用于治疗胃肠炎呕吐、口渴心烦之症。

3.配麦冬

用于治疗热病伤津、干咳、干哕、口干、烦渴等症。

4.配淡竹叶

用于治疗小便赤痛不畅、口苦舌干、脉数等症。

5.配茜草

凉血消斑,用于治疗皮肤斑疹、红赤或瘙痒等症。

(六)临床应用

1.肺脓疡

芦根 30 g,薏苡仁 30 g,冬瓜子 10 g,桃仁 10 g。水煎服,日服 1 剂。

2.胃热呕吐

鲜芦根 100 g,煎浓汁频饮。

3.尿道炎

芦根 30 g,木通 6 g,车前子 30 g(另包),滑石 15 g,白茅根 10 g。水煎服,日服 1 剂。

4.河豚中毒

鲜芦根 60 g,生姜 10 g,紫苏叶 10 g。水煎服,日服 1 剂。

5.牙龈出血

芦根 30 g。水煎服,日服 1 剂。

6.疝气

芦根 50 g。水煎服,早晚分服,每天 1 剂。

7.荨麻疹

芦根 30 g,黄芩 15 g,茜草 10 g,苍耳子 10 g。水煎服,日服 1 剂。

(七)注意事项

脾胃虚寒者慎用。

四、天花粉

(一)别名

瓜蒌根。

(二)处方名

天花粉、花粉。

(三)常用量

10~15 g。

(四)常用炮制

取原药材,加水浸泡,淋水润透,切 0.2~0.3 cm 片,晒干。

(五)常用配伍

1.配知母

滋阴生津泻火,用于治疗糖尿病口渴、尿频及汗多,伤津口渴等症。

2.配芦根

清热生津,用于治疗热病伤津,心烦口渴、恶心、干呕等症。

3.配川贝母

清热化痰,用于治疗肺热咳嗽、痰黄等症。

4.配天冬

消痰散结,用于治疗乳腺增生,肿硬疼痛之症。

(六)临床应用

1.乳腺增生

天花粉 15 g,天冬 30 g,小茴香 10 g。水煎服,日服 1 剂。

2.糖尿病

天花粉 20 g,夏枯草 10 g,蒲公英 15 g,五味子 3 g,人参 3 g,黄芩 12 g,山楂 15 g。水煎服,日服 1 剂。

3.胃热呕吐

天花粉 15 g,清半夏 12 g,黄芩 15 g。水煎服,日服 1 剂。

4.肺结核咳嗽

天花粉 15 g,蜈蚣 2 条,桑叶 15 g,甘草 10 g。水煎服,日服 1 剂。

5.黄褐斑

天花粉 18 g,当归 10 g,黄芪 30 g,薏苡仁 30 g。水煎服,日服 1 剂。

6.过期流产及死胎

结晶天花粉蛋白针剂肌内注射,剂量以 0.45 mg 乘以月份计算;可加注射地塞米松 5 mL,以减少不良反应。1 天 2 次,连用 3 天。

7.流行性腮腺炎

天花粉、绿豆各等份,共研细粉,冷水润涂患处,每天 3～4 次。

(七)不良反应

1.变态反应

荨麻疹、血管神经性水肿、胸闷、气急、过敏性休克等。

2.毒性反应

腹痛、呕吐、阴道出血、肝脾肿大等。

五、栀子

(一)别名

山栀子、红栀子、黄栀子。

(二)处方名

栀子、炒栀子、姜栀子、焦栀子、栀子炭、盐栀子。

(三)常用量

6～15 g。

(四)常用炮制

1.炒栀子

用微火炒至微黄色或者黄色,放冷即可。

2.焦栀子

取栀子放热锅中炒至焦黄色,炒后略洒水取出。

3.栀子炭

取栀子置180 ℃热锅内,炒至外黑内深褐色,喷水取出,筛去屑末,晒干。

4.姜栀子

栀子500 g,姜50 g。用姜汁拌匀栀子,用微火熔干,或微炒干即可。

5.盐栀子

栀子50 kg,食盐1.5 kg,水适量。取栀子用大火炒至内心半透、喷入盐水取出。

(五)常用配伍

1.配玄参

清热利咽,用于治疗慢性咽炎、咽干不适、咽部异物感及喉炎声音嘶哑、口苦舌黄之症。

2.配淡豆豉

清热除烦,用于治疗阴虚或热病伤津,心烦不安、失眠、头痛等症。

3.配侧柏叶

清热凉血,用于治疗肺结核咯血、胃火吐血、鼻炎出血、痔大便出血等症。

4.配牡丹皮

疏泄肝胆,用于治疗慢性肝炎及胆囊炎腹痛、腹胀;月经腹痛、头痛;神经衰弱之头晕头痛、失眠等症。

5.配白茅根

泻火凉血,用于治疗尿血、尿灼热等症。

6.配大黄

清火通便,用于治疗痔大便出血、疼痛之症。

(六)临床应用

1.咽炎

栀子15 g,玄参15 g,麦冬15 g。水煎服,日服1剂。

2.痰中带血

栀子15 g,侧柏叶15 g,荷叶15 g,黄芩12 g,白茅根20 g。水煎服,日服1剂。

3.痔

栀子18 g,大黄10 g,白芍15 g,甘草3 g。水煎服,日服1剂。

4.胆囊炎

栀子12 g,白芍15 g,牡丹皮12 g,柴胡12 g,生姜6 g,甘草3 g,山楂10 g。水煎服,日服1剂。

5.尿道感染

栀子15 g,白茅根30 g,黄柏10 g,蒲公英30 g。水煎服,日服1剂。

6.肝火头痛

栀子15 g,龙胆草8 g,薄荷6 g,白芷8 g,石膏30 g。水煎服,日服1剂。

7.慢性胃炎

炒栀子10 g,淡豆豉10 g,蒲公英30 g。水煎服,日服1剂。

8.细菌性痢疾

栀子 15 g,黄连 15 g,黄柏 10 g,白芍 15 g,地榆 10 g,木香 6 g,马齿苋 30 g,山楂 30 g。水煎服,日服 1 剂。

9.血小板计数减少性紫癜

栀子(炒焦)15 g,生地黄 30 g,赤芍 12 g,白茅根 30 g,炙甘草 3 g。水煎服,日服 1 剂。

10.急性黄疸型肝炎

栀子 15 g,茵陈 20 g,鸡骨草 15 g,田基黄 15 g,甘草 3 g,大枣 5 枚。水煎服,日服 1 剂。

11.胎动不安

栀子 6 g,白芍 10 g,黄芩 9 g。水煎服,日服 1 剂。

(七)不良反应与注意事项

(1)胃部不适、恶心、灼烧感。

(2)外敷偶见皮肤红疹、起疱、瘙痒。

(3)中寒便溏者慎用。

六、夏枯草

(一)别名

东风、六月干、广谷草、灯笼头、白花草、大头花、羊肠菜、牛枯草。

(二)处方名

夏枯草、夏枯头。

(三)常用量

6～20 g。

(四)常用炮制

取原药材,摘去花柄,筛去泥土即可。

(五)常用配伍

1.配杜仲

用于治疗高血压所致之头痛、眩晕、烦躁等症。

2.配黄芩

用于治疗内热炽盛、肝火上攻所致之目赤、咽痛、牙痛、头痛等症。

3.配菊花

清肝明目,用于治疗目赤肿痛、迎风流泪以及头目眩晕之症。

4.配玄参

用于治疗阴虚内热、淋巴结核之症。

5.配石决明

用于治疗高血压头痛、颈项不适、眩晕、失眠等症。

(六)临床应用

1.高血压

夏枯草 30 g,石决明 30 g,杜仲 12 g,菊花 12 g。水煎服,日服 1 剂。

2.淋巴结核

夏枯草 30 g,沙参 20 g,玄参 15 g,牡蛎 30 g。水煎服,日服 1 剂。

3.结膜炎

夏枯草 30 g,黄芩 15 g,赤芍 15 g,生地黄 30 g。水煎服,日服 1 剂。

4.内耳眩晕症

夏枯草 20 g,竹茹 6 g,清半夏 12 g,云苓 20 g,黄芩 12 g,桂枝 3 g,钩藤 20 g(后下)。水煎服,日服 1 剂。

5.急性黄疸型肝炎

夏枯草 30 g,茵陈 15 g,大枣 10 枚。水煎服,日服 1 剂。

6.甲状腺良性结节

夏枯草 25 g,当归 10 g,丹参 15 g,昆布 10 g,珍珠母 20 g,生牡蛎 30 g(先煎)。水煎服,日服 1 剂。

7.滑膜炎

夏枯草 30 g,防己 6 g,泽兰 6 g,稀莶草 10 g,薏苡仁 30 g,丹参 10 g,功劳叶 10 g,土茯苓 20 g,当归 10 g,黄芪 15 g,川牛膝 12 g,丝瓜络 6 g。水煎服,日服 1 剂。

8.糖尿病

夏枯草 30 g,木贼 6 g,生地黄 15 g,黄芪 20 g。水煎服,日服 1 剂。

(七)不良反应与注意事项

(1)变态反应恶心、呕吐、心悸、头晕、腹痛、腹泻、皮肤红斑、丘疹等。

(2)脾胃虚弱者慎用。

(王 虹)

第二节 温化寒痰药

一、半夏

(一)别名

蝎子草、三步跳、地巴豆、地雷公、麻草子。

(二)处方名

半夏、清半夏、姜半夏、制半夏、法半夏。

(三)常用量

3~10 g。

(四)常用炮制

1.清半夏

取生半夏,用水浸泡 8 天,每天换水 1 次。再加白矾(每百斤加 2 斤白矾),与水共煮,至无白心、晾至六、七成干,切片,晒干。

2.姜半夏

半夏 50 kg,生姜 5 kg。取生姜汁,喷在干燥的半夏片上,拌匀晒干,以微火炒黄。

3.法半夏

半夏 50 kg,生姜、皂角刺、甘草各 3 kg,白矾冬季 1.5 kg,夏季 3 kg,芒硝夏季 1.5 kg,冬季

3 kg,除半夏外,洗净打碎。将上药分 5 份,先取 1 份用布包好,加水漂洗半夏,夏季 3 天,冬季 4 天,换水;再取另 1 份药,如前法浸泡;至 5 份药泡完后,再用清水泡 1 天,取出切片,晒干。

(五)常用配伍

1.配陈皮

行气化痰,用于治疗肺寒咳嗽痰白,慢性气管炎咳嗽痰多,胃肠炎恶心呕吐、腹胀腹痛等症。

2.配黄连

清胃止呕,用于治疗胃肠炎、痢疾所致之恶心呕吐、腹痛腹泻、肠鸣下坠等症。

3.配黄芩

清热化痰,用于治疗外感风热,咳嗽痰黄、咽干口苦以及慢性气管炎胸闷咳嗽、痰黄黏稠、咳吐不利等症。

4.配厚朴

温中除胀,用于治疗脾胃寒湿、脘腹胀满、肠鸣泄泻、食少纳呆等症。

(六)临床应用

1.慢性胃炎

姜半夏 12 g,黄芩 15 g,干姜 6 g,党参 9 g,黄连 5 g,陈皮 6 g,枳壳 9 g,炙甘草 6 g,大枣 4 枚。水煎服,日服 1 剂。

2.胃溃疡

清半夏 12 g,白芍 15 g,牡蛎 30 g,黄连 6 g,白及 15 g,香附 12 g,黄芪 30 g,炙甘草 9 g,生姜 6 g。水煎服,日服 1 剂。

3.妊娠呕吐

姜半夏 12 g,云苓 15 g,黄芩 6 g,黄连 3 g,党参 10 g,干姜 3 g,车前子 6 g(另包),炙甘草 2 g。水煎服,日服 1 剂。

4.慢性咽炎

法半夏 12 g,厚朴 10 g,云苓 15 g,紫苏叶 6 g,白芍 12 g,赤芍 12 g,蒲公英 30 g,天花粉 12 g,麦冬15 g。水煎服,日服 1 剂。

5.高血压

法半夏 10 g,云苓 30 g,天麻 10 g,炒杜仲 15 g,白术 15 g,黄芩 12 g,泽泻 9 g。水煎服,日服 1 剂。

6.感冒咳嗽

姜半夏 10 g,干姜 6 g,紫苏子 10 g,炒莱菔子 6 g,黄芩 10 g,党参 15 g,荆芥穗 6 g,炙甘草 6 g。水煎服,日服 1 剂。

7.癫痫

法半夏 10 g,竹茹 6 g,枳实 6 g,陈皮 6 g,云苓 9 g,全蝎 3 g,白僵蚕 6 g,天竺黄 6 g,酸枣仁 6 g,生姜 2 片,大枣 2 枚。水煎服,日服 1 剂。

8.内耳眩晕症

清半夏 10 g,白术 15 g,陈皮 6 g,竹茹 6 g,黄芩 10 g,泽泻 6 g,钩藤 20 g(后下),生姜 3 片。水煎服,日服 1 剂。

9.呕吐

姜半夏 10 g,党参 10 g。水煎服,日服 1 剂。

10.心悸

二夏清心片(炒半夏、云苓、陈皮、石菖蒲、炒枳实、葛根、炒竹茹、冬虫夏草、干姜、炙甘草),口服,1次3片,1天3次。

(七)不良反应与注意事项

(1)消化系统:生半夏粉吞服可致舌麻木、喉痒、咳嗽、恶心、腹痛、腹泻、转氨酶升高等。

(2)神经系统:过量可引起痉挛、四肢麻痹。

(3)呼吸系统:呼吸困难、不规则,严重时呼吸中枢麻痹。

(4)孕妇禁用。

(5)肝肾功能不全者禁用。

二、白芥子

(一)别名

芥菜子、辣菜子。

(二)处方名

白芥子、炒白芥子、芥子。

(三)常用量

3～9 g。

(四)常用炮制

1.白芥子

取原药材,拣净杂质,晒干即可。

2.炒芥子

取白芥子炒至黄色,微有香气为度。

(五)常用配伍

1.配紫苏子

止咳化痰。用于治疗风寒咳嗽以及气管炎咳嗽、胸闷喉痒、痰白不爽等症。

2.配地龙

止咳平喘。用于治疗慢性气管炎、支气管哮喘之咳嗽气喘、胸闷不适等症。

3.配桂枝

温经化痰。用于治疗寒湿关节疼痛、肢体麻木、腰膝怕冷等症。

(六)临床应用

1.渗出性胸膜炎

白芥子15 g,柴胡10 g,黄芩12 g,半夏12 g,白芷9 g,陈皮9 g,浙贝母12 g,苦杏仁10 g,穿山甲10 g,皂角刺8 g,昆布15 g,葶苈子10 g,海藻12 g,云苓18 g,赤芍12 g,夏枯草30 g,甘草6 g。水煎服,日服1剂。

2.滑膜炎

白芥子15 g,薏苡仁30 g,苍术15 g,白芷10 g,云苓30 g,木瓜30 g,当归10 g,土鳖虫10 g,益母草30 g,川芎10 g,川牛膝15 g,柴胡6 g,甘草6 g。水煎服,日服1剂。

3.耳软骨膜炎

白芥子12 g,薏苡仁30 g,半夏10 g,泽泻12 g,白术15 g,云苓30 g,柴胡10 g,黄芩15 g,通

草 6 g,鹿角霜 30 g,蒲公英 30 g,牡蛎 30 g,甘草 6 g。水煎服,日服 1 剂。

4.淋巴结核

白芥子、百部、乌梅各等份,共研细末,拌醋调糊状,敷患处,第 1 次敷 7 天,第二次敷 5 天,第三次敷3 天。每次间隔 3 天。

5.慢性气管炎

白芥子 12 g,陈皮 10 g,姜半夏 12 g,地龙 12 g,五味子 6 g,炒杏仁 10 g,紫菀 12 g,黄芩 15 g,甘草6 g。水煎服,日服 1 剂。

6.急性腰扭伤

炒白芥子末,每次 5 g,每天 2 次,黄酒送服。连用 1~3 天。

(七)不良反应与注意事项

(1)胃肠道反应:恶心、呕吐、腹中隐痛等。

(2)外敷时间过长,可致皮肤发疱、疼痛、瘙痒等。

三、旋覆花

(一)别名

金沸花、金盏花。

(二)处方名

旋覆花、覆花、蜜旋覆花。

(三)常用量

3~9 g。

(四)常用炮制

1.旋覆花

取原药材,拣净杂质,筛去土。晒干。

2.蜜旋覆花

旋覆花 0.5 kg,蜜 180 g。先将蜜熔化,倒入旋覆花拌炒,至老黄色不粘手为度。

3.炒旋覆花

将旋覆花用微火炒至具焦斑为度。

(五)常用配伍

1.配半夏

降逆平喘。用于治疗胃肠炎呕吐及哮喘胸闷气喘,咳嗽痰多等症。

2.配前胡

止咳化痰。用于治疗咳嗽痰多、胸闷喉痒、痰白而稀等症。

(六)临床应用

1.呕吐

旋覆花 10 g(另包),党参 12 g,姜半夏 12 g,生姜 10 g,赭石 20 g,甘草 6 g,大枣 4 枚。水煎服,日服1 剂。

2.胃神经官能症

旋覆花 6 g(另包),香附 12 g,党参 12 g,炒白术 15 g,鸡内金 10 g,神曲 30 g,淡豆豉 15 g,木香 6 g。水煎服,日服 1 剂。

3.膈肌痉挛

旋覆花 6 g(另包),代赭石 30 g(先煎),太子参 15 g,制半夏 12 g,丁香 3 g,柿蒂 9 g,麦冬 12 g,黄芪 15 g,竹茹 6 g,甘草 3 g。水煎服,日服 1 剂。

4.慢性气管炎

旋覆花 9 g(另包),桔梗 6 g,白前 6 g,紫菀 10 g,姜半夏 12 g,陈皮 10 g,前胡 6 g,远志 5 g,黄芩 10 g,干姜 6 g,沙参 10 g,甘草 6 g。水煎服,日服 1 剂。

(七)不良反应与注意事项

(1)恶心、呕吐、胸闷、烦躁等。

(2)变态反应:皮肤潮红、瘙痒、皮炎、哮喘等。

(3)大便溏泄者慎用。

四、白前

(一)别名

鹅管白前、鹅白前、南白前。

(二)处方名

白前、炒白前、蜜白前。

(三)常用量

3～10 g。

(四)常用炮制

1.白前

取原药材,洗净,切段,晒干。

2.炒白前

取白前段炒至黄色。

3.蜜白前

白前段 50 kg,蜜 12 kg。将蜜炼熟,加入白前段拌匀,炒至老黄色。

(五)常用配伍

1.配紫菀

止咳化痰。用于治疗外感风寒,咳嗽胸闷以及慢性气管炎咳嗽痰多,胸闷气喘等症。

2.配桑白皮

清肺止咳。用于治疗肺热咳嗽、痰黄黏稠、口苦咽干等症。

3.配百部

润肺止咳。用于治疗干咳少痰、喉痒胸闷、肺结核咳嗽咳血等症。

(六)临床应用

1.肺热咳嗽

前胡 9 g,赤芍 10 g,麻黄 3 g,川贝母 10 g,白前 12 g,大黄 3 g,陈皮 6 g,黄芩 10 g,甘草 3 g。水煎服,日服 1 剂。

2.支气管哮喘

白前 10 g,麦冬 15 g,桑白皮 15 g,炒白果 12 g,炙紫菀 15 g,炙麻黄 6 g,款冬花 10 g,百部 15 g,陈皮 9 g,地龙 15 g,黄芩 12 g,桃仁 g9,枳壳 10 g,细辛 4 g,紫苏叶 6 g,甘草 5 g。水煎服,

日服 1 剂。

3.顽固咳嗽

白前 12 g,黄芪 15 g,枸杞子 15 g,前胡 10 g,当归 10 g,党参 15 g,金银花 18 g,连翘 15 g,牛蒡子10 g,蝉蜕 10 g,百合 12 g,南沙参 10 g,北沙参 10 g。水煎服,日服 1 剂。

4.慢性气管炎

白前 10 g,桔梗 9 g,紫菀 12 g,百部 15 g,紫苏子 9 g,陈皮 10 g。水煎服,日服 1 剂。

5.跌打胁痛

白前 15 g,香附 10 g,青皮 6 g。水煎服,日服 1 剂。

(叶 林)

参 考 文 献

[1] 周振华,方应权,孟彦波.药物化学[M].武汉:华中科技大学出版社,2022.

[2] 王伟.药物合理应用[M].汕头:汕头大学出版社,2021.

[3] 董志强.药物综合治疗学[M].济南:山东大学出版社,2022.

[4] 刘秀梅.实用药物基础与实践[M].沈阳:沈阳出版社,2020.

[5] 张艳秋.现代药物临床应用实践[M].北京:中国纺织出版社,2021.

[6] 焦万田,侯楚祺,刘文钦.新编简明药物手册 第7版[M].郑州:河南科学技术出版社,2022.

[7] 文爱东,王靖雯.常用药物相互作用速查手册[M].北京:中国医药科技出版社,2020.

[8] 蔡建强.肿瘤药物常见不良反应指导手册[M].北京:科学技术文献出版社,2021.

[9] 赵玉霞,杨颖,张吉霞,等.药物学基础与临床应用[M].哈尔滨:黑龙江科学技术出版社,2022.

[10] 何红梅,杨志福.常用药物不良反应速查手册[M].北京:中国医药科技出版社,2020.

[11] 王博.药物学基础[M].重庆:重庆大学出版社,2021.

[12] 沈柏蕊.精编临床药物基础与应用[M].沈阳:沈阳出版社,2020.

[13] 陈跃鑫,郑月宏.协和外周血管药物治疗学[M].北京:中国协和医科大学出版社,2022.

[14] 吴晓玲,赵志刚,于国超.临床药物治疗管理学[M].北京:化学工业出版社,2020.

[15] 于秀娟,韩召选,谢莹,等.临床药物应用治疗学[M].哈尔滨:黑龙江科学技术出版社,2021.

[16] 吴宝剑.药物代谢与转运[M].北京:科学出版社,2020.

[17] 张玉霞,鞠丰阳.药物化学[M].长沙:中南大学出版社,2022.

[18] 徐丽,齐晓艳,陈苏婉,等.实用内科疾病药物治疗[M].北京:科学出版社,2020.

[19] 郭芳.现代药物与临床诊疗[M].长春:吉林科学技术出版社,2021.

[20] 唐士平.药物学基础与临床常用药物[M].北京:金盾出版社,2020.

[21] 程青芳.靶向抗肿瘤药物[M].南京:南京大学出版社,2021.

[22] 吴国忠.药物基本知识[M].北京:人民卫生出版社,2020.

[23] 赵志宇.药物与临床[M].长春:吉林科学技术出版社,2019.

[24] 石雪梅,鉴红霞,郑媛媛,等.药理学与临床药物引用[M].哈尔滨:黑龙江科学技术出版社,2021.

[25] 王琰.肠道菌与药物代谢[M].北京:科学出版社,2022.

[26] 伦志彩.常见药物临床应用[M].北京:科学技术文献出版社,2020.

[27] 牛会霞.现代实用临床药物[M].北京:科学技术文献出版社,2020.

[28] 钟大放.创新药物代谢和药动学研究[M].北京:科学出版社,2021.

[29] 张淑娟.临床药物治疗实践[M].北京:科学技术文献出版社,2020.

[30] 朱继军.医院常用药物治疗学[M].天津:天津科学技术出版社,2021.

[31] 王文萱.常用临床药物[M].北京:科学技术文献出版社,2020.

[32] 丁明明.现代常见药物临床应用[M].南昌:江西科学技术出版社,2021.

[33] 时慧.药学理论与药物临床应用[M].北京:中国纺织出版社,2021.

[34] 刘江波,徐琦,王秀英.临床内科疾病诊疗与药物应用[M].汕头:汕头大学出版社,2021.

[35] 涂小云,邹峥嵘,余小辉.药物常识[M].北京:人民卫生出版社,2022.

[36] 张超,朱海扬,吴欢,等.药理学实验中曲马多替代哌替啶进行镇痛药物药效验证[J].海峡药学,2021,33(8):17-19.

[37] 卢星池.抗感冒药物的不良反应临床表现及预防方法研究[J].基层医学论坛,2019,23(10):1369-1370.

[38] 陈蓉,陆伦根.抗酸药和抑酸药在酸相关性疾病中的应用和评价[J].胃肠病学,2017,22(2):115-117.

[39] 李召红,金燕.硝苯地平缓释、缬沙坦联合辛伐他汀治疗原发性高血压的临床疗效研究[J].现代医药卫生,2019,35(5):732-734.

[40] 李慧.小剂量呋塞米联合冻干重组人脑利钠肽对老年急性心肌梗死合并心力衰竭患者的影响[J].当代医学,2021,27(20):181-182.